教育部推荐教材

西南区体育教材教法研究会教材编审委员会审订

瑜 珈

主　编 余　兵 左　晖
副主编 江　涛 杨庆辞 柳孟利 敖　蓉
参　编 郝艳龙 唐兴国 鲁尚青 朱艳青
　　　 庞化润 付　靓 牟玉平 花林娜

北京师范大学出版集团
BEIJING NORMAL UNIVERSITY PUBLISHING GROUP
北京师范大学出版社

图书在版编目（CIP）数据

瑜珈/余兵主编．—北京：北京师范大学出版社，2010.5

ISBN 978－7－303－10927－2

Ⅰ.①瑜… Ⅱ.①余… Ⅲ.①瑜珈术-基本知识 Ⅳ.①R214

中国版本图书馆 CIP 数据核字（2010）第 058159 号

出版发行：北京师范大学出版社 www.bnup.com.cn
北京新街口外大街 19 号
邮政编码：100875
印　　刷：北京东方圣雅印刷有限公司
经　　销：全国新华书店
开　　本：170 mm×230 mm
印　　张：12.75
字　　数：213 千字
版　　次：2010 年 7 月第 1 版
印　　次：2010 年 7 月第 1 次印刷
定　　价：25.00 元

策划编辑：周光明　　责任编辑：周光明
美术编辑：高　霞　　装帧设计：张　虹
责任校对：李　菡　　责任印制：李　啸

西南区体育教材教法研究会理事会成员名单

理 事 长　朱国权（云南民族大学）

副理事长　姚　鑫（贵州师范大学）
梁　健（红河学院）
文革西（西南民族大学）
陈雪红（楚雄师范学院）
刘　炜（贵州大学）
夏五四（贵州民族学院）
郭　颂（贵州民族学院）
孟　刚（贵州师范大学）
张群力（昆明学院）
郭立亚（西南大学）
左庆生（遵义师范学院）

秘 书 长　周光明（北京师范大学出版社）

常务副秘书长　陈兴慧（北京师范大学出版社）

副秘书长　吕金江（曲靖师范学院）
徐　明（西藏民族学院）
鄢安庆（贵阳学院）
王亚琼（黔南师范学院）
朱智红（临沧师专）
汪爱平（遵义医学院）

常务理事　刘　莉（曲靖师范学院）
王洪祥（昆明学院）
关　辉（楚雄师范学院）
刘　云（楚雄师范学院）
王　萍（文山师专）
于贵和（贵州大学）
邱　勇（贵州大学）

社的部分编辑人员为此也付出了艰辛的劳动。在此，我们一并表示衷心的感谢。对于在本教材中引用参考的未标明的被引用者的姓名和论著的出处，我们在此表示歉意，并同样表示感谢！

我们真诚地希望广大师生和专家对本教材提出宝贵意见，以便我们今后对教材进行修订，并逐步加以完善和提高。

西南区体育教材教法研究会《瑜伽》编写小组

2010年5月

目录

Contents

灵修实践真正步入正统婆罗门宗教体系，行为、信仰、知识三者在瑜伽体系内得到统一。

《博伽梵歌》强调脱离功利后的奉献服务，使瑜伽的修行由前一时期注重宗教体验和玄谈转向了日常生活，某种程度上拉近了瑜伽与生活的距离，瑜伽成为每一个普通的人都可以实践的修证体系。

二、近现代瑜伽的发展与传播

近现代，瑜伽在印度得到迅速的传播与发展，出现了丰富的瑜伽著作与各种修习法分支，分化出哈他瑜伽、坦多罗瑜伽（Hatra and Tantra）等诸多分支，派生出许多瑜伽整体观的学派。

如今在印度，瑜伽已经是人们生活中不可缺少的部分，是印度人民普及性的强身健体与拓展心灵智慧的运动。目前在印度除了传统瑜伽之外，还有大量的世俗瑜伽，即抛弃宗教神秘色彩，以修身养性、防治疾病、延年益寿为目标的瑜伽修习活动，这也是西方现代瑜伽的雏形。在印度还有很多专门研究瑜伽的机构与培养瑜伽专业人才的学校，越来越多的瑜伽师飘洋过海赴欧美收徒授艺，将瑜伽向全世界广泛传播。

瑜伽被公认是世界上最多样化的健康运动，它跨越了多种文化，包括印度教、佛教、耆那教、西方哲学，也广泛涉及各种语言，包括印度语、藏语、孟加拉语、梵语、泰米尔语、巴利语等。从19世纪开始，印度瑜伽大师罗摩克里希和他的传人维韦卡南达、奥罗宾多等人把瑜伽与现代科学、医学有机结合起来，创立了现代瑜伽，使瑜伽更加广泛地传播到世界各地。另一位著名的瑜伽大师希瓦南达于20世纪六七十年代，在美洲和欧洲开办瑜伽学校，他还将现代瑜伽总结为五项原则——正确地休息、正确地练习、正确地呼吸、正确地饮食、正确地思想和冥想，并建立了国际希瓦南达瑜伽韦坦达中心，弘扬自己的主张。

当代在西方流传的瑜伽主要是现代瑜伽。与印度古典瑜伽相比，现代瑜伽的特征是：强调就在生活的当下用工夫，练习者不再以现实中的“本体解脱”为目的，更注重把瑜伽作为一种生活观点或态度而融入到日常生活体验里。

三、瑜伽在中国的传播

大约在公元4世纪前后，瑜伽随着佛教的传播而传入中国。中文“瑜伽”一词早在唐代就出现，是“yoga”的音译，在唐以前意译成“相应”。中国佛教禅观、天台宗的“六妙法门”等，都是瑜伽静坐冥想的变通说法。另有学者考证，中国南北朝时期传入的《易筋经》、唐朝流行的《天竺按摩法》、宋代的《婆罗门导引法》都是从印度传入我国的瑜伽术。国人最早认识瑜伽，应该是在1985年中央电视台连播的张蕙兰瑜伽术教学片中，这是很多人认识瑜伽的开始。

目前中国国内的瑜伽取向，大都是丢弃印度古典瑜伽中深层次宗教哲学理念，取其修心健身功能的一面，成为人们塑身美体、放松身心、调节改善身心状态的一种健康运动。

第二节 瑜伽运动流派分类

不同的瑜伽体系，练习方法也不同，但所有瑜伽体系的目的是相同的，就是帮助人们实现自我与自然的统一，了解生命和宇宙，感悟生命与生活的方法。

瑜伽可分为：智瑜伽、业瑜伽、信仰瑜伽、哈他瑜伽、王瑜伽、昆达里尼瑜伽、热瑜伽等几类，还有一些瑜伽体系并不占主流，所以在这里我们不进行介绍。

瑜伽的真正含义其实是不可分的，因为不管怎样的一种瑜伽，对于修习者来说都是通往精神世界的工具，使用的工具不同，方法自然也不同。只是现代人总是希望强调自己的工具特别的好，所以不知不觉中就开始排斥其他的工具，这种思想最后影响了很多的人，我们在这里进行区分，只是希望大家能够更清楚地明白瑜伽具有的特点，而这些特点使它格外的生动．希望大家不要特别注意某一种方法而忽视了真正重要的东西。

一、智瑜伽（Jnana Yoga）

智瑜伽提倡培养知识理念，从无明中解脱出来，达到神圣知识，以期待与梵合一。智瑜伽认为，知识有低等和高等之别。寻常人所说的知识仅仅局限于生命和物质的外在表现。这种低等知识可以通过直接或间接的途径获得。然而智瑜伽所寻求的知识，则要求瑜伽者转眼内向，透过一切外在事物的本质，去体验和理解创造万物之神——梵。通过朗读古老的、被认为是天启的经典，理解书中那些真正的奥义，获得神圣的真话。瑜伽师凭借瑜伽实践提升生命之气，打开头顶的梵穴轮，让梵进入身体获得无上智慧。

二、业瑜伽（KaMar Yoga）

业是行为的意思。业瑜伽认为，行为是生命的第一表现，比如衣食、起居、言谈、举止等。业瑜伽倡导将精力集中于内心的世界，通过内心的精神活动，引导更加完善的行为。瑜伽师通常采取极度克制的苦行，历尽善行，崇神律己，执著苦修，净心寡欲。他们认为人最好的朋友和最坏的敌人都是他本身，这完全由他自己的行为决定。只有完全的奉献和皈依，才能使自己的精神、情操、行为达到与梵合一的最终境界。

三、信仰瑜伽（Bhkti Yoga）

信仰瑜伽专注于杜绝愚昧杂念，启发对梵的敬仰之心，以期与梵同在。信仰瑜伽认为智、业、信仰是相互联系的。知识是生活的基础，行为是生活的表现。一个人如果没有知识，会陷入极大的盲目性，行为也失去了依托。但无论是知识，还是行为，都应该受到信仰之心的指导，否则，知识便成了粗鄙无用的知识，行为便成了低劣愚昧的行为。信仰瑜伽师奉行“以仁爱之心爱人，以虔诚之心敬神”，出没于山林或身居闹市，终身目的是纯洁自己的灵魂，杜绝杂念，把精神寄寓于梵中。

四、哈他瑜伽（Hatra Yoga）

哈他的意思是日和月。哈他瑜伽认为，人体包括两个体系，一为精神体系；一为机体体系。人的日常思想活动大部分是无序骚乱的，是能量的浪费。比如：疲劳、兴奋、哀伤、激动，人体只有一小部分能量用于维持生命。在通常情况下，如果这种能量的失调现象不太严重时，通过休息便可自然恢复平衡，但是如果不能主动的自我克制和调节，这种失调会日益加剧，导致精神和机体上的疾病。通过练习体位法可以消除机体不安定的因素，停止恶性循环的运动；通过调息来清除体内神经系统的障碍，最后通过控制身体的能量并加以利用，以获得健康的身心。

五、王瑜伽（Raja Yoga）

如果说哈他瑜伽是打开瑜伽之门的钥匙，那王瑜伽就是通往精神世界的必经之路。哈他瑜伽着重在体式和制气，王瑜伽偏重于意念和调息，通常使用莲花坐来进行冥想，摒弃了大多数严格的体位法。王瑜伽积极提倡瑜伽的八支分法，即禁制、遵行、体位、调息、制感、内省、静虑、三摩地。王瑜伽冥想方法很多，但体位姿势大都采用莲花坐，练习冥想时通过意念来感受实体的运动，控制气脉在体内流通，产生不同的神通力。一点凝视法是瑜伽者常常喜爱的一种冥想练习，这通常是在环境幽静的地方，或在山林湖海边将注意力集中在某一固定的实体中，比如克里希那（Krishna）神像或是蜡烛、树叶、野花或是瀑布、流水等，使自己的精神完全沉浸在无限深邃的寂静中。

六、昆达利尼瑜伽（Kundalini Yoga）

它又称为蛇王瑜伽。昆达利尼证明了人体周身存在 72000 条气脉，七大梵穴轮，一根主通道和一条尚未唤醒而处在休眠状态的圣蛇。现在练习昆达利尼瑜伽的人是相当少的，因为昆达利尼对人的要求很高，经常练习数十年之久的瑜伽者都还没有办法获得任何神通力或是三摩地境界。昆达利尼瑜伽是瑜伽中较为难以练习的方法，只有持之以恒方可获得力量。

七、热瑜伽（Ashtanga Yoga）

热瑜伽指在室内38℃～42℃的条件下，在60分钟内进行的一套共有26个固定体式的练习方法。其原理是通过高温的环境，提高身体温度，加速排汗，从而促进血液循环，排出体内毒素，增加肌肉弹性。

第三节　瑜伽运动的功效

现代的生活忙碌而喧嚣，心灵的平静、喜乐与情爱渐渐被湮没在各种消极的情绪（愤怒、焦虑、嫉妒、疑虑、空虚……）之中。对此，人们已习以为常，或已根本意识不到内心中跌宕起伏的思潮。不知不觉中，这一切正消耗着健康的能量，增加了各种疾病的易感性。

瑜伽的功效之一，便是要帮助身与心的放松，以最自然的疗法祛走身体的不适。基本瑜伽术由姿态练习、呼吸与冥想三部分构成。通过伸、拉、扭、挤、压等动作加速身体部分血液的循环。轻按内脏，激活全身腺状系统的放松反应，使心脏、呼吸减缓、血压恢复，增加关节、脊柱的灵活性；舒经活络，在它帮助机体放松的同时也帮助精神达到静定与平和，实现身心的平衡，恢复身体自愈的能力。

呼吸是生命之源，徐缓地控制呼吸可以“吐故纳新”，增强身体与心理的健康与功能，从而固本强神。最后再进入冥想状态，进行积极地思考。美国《内分泌学会期刊》指出，50分钟的瑜伽课程可以降低体内的压力荷尔蒙。因而，随着身体的放松，人的心也会变得柔软而放松，进入一个平静祥和的境界。远离日常压力的困扰，获得清澄、明朗的内心与轻盈、灵动的身形。

据研究，瑜伽可以减缓压力和焦虑、控制疼痛并安抚情绪，对诸如糖尿病、高血压、抑郁症、失眠、肥胖、背部疼痛、哮喘病、消化不良、经期不适、偏头痛等具有辅助治疗作用。而瑜伽的最精深的内涵不仅在调身，而且在调心。坚持的练习可以令人获得一种平和、宁静的心态，一种健康、快乐的生活方式，以及最大限度的幸福感。

据认知科学家研究，一个成年人每天会思考大约50000次，内容或是关于过去、或是关于将来、或是遥不可及的事物，却很少涉及此时、此地、此景的瞬间。当我们偶然地跨越无休止的意识流的牵绊，会突然发现一个与我们所熟悉的经验极为不同的生活：不再懊恼过去，不再烦忧将来，而是自由地体验生活的现在，抛开固有的自我挫败的信念与判断，挣脱过去经验的枷锁，得到祥和与快乐的心态。

这正是瑜伽所倡导的基本理念：抓住现在，开始并结束于现在的瞬间；将生活从烦恼带向永久的快乐，将失败带向成功，将无知带向证悟。这些可遇的境界来源于当前的时刻，通过体位练习和呼吸练习帮助你恢复平衡，有效地控制你的大脑，得到内心的宁静，并以一颗平常心对他人、对万物生灵，最重要的是对自己。因为专注，人便活在了当下，因此便发现当下的美好。

真正的瑜伽是一种心灵的修炼，是健康、纯洁和吉祥的生活方式。由内而外，由外而内地协调身、心的平衡，既塑造人外在的形象，也关照内在的感受，给你一个源自内心最深处的力量。

下面介绍一些瑜伽的主要功效：

(1) 通过各种瑜伽体式的练习可以刺激身体的重要脏器，并给这些脏器注入活力。

(2) 它不仅使人体魄强健，防止疾病，还能延年益寿。

(3) 它能改善神经——肌肉和神经——内分泌系统的功能，让练习者能够承受较大的压力和劳动强度。

(4) 它能增加脊柱的弹性，改善血液循环。

(5) 它能防止静脉曲张和血管瘤的形成。

(6) 它使腹腔脏器、肌肉更加强健。

(7) 它能缓解机体疲劳，促进机体代谢。

(8) 它可以促进消化酶的分泌。

(9) 它能降低血液中甘油三酯和血糖的水平。

(10) 它在没有外界帮助时依然可以让体内毒素轻松排出。

(11) 它通过对思维以及欲念加以控制让注意力更加集中。

(12) 它让练习者的内心更加宁静，洞察力更显敏锐，精力更为充沛。

(13) 它能帮助练习者培养更加乐观向上的人生态度。

(14) 它可以为练习者带来健康、和谐以及幸福的感觉。

因此，正规的练习瑜伽可以为你的生活带来可喜而又精彩的转变。它可以帮助你培养良好的饮食和卫生习惯，以及增进你的人格魅力，让你的生活变得更加美好。

瑜伽不仅仅是保养身心的锻炼方法，它更是一门健康科学。使得瑜伽在治疗疾病方面取得如此卓越成效的原因，在于它的种种练习方法，都是建立在让身体的各部分，达到完美和谐与统一这一原则上的。当人们意识到瑜伽在预防和治疗疾病中的神奇功效后，世界上越来越多的人慢慢地，并且是坚定地练习瑜伽了。瑜伽的目的是构建身心的完美协调，以促进健康，避免疾病的侵袭。经由古代先贤们不懈努力创立并发展起来的瑜伽洁净术和瑜伽体式练习，现在已经可以很好地治愈很多疾病，同时它们还帮助我们保持良好的健康状态。可以说，瑜伽已成为我们获得更好生活质量的重要工具。

练习与思考

1. 简述瑜伽运动的起源及发展概况。
2. 简述瑜伽运动的流派分类。
3. 简述瑜伽运动的健身价值与实用价值。

第二章 瑜伽运动的理论基础

本章概要

本章共三节，主要介绍了瑜伽运动时人体的轴和面、解剖体位、骨骼系统、关节和肌肉，瑜伽运动的物质代谢和能量代谢，人体运动的动作结构，瑜伽体位安全有效练习所需的要素以及根据生物力学原理分析瑜伽体位的步骤等。

第一节 瑜伽运动的解剖学基础

一、轴和面

人体的运动均围绕着某个轴在某个面内进行，即：矢状轴、额状轴和垂直轴；矢状面、额状面和水平面。(图 2.1)

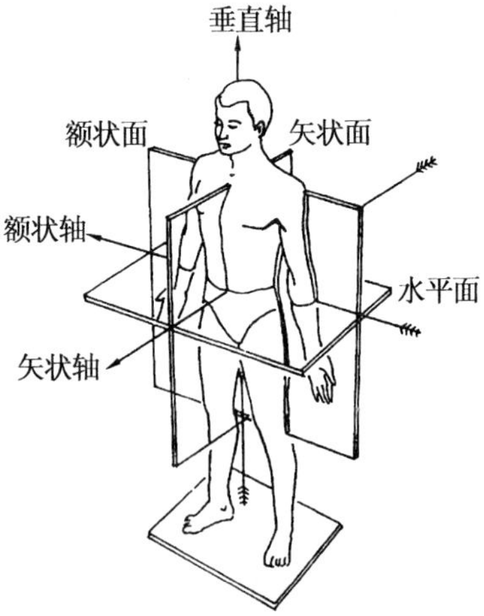

图 2.1 人体的基本轴和基本面

矢状轴是穿过人体前后的轴，如直立时向左或右做侧屈动作就是绕着矢状轴运动。

额状轴是平行于身体的轴，如直立时做体前屈或体后屈动作就是绕着额状轴运动。

垂直轴是上下垂直于地面的轴，如直立时向左或右做转体动作就是绕着垂直轴运动。

人体运动不仅是围绕着轴运动，而且也是在某个面上运动。稍复杂的动作都是在不同轴和不同面上进行的。

二、解剖体位

（一）解剖学姿势

在观察或描述尸体标本或模型时，不论是整体或离体，原位或变位，都应按标准姿势的规定，说明各部的位置及其相互关系。解剖学所采用的标准姿势是：身体直立，两眼向正前方平视，两臂自然下垂，手掌向前，两脚并拢，脚尖向前。

（二）解剖学方位术语

按照解剖学标准姿势，规定了一些相对的方位术语（图 2.2），依次可正确地描述各结构的相互位置关系，这些名词都是相应成对的：

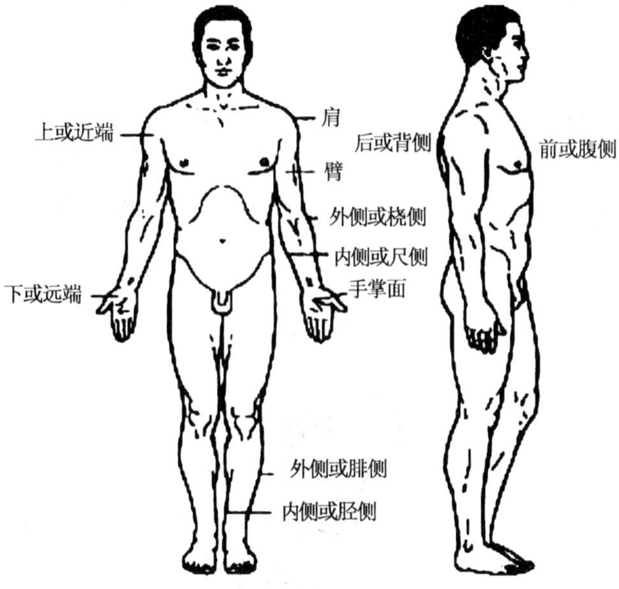

图 2.2　常用方位术语

（1）上、下：是描述部位高低的关系。近头侧者为上（suprior/wpper），远离头侧者为下（inferior/lower），也有用颅侧（ranial）和尾侧（caudal）来表示。

（2）前、后：凡近腹面者为前（anterior），也叫腹侧（ventral）；近背面者为后（posterior），也叫背侧（dorsal）。

（3）内、外：是适用于空腹器官，近内腔者为内（internal）；远离内腔者为外（external）。

（4）内侧、外侧：是描述各种部位与正中线（面）相对距离的位置关系。近正中线者为内侧（medjal）；远离正中线者为外侧（lateral）。前臂的内侧和外侧又叫尺侧（ulnar）和桡侧（radial）、小肠的内侧和外侧又叫腔侧（tibial）和腓侧（fibular）。

（5）浅、深：是指与皮肤表面的相对距离。近皮肤者为浅（superficial），远者为深（profound/deep）。

（6）近侧、远侧：是表示四肢的空间关系。凡连接躯干的一端为近侧（proximal），远离者为远侧（distal）。此外，手的掌面称掌侧，手的背面称背侧；足的底面称跖侧，足趾背面称背侧。

（三）人体切面术语

通过人体可以作互相垂直的三种类型的切面（图2.3），这些切面对某些结构的描述亦具有一定的重要意义。

（1）矢状面：是从前后方向沿人体的长轴将人体切为左、右两部分的切面，若将人体沿正中线切为左、右完全对称的两半，该切面则称为正中矢状面（sagittal plane）。

（2）横切面：是与人体或器官的长轴垂直的切面。该切面将人体横切为上、下两部分，此切面与地平面平行，故又称水平面（horizontal plane）。

（3）额状面：是从左、右方向上将人体切为前后两部分的切面，又称冠状面（coronal plane）。

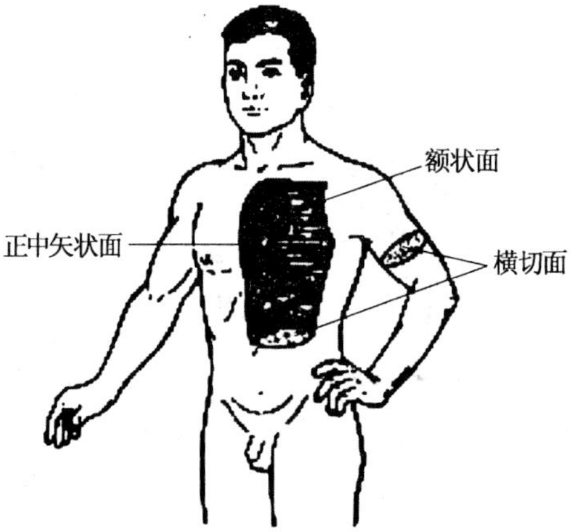

图2.3 人体切面术语

（四）人体轴术语

人体有三条互相垂直的轴，即垂直轴、矢状轴和冠状轴，它与关节运动有密切关系。

(1) 垂直轴（perpendicalar axis）：自上而下与地面垂直的轴，与身体长轴平行。

(2) 矢状轴（sagittal axis）：自前向后与地面平行的轴，与身体长轴垂直。

(3) 冠状轴（coronal axis）：自左向右与地面平行的轴，与前两条轴垂直。

三、骨骼系统

人体骨骼共有 206 块，分布在体内各部。在躯干部，有躯干骨 51 块，构成脊柱和胸廓；在头部，有颅骨 23 块，听骨 6 块；在四肢部，有上肢骨 64 块和下肢骨 62 块。骨与骨连接，构成人体的支架，对人体起着保护、支持和运动的功能。（图 2.4）

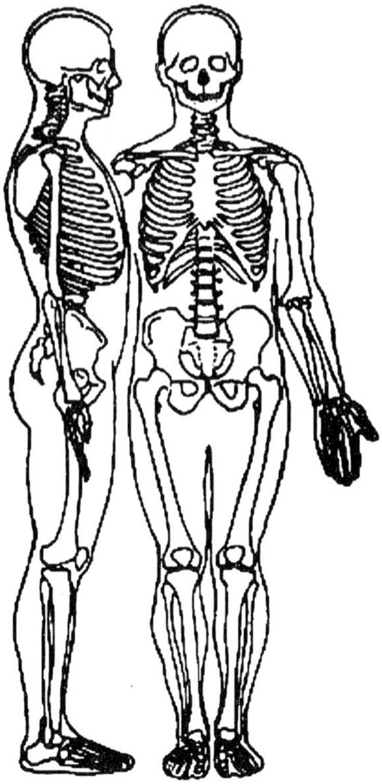

图 2.4　全身骨骼

(一) 骨的形态

骨(bones)的形态与其功能密切相关，根据骨的形态，可分为长骨、短骨、扁骨和不整形骨等。

(1) 长骨(long bone)(图 2.5) 主要分布于四肢，呈长管状，分为一体和二端，又名骨干。骨干的内腔为骨髓腔(marrow cavity)。骨的二端肥大为骺(epihysis)，在骺上有光滑的关节面。在儿童时期，骺与骨干之间为软骨，叫骺软骨(epiphyseal cartilage)，骺软骨不断发育、使长骨不断增长。到成年时期，骺软骨转化为骨，这时骨的增长也停止，长骨在肌肉的牵引下有杠杆作用，可做 灵活运动。

(2) 短骨(short bone)呈小块状，耐压性较强，多见于结合坚固而且运动又较复杂的部位，如腕和跗骨。

(3) 扁骨(flat bone)呈板状，富有弹性和坚固性，主要构成骨腔的壁，对腔内的器官起着保护作用，如胸骨和颅盖骨。

(4) 不整形骨(irregular bone)形状不规则，如椎骨。

(二) 骨的构造

骨由骨质、骨膜、软骨、骨髓和血管、神经等组成。(图 2.6)

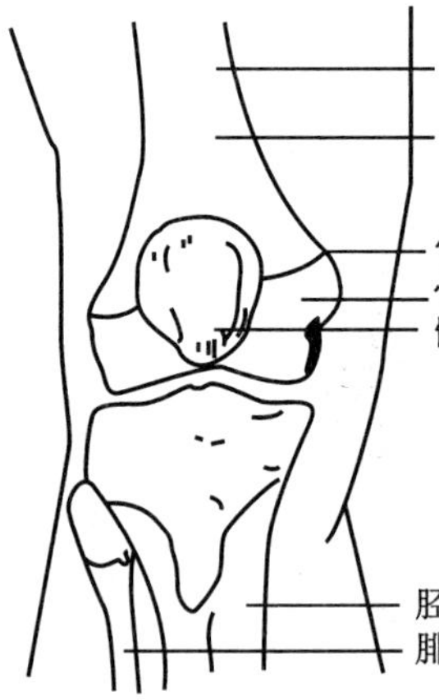

图 2.5 骨干、骨骺与骨骺线

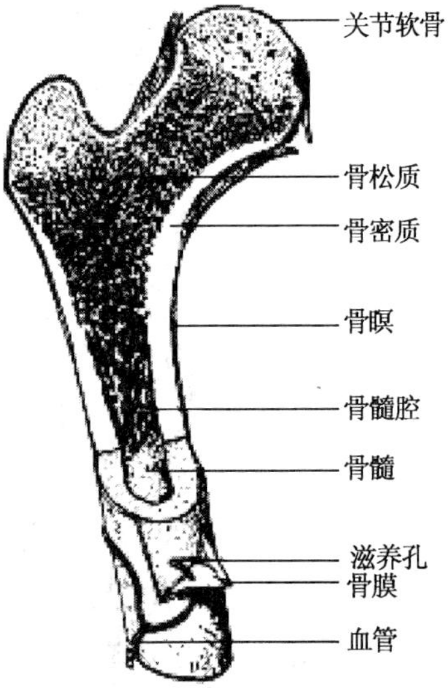

图 2.6 骨的构造

1. 骨质

骨质是构成骨的主要成分，分为骨密质和骨松质。

(1) 骨密质(campact bone)，骨质致密而坚硬，耐压性较大，构成骨的坚硬外壳。如长骨的骨密质大部分集中在骨干和骺的表面。

(2) 骨松质（spongy bone），位于骨的内部，呈蜂窝状，由相互交叉的骨小梁组成，弹性较大。长骨的骺和短骨主要由骨松质构成。

2. 骨膜（periosteum）

骨膜是一层结缔组织薄膜，有丰富的血管、神经和成骨细胞，紧贴在骨的表面，它对骨的营养和新生有重要的作用。如剥离骨膜，骨就易于坏死，手术时应注意保留。

3. 骨髓（marrow）

骨髓充填在骨髓腔和骨松质内。在胎儿和幼儿的骨髓腔和骨松质内都充满着红骨髓，有造血的功能。随着年龄的增长，长骨的骨髓腔内的红骨髓，逐渐被脂肪所代替，变成黄骨髓，而失去了造血功能。但骺、短骨和扁骨的骨松质内终身是红骨髓。

4. 关节软骨（articular cartilage）

关节软骨紧贴在骨端的关节面上，参加构成骨连接。

骨的血管和神经保证了骨的正常物质代谢的进行。在体内、外因素的影响下，通过神经系统的作用，可以使骨的形态和结构发生一定的变化。每一块骨都有一定的形态结构、功能和位置以及血管、神经的供应，所以可以把骨看成是一个器官，能生长，也能发病，骨折后也能再生和愈合。

（三）骨的理化性状

骨由有机质（骨胶）和无机质（骨盐）组成，有机质使骨具有弹性和坚韧性，无机质使骨增加硬度，这两种成分的比例，随着年龄的增长而发生变化。例如：少儿的骨质中所含的有机质和无机质各占一半，所以弹性较大，硬度小，不易骨折，但易弯曲变形；成年人的骨质中有机质逐渐减少，无机质逐渐增多，比例为 3∶7，这样的比例使骨具有最大的弹性和坚固性；老年人的骨质中无机质占的比例更大，有机质与无机质的比例为 2∶8，则骨的脆性大于弹性，因而容易发生骨折。

骨有很大的可塑性，经常参加体力劳动和体育锻炼的人，能使骨质结实强壮。人类的社会因素，对于骨的发育有很大的影响。职业性质、劳动条件、生活状况和疾病等，都是影响骨的形态、结构变化的重要因素。在殖民地的劳动人民的骨骼得不到正常发育。在社会主义国家，对于人民的健康极为关怀，不断改善生产劳动条件，提高人民的生活，并广泛开展群众性的体育活动，使人们的体质能健康地发育。

四、关节

在人体中骨骼与骨骼之间相连接又能活动的部位叫关节。当关节受到超过人体结构和生理限度的打击或压迫时，就会发生脱臼或韧带撕裂，使这些部位失去正常的活动功能。人体大多数骨连接都是以关节的形式存在的，关节主要由关节面、关节囊、关节腔构成。有些关节还有一些辅助结构，如关节盘、半月板等纤维软骨，这些辅助结构不仅有利于关节的活动，而且能使两骨关节面的形状相互适应，减少运动时的冲击。关节的基本运动形式都是绕关节轴（基本轴）进行运动，一般包括：屈、伸、水平屈、水平伸、内收、外展、回旋和环转。各种关节由于关节面形状不同而具有一种或数种运动形式，运动幅度也由关节的类型、关节囊的厚薄与松紧度、韧带的多少与强弱以及关节软骨的形状所决定。一般地说，关节囊薄而松弛，韧带少而且弱，关节的运动幅度就大。因而关节是人体运动幅度最大的部位，因此，练习瑜伽先要了解人体关节的结构、活动范围和要害部位的生理机能，才能在瑜伽练习中，做到“知其易伤而不致妄为”。

（一）颈椎（图 2.7）

颈椎又称颈关节，是头部与身体相连接的部分；也是脊柱的一部分。它由 7 块颈椎骨组成，颈椎骨之间通过椎间小关节面、颈椎间盘和一系列的韧带相互连接。每个颈椎骨都有椎孔，它们相互串联形成椎管。椎管内有脊髓通过，脊髓是中枢神经的一部分，直接与脑连接。颈椎直接支撑着比它重好几倍的头颅，无其他骨架支撑，也无肥厚肌肉的保护。其内外是重要经脉、血管、神经的重要通道。它虽由紧密相接的关节突，以及有力的韧带等组成，但仍有极大的屈曲能力。可以前伸、后仰、旋转，乃至于环形运动。如果左右、前后运动超过极点，或用暴力扳拧，可使颈椎损伤，轻者功能受制，重者躯干、肢体瘫痪，甚至死亡。

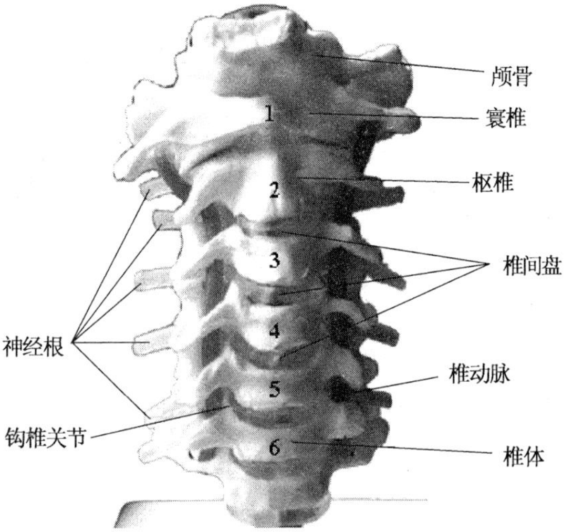

图 2.7　颈椎

（二）肩关节（图 2.8）

肩关节由肱骨头与肩胛骨的浅而凹陷的关节盂构成，是典型的球窝关节，是人体运动中活动范围最大的关节。它有 3 个运动轴，可以屈伸、内收外展、旋内旋外，还可以绕环。但由于关节盂浅、关节囊松弛，故该关节牢固性差。如用力打击，左右猛拧或向后扳至极限再施加压力，就会造成脱臼或韧带撕裂。

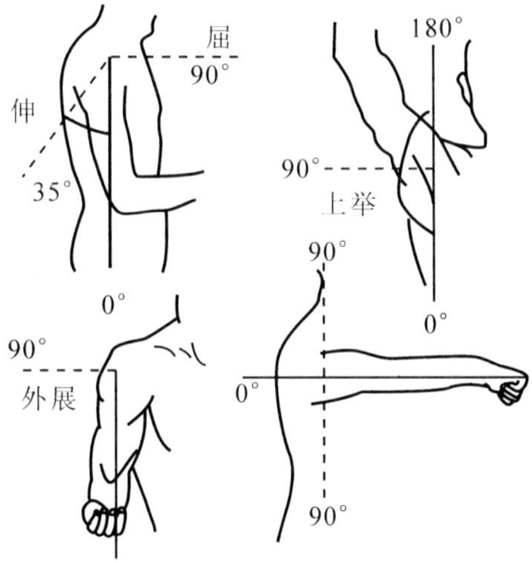

图 2.8　肩关节

（三）肘关节（图 2.9）

肘关节由肱尺、肱桡和桡尺近侧三组关节包于一个关节囊内构成，故称为复关节。其中肱骨滑车与尺骨半月切迹构成肱尺关节，属于蜗状关节，是肘关节的主体部分；肱骨小头与桡骨头凹构成肱桡关节，属球窝关节；桡骨头环状关节面与尺骨的桡骨切迹构成桡尺近侧关节，属车轴关节。关节囊附着于各关节面附近的骨面上，肱骨内、外上髁均位于囊外。关节囊前后松弛薄弱，两侧紧张增厚形成侧副韧带。尺侧副韧带呈三角形，起自肱骨内上髁，呈放射状止于尺骨半月切迹的边缘，有防止肘关节侧屈的作用。桡侧副韧带也呈三角形，附于肱骨外上髁与桡骨环状韧带之间。此外，在桡骨头周围有桡骨环状韧带，附着于尺骨的桡骨切迹的前后缘，此韧带同切迹一起形成一个漏斗形的骨纤维环，包绕桡骨头。肘关节活动范围较小，只能半屈和伸直，在完全伸直的情况下，如果施加压力，或打击会造成脱臼或韧带撕裂。肘关节附近有一些重要的血管、神经，如肱动脉、尺神经、桡神经等。损伤这些血管、神经将使前臂、手部的功能丧失。

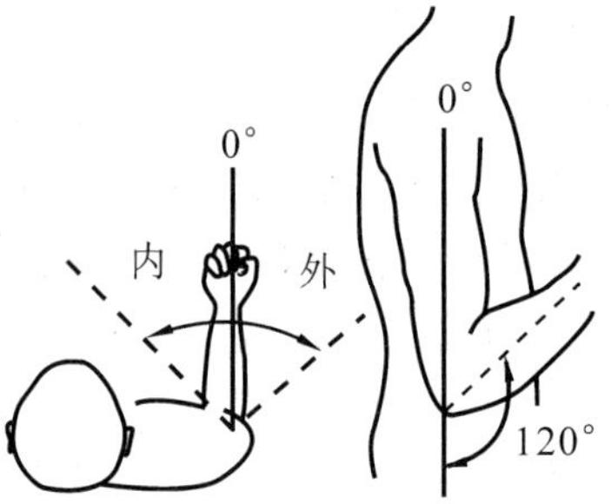

图 2.9　肘关节

（四）腕关节（图 2.10）

腕关节由舟骨、月骨、三用骨、互状骨、大多用骨、小多角骨、头状骨、钩状骨 8 块小骨组成。上面与尺、桡骨下端相接，下面与手掌骨上端相接。该关节活动范围较大，能前屈、后伸、内收、外展及旋转。但由于该关节骨骼小而多，且韧带薄弱，如用力打击、拧折很容易造成关节脱臼、扭伤，或韧带撕裂。

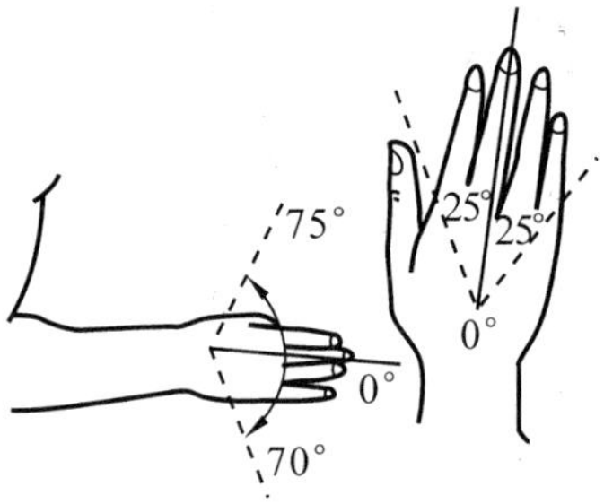

图 2.10　腕关节

（五）指关节（图 2.11）

指关节除拇指为 2 节外，其余各指均由 3 节短小的指骨连接而成，活动范围较小，只能屈曲和伸直。手指细小而力弱，是擒拿易制之薄弱环节，如用力打击，或向后、向两侧猛折就会造成脱臼或骨折，失去正常功能。

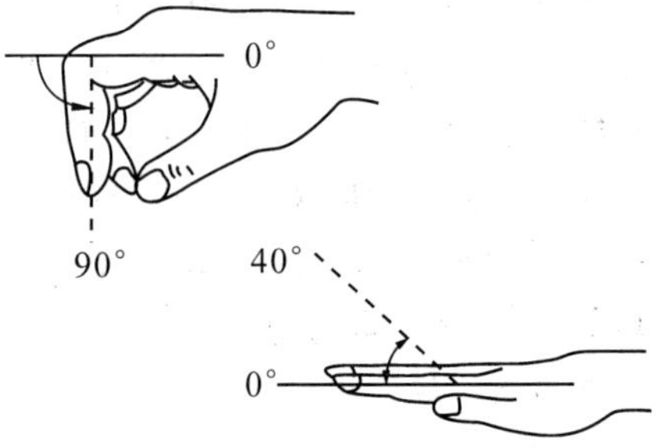

图 2.11　指关节

（六）髋关节（图 2.12）

髋关节由髋臼与股骨头构成，是典型的球窝关节，也是人身上最大的关节。可做屈、伸、内收、外展、旋内、旋外及绕环运动。其辅助结构有髋臼唇、髂股韧带、耻股韧带、坐股韧带、股骨头韧带、髋臼横韧带等。由于髋关节臼窝深而大，关节囊厚而紧，并有不少韧带加固，所以髋关节较牢固。但由于髋关节囊的后下壁较薄弱，又支撑着人体的重量，所以遭受打击时也会产生损伤或脱位。

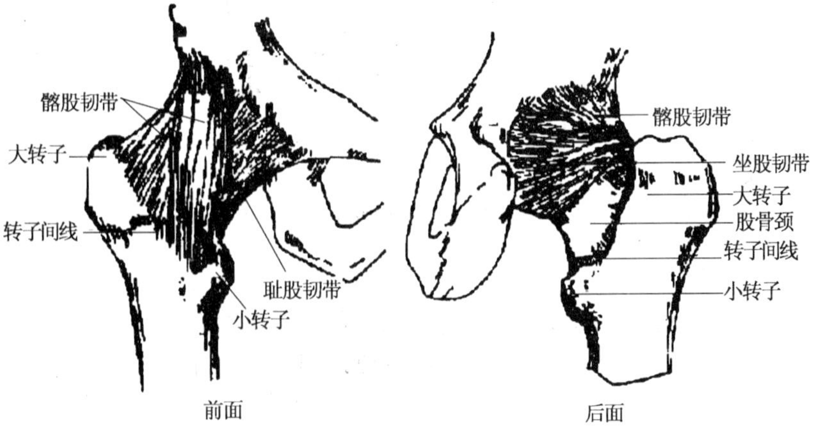

图 2.12 髋关节

（七）膝关节（图 2.13）

膝关节是人体最复杂的一个关节。它由股骨、胫骨和髌骨组成，属于滑车球状关节。髌骨前面有股四头肌肌腱连于胫骨粗隆，关节两侧分别有胫侧副韧带和腓侧副韧带。关节囊内，两关节面间有半月板和交叉韧带，在屈伸和屈位时做旋内、旋外运动。受到踢、蹬、踹等暴力攻击或急剧拧转时会造成半月板撕裂，或侧副韧带损伤，或髌骨压损。

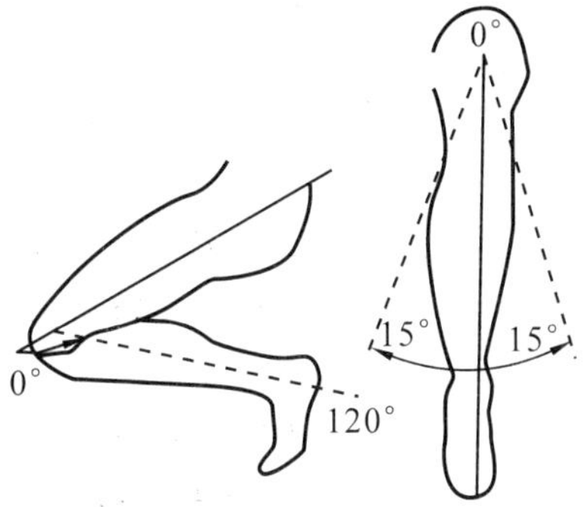

图 2.13 膝关节

（八）踝关节（图 2.14）

踝关节由胫、腓骨的下端与距骨构成，内外两侧有韧带加固，但外侧韧带较差，当用力使足内翻或扭转时，可使该关节脱臼、韧带撕裂。

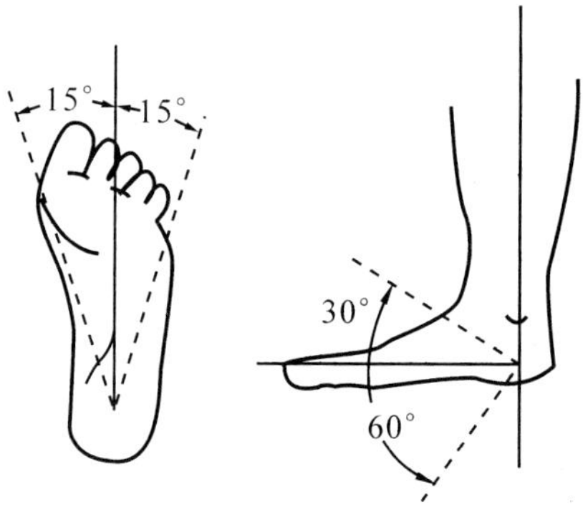

图 2.14　踝关节

五、肌肉

人体中有五百多块肌肉，大部分是成对的。肌肉有大块的，也有小块的，形状多种多样。它们分布在头部、躯干和四肢上。不少地方，肌肉都有深层和浅层之分。分布在浅层的肌肉，在图 2.15 和图 2.16 中都能看到。

头肌绝大部分分布在面部，分为表情肌和咀嚼肌。

分布在躯干上的肌肉，腹部、背部都有。腹部的肌肉统称为腔肌，包括浅层的腹直肌、腹外斜肌和深层的腹内斜肌、腹横肌等，构成腹腔的前壁和外侧壁。背部浅层的肌肉，大部分和引起上肢的运动有关，待叙述上肢时再列点其名。背部深层的肌肉很多，其中位于脊柱两侧的骶棘肌，从骶骨到达头颈，是人体中最长而又较为强大的肌肉。

分布在上肢的肌肉，有肩带肌、上臂肌、前臂肌和手肌。肩带肌，有位于背部浅层的斜方肌、背阔肌和深层的菱形肌、肩胛提肌；也有位于胸部浅层的胸大肌和深层的胸小肌、锁骨下肌；还有位于颈部的胸锁乳突肌等。位于脑廓侧面的前锯肌，位于肩部的三角肌、冈上肌、冈下肌、小圆肌、大圆肌和肩胛下肌等都属于肩带肌。

上臂肌分为前后两群。前群有跨过肩关节和肘关节的肱二头肌，以及只跨过肩关节的喙肱肌。在肱二头肌深层有一块跨过肘关节的肱肌。后群有跨过肩关节和肘关节的肱三头肌和肘肌。

前臂肌肉较多，大大小小共有十九块，分为前后两群。笼统地讲，前群主要是腕屈肌和指屈肌，后群主要是腕伸肌和指伸肌。大多数肌腱都很长，用力握拳时可以从掌侧看到腕屈肌和指屈肌的肌腱。

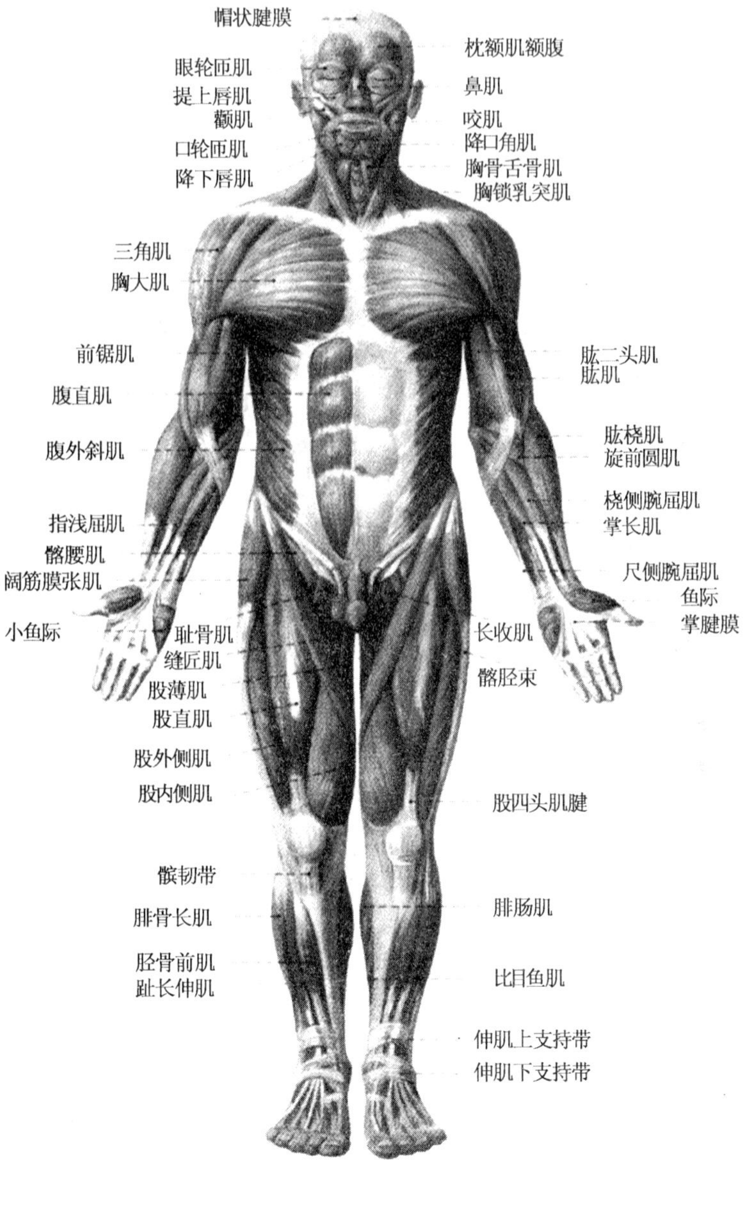

图 2.15　全身肌肉（前面）

手肌几乎都在掌面，是一些短小的肌肉。它们除了协同前臂肌使手指做屈和伸的运动以外，还能使手指外展和内收，以及使拇指和小指进行所谓对掌运动。

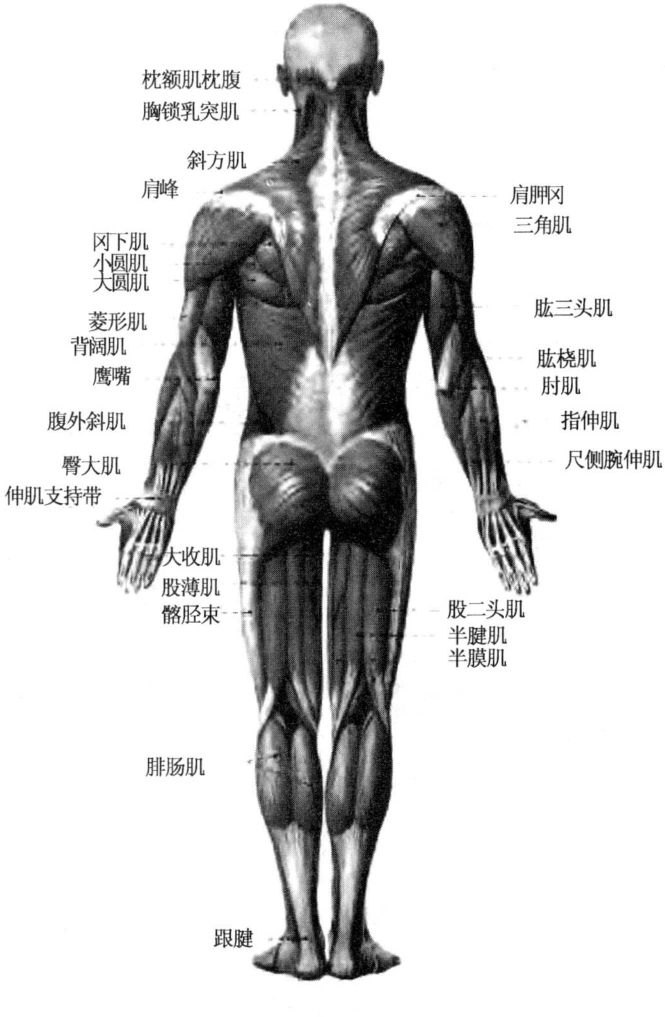

图 2.16 全身肌肉（后面）

分布在下肢的肌肉，有盆带肌、大腿肌、小腿肌和足肌。

盆带肌较多，分为前后两群。前群最大的一块肌肉叫做髂腰肌，由腰大肌、髂肌和腰小肌三部分组成，位于脊柱腰椎的两侧和髋骨内面，跨过髋关节止于股骨上端。后群有臀大肌，块很大，掩盖着臀大肌。臀中肌深层还有臀小肌。这些肌肉都跨过髋关节。

大腿肌分为前群、内侧群和后群。前群有缝匠肌、阔筋膜张肌，还有由股直肌、股外肌、股中肌和股内肌组成的特别强大的股四头肌，跨过髋关节，缝匠肌和股四头肌还跨过膝关节。内侧群有耻骨肌、长收肌、短收肌、大收肌和股薄肌，跨过髋关节，股薄肌还跨过膝关。后群有股二头肌、半膜肌和半腱肌，总称股后肌群，跨过髋关节和膝关节。

小腿肌分为前群、后群和外侧群。前群有胫骨前肌、拇长伸肌和趾长伸肌。后群最大的一块是由腓肠肌和比目鱼肌组成的小腿三头肌。其中腓肠肌起自股骨下端，跨过膝关节，与比目鱼肌一起通过跟腱止于跟骨，形成人体特有的“腿肚子”。小腿三头肌深层是趾长屈肌、胫骨后肌和拇长屈肌。外侧群有腓骨长肌和腓骨短肌。因为小腿各群肌肉都是跨过踝关节止于足上的，所以它们能使足进行各种运动。其中不少肌肉还有参与维持和加强足弓的作用。

足肌有十多块，都比较小，主要机能是使脚趾进行运动。

第二节　瑜伽运动的生理学基础

参加瑜伽运动的主体是人，人体内进行的物质代谢是生命活动的基本特征。物质代谢是合成代谢和分解代谢两个相互联系的过程。人体摄取的糖、脂肪、蛋白质等营养物质经合成代谢构筑人体的组成成分和更新衰老的组织，经分解代谢释放出其中蕴藏的化学能，这些化学能经过转化成为人体活动所需的能源。因此，我们把在物质代谢过程中所伴随着的能量释放、转移和利用的现象称为能量代谢。

一、瑜伽运动的物质代谢

人体不能直接利用太阳的光能，也不能利用外部供给的电能、机械能等，人体唯一能够利用的是摄入体内的糖、脂肪、蛋白质等营养物质中所蕴藏的化学能。

（一）瑜伽运动的糖代谢

为了让瑜伽工作者更好地了解瑜伽运动的糖代谢，首先要了解糖对人体的作用。

糖是人体组织细胞的重要组成成分，是瑜伽运动者所需能量的重要来源，一般情况下，人体每天所需能量的70％以上是由食物中的糖提供的，并且糖在氧化时所需的氧较脂肪和蛋白质少，因此，成为肌肉和大脑组织细胞活动所需能源的首选，是人体最经济的供能物质。由于瑜伽运动的负荷不同，糖在体内的代谢也不同。在通常情况下，糖在体内除供应能量外，还可以转变成蛋白质和脂肪。

当进行瑜伽运动时，首先动用肌糖原，肌糖原贮备最多，为350～400克。随着运动时间的延长，当肌糖原耗尽且血糖下降时，肝糖原才被动员分解进入血液。肝糖原贮备与血糖关系密切，为75～90克。

（二）瑜伽运动的蛋白质代谢

首先了解蛋白质的作用。蛋白质主要是由氨基酸构成的，氨基酸主要用于建造、修补和重新合成细胞成分以实现自我更新，也用于合成酶、激素等生物活性物质，并可作为机体的能源物质。与瑜伽运动联系最为密切的肌肉组织的主要成分是由蛋白质组成的。

蛋白质在代谢过程中，不像糖和脂肪那样能在体内贮存，一般情况下正常成人每日摄取蛋白质的量与他每天消耗的量几乎是相等的。

瑜伽运动不论强度的大小，都会促进蛋白质分解和合成代谢。通过瑜伽练习，消耗掉了部分的蛋白质，也必将破坏许多组织细胞，从而加强了蛋白质的修补和再生过程。因此，瑜伽运动必须要有针对性地增加一些蛋白质的补充，如谷氨酰胺、a-酮戊二酸以及由多种氨基酸共同组成的蛋白粉等，以保证瑜伽运动的效果。

蛋白质是骨骼肌纤维的主要成分，是由结构较为简单的氨基酸组成的，各种不同的氨基酸组成不同种类和营养价值各异的蛋白质。

（三）瑜伽运动的脂肪代谢

首先了解一下脂肪对人体的作用。脂肪大部分贮存在皮下结缔组织、内脏器官周围和肠系膜等处。身体内贮存的脂肪不是恒定不变的，它不断地进行更新。一般脂肪占体重的10％～20％，肥胖的人可达到40％～50％。脂肪除能由食物中获得外，还可以在体内由糖或蛋白质转变而成。脂肪除了是含能量最多的物质外，还可以起到保护器官、减少摩擦和防止体温散失等作用。

人体内的脂类分真脂和类脂两大类，食物中常用的动、植物脂肪都是真脂。

真脂是甘油及脂肪酸组成的甘油脂，其主要生理功能为供给机体热能和机体必需的不饱和脂肪酸。如目前国内外比较流行的一种脂肪酸CIA可通过大幅度降低人体内激素的分解、破坏，提高人体内的激素水平，达到肌肉促长的目的，肌肉增长缓慢和肌肉力量不足的瑜伽练习者训练后服用有较明显的促进作用。

类脂是组织和细胞的组成成分，在运动员营养中有特殊的作用，有提高机体抗缺氧的能力。

在瑜伽练习中，关于脂肪代谢研究的总的趋势是：只有长时间运动时才能动员脂肪供能，随运动时间延长，脂肪供能比例增加；运动训练可提高机体氧化利用脂肪酸供能的能力；长期运动可改善血脂升高，降低血浆中低密度脂蛋白HDI，增加血浆中高密度脂蛋白HDL含量；长期运动可减少体脂的积累，改善身体成分。

二、瑜伽运动的能量代谢

物质代谢和能量代谢是两个紧密联系的过程，能量代谢过程可使糖、脂肪、蛋白质等能量物质中蕴藏的化学能释放出来，供人们在瑜伽运动时利用。测量能量代谢率，可以真正了解瑜伽运动的能量消耗程度；对瑜伽能量代谢的研究，可以为瑜伽练习进一步科学化提供一些有价值的参考资料。

（一）氧热价和食物热价

食物在体内氧化过程中，每消耗 1 升氧所产生的热量，称为氧热价。而每 1 克食物完全氧化时所产生的热量，称为该食物的热价。

在各种食物中，碳、氢、氧三种元素的含量不同，因此各种食物在氧化时所消耗的氧量和产生的二氧化碳量也不相同。在人体内，糖、脂肪、蛋白质是同时进行氧化的，如果在氧化的物质中，糖含量多，氧热价就高。如果氧化的脂肪多，氧热价就较低。（表 2.1）

表 2.1　三大营养物质氧热价和产热量表

	糖	脂肪	蛋白质
氧热价/升	5.050 千卡	4.686 千卡	4.801 千卡
产热量/克	4.100 千卡	9.450 千卡	4.350 千卡

（二）呼吸商

三大营养物质糖、脂肪、蛋白质在体内氧化时产生的二氧化碳与消耗的氧的容积之比，称为呼吸商。由于三大营养物质的碳、氢、氧含量不同，所以在体内氧化时需要的氧容积和产生的二氧化碳的容积不同，因此呼吸商也不一样。（表 2.2）

表 2.2　三大营养物质氧化时指标变化

	糖	脂肪	蛋白质
耗氧量（L/C）	0.83	2.03	0.95
产量（L/G）	0.83	1.43	0.76
呼吸商（RQ）	1	0.71	0.80

（三）瑜伽运动过程中的能量代谢

瑜伽练习时，能量消耗明显增加，增加的幅度取决于瑜伽练习时的强度和持续时间，以及瑜伽练习者的训练水平和对新动作的掌握程度。

瑜伽练习直接能量来源于三磷酸腺苷（AU），它是人体其他任何细胞活动（如腺细胞的分泌、神经细胞的兴奋过程中的离子运转）的直接能源，ATP 贮存在细胞中，其中以肌细胞为最多。

瑜伽练习主要由肌肉活动来完成，在训练过程中，贮存在肌纤维中的ATP在AU酶的催化下迅速分解为二磷酸腺苷（ADP）和无机磷（PI），同时释放出能量，牵动肌丝滑动，使肌纤维缩短，完成做功。但肌肉中ATP的储量较少，必须边分解边合成，才能不断满足肌肉活动的需要，使肌肉活动得以持久。事实上，ATP一旦被分解就立刻被再合成。再合成所需的能量，根据运动的具体情况，来源有三：一是磷酸肌酸分解放能；二是糖原酵解生能；三是糖和脂肪（还有部分蛋白质）氧化生能。可以说，ATP主要作用不在于它在肌肉中的贮存量，而在于它的迅速合成过程是否顺畅。

1. ATP——CP系统

磷酸肌酸（简称CP）是贮存在肌细胞中与ATP紧密相关的另一种高能磷化物，分解时能放出能量。当肌肉收缩且强度很大时，随着ATP的迅速分解，CP随之迅速分解放能。肌肉在安静状态下，高能磷化物以CP的形式积累，故肌细胞中CP的含量为ATP的3.5倍。尽管如此，其含量也是有限的，随着运动时间的延长，必须有其他能源完成供应AU再合成，才能使肌肉活动持续下去。

CP供能使AU再合成的重要意义，不在其含量，而在其快速可动用性，又不需氧，且不产生乳酸。CP和AU不能直接用作营养补充，因为其分子过大，不能被人体吸收。前面提到的肌酸能被人体直接吸收，肌酸吸收进入肌细胞后能合成CP，进而为合成AU所用。

2. 糖无氧酵解供能

瑜伽运动一般有一定的运动时间且强度大，运动者机体所需的能量已远远超出磷酸原系统所能供给的，同时运动者的供氧量也远远满足不了需要。这时，运动所需ATP再合成的能量就主要靠糖无氧酵解来提供了，因此，它是机体处于缺氧情况下的主要能量来源。糖无氧酵解以肌糖原为原料，再把葡萄糖分解成乳酸的过程中生成ATP。

无氧酵解所产生的乳酸在氧供应充足时，一部分在线粒体中被氧化生能，一部分合成为肝糖原等。乳酸是一种强酸，在体内积聚过多会破坏内环境的酸碱平衡，使肌肉工作能力下降，造成肌肉暂时性疲劳。

无氧酵解供能的特点是不需要氧但产生乳酸，因此，瑜伽在缺氧情况下仍能产生能量，以供体内急需用。那么，了解瑜伽的糖无氧酵解能力的影响因素，可以更好地为提高瑜伽水平服务。

糖无氧酵解能力受以下几个方面的因素影响：

（1）体内糖原的含量：当肌糖原的消耗超过一定限度时，糖酵解速度迅速下降，可以说，糖酵解潜力的大小在很大程度上取决于肌糖原含量的多少，因此，要想提高瑜伽练习者的糖酵解能力，增加体内肌糖原的含量是一个快速有效的方法。

（2）人体对酸性产物的缓冲能力：在瑜伽运动中，由于体内酸性产物过多而引起 pH 值（酸碱度）下降幅度过大时，可导致糖酵解的关键酶的活性降低，从而使糖酵解能力下降。维持 pH 值稳定的主要物质是体内的 $NaHCO_3$，当无氧酵解产生的酸性物质进入血液，与血浆中的 $NaHCO_3$ 发生作用，形成碳酸（弱酸），碳酸又解离为二氧化碳由呼吸器官排出，从而减低了酸度，维持了血液的酸碱度。在瑜伽运动中，可以通过在练习过程中补充碱性饮料、增强机体对酸性产物的缓冲能力来提高无氧酵解的能力。

（3）脑细胞对酸的耐受能力：在瑜伽运动中，当体内 pH 值下降超过一定限度时，可导致神经细胞的兴奋性降低，运动能力下降。经过系统的瑜伽练习，可使人体脑细胞对酸的耐受能力大大提高，表现为随意停止呼吸时间延长，而随意停止呼吸时间的长短是评定呼吸中枢对缺氧和二氧化碳增多的耐受性的重要指标。笔者对不同瑜伽练习水平者随意停止呼吸时间长短以及随意停止呼吸结束时呼出气中二氧化碳含量的测试后发现，系统的瑜伽练习可使随意停止呼吸时间延长、呼出气中二氧化碳含量升高，说明练习可使脑细胞对酸的耐受能力提高。

3. 糖和脂肪的有氧氧化供能

在瑜伽运动中氧的供应能满足机体对氧的需求时，运动所需的 ATP 主要由糖、脂肪的有氧氧化来供能。有氧氧化能提供大量的能量，从而能维持肌肉较长的工作时间。例如，由葡萄糖有氧氧化所产生的 ATP 为无氧糖酵解供能的 19 倍。虽然磷酸原系统和乳酸能系统在运动过程中都供应一定的能量，但 ATP 和 CP 的最终再合成以及糖酵解产物乳酸的消除却都要通过有氧氧化来实现。瑜伽练习有氧能力可更快速、有效地消除无氧代谢过程积累的乳酸。可以说，有氧瑜伽的练习能力是瑜伽练习能力的基础。总而言之，肌肉活动的直接能量来源是 ATP，而肌肉活动所需能量的最终来源是糖和脂肪的有氧氧化。因此，瑜伽练习非常重要。下面我们了解一下瑜伽练习的基础知识。

有氧瑜伽运动的最基本条件是充足的氧供应。空气中的氧首先经过呼吸器官而弥散入血液，红细胞内含的血红蛋白随即与氧结合，而后再经循环系统使血液沿血管流到肌肉组织附近。这时红细胞释放出氧，氧又经过一次弥散进入肌肉组织，肌肉中的糖原、脂肪在酶的作用下利用这些氧进行有氧代谢，因此，氧从空气到肌肉的过程中，所经过的每一系统都可以成为对它的影响因素：

（1）呼吸系统：肺通气量越大，吸入体内的氧量也就越多，这与呼吸频率和呼吸深度有关。由于解剖无效腔的存在，在瑜伽运动过程中主要以加大呼吸深度来消除解剖无效腔的影响，提高氧进入体内的效率。

(2) 血液系统：血红蛋白执行氧运输任务。血红蛋白的数量是影响有氧耐力的很重要因素。正常人血红蛋白的含量为12克/100毫升～15克/100毫升（男）、11克/100毫升～14克/100毫升（女）。如果低于这一限度，必将会影响到瑜伽练习者的有氧代谢能力。因此，在练习过程中进行定期的测量，了解血红蛋白的含量是必要的，能及时发现、解决，做到防微杜渐。

(3) 循环系统：心脏泵血功能的好坏是影响有氧瑜伽练习的一个十分重要的因素，有研究表明，在练习的初期有氧氧化能力的增加主要依赖心输出量的增加。

(4) 肌肉组织利用氧的能力：经过系统的瑜伽练习，肌肉组织利用氧的能力会明显增加，表现为动静脉氧差的增加。经过一段时间的瑜伽的练习，反应指标明显，由此可以判断瑜伽练习者的肌肉组织利用氧能力的高低。

（四）瑜伽练习对能量代谢的影响

通过系统的瑜伽练习，可以提高人体的供能能力，表现为在完成同样强度的瑜伽套路时，需氧量减少，能量消耗量也减少，也就是说，在完成同样的运动负荷时，有练习者消耗的能量较少。

系统的瑜伽练习，可使练习者进一步熟练掌握瑜伽的动作技巧，动作完成得更协调、自如，减少了多余动作，从而使能量的利用更加经济。同时，系统的瑜伽练习也提高了呼吸、循环等系统的机能水平，工作效率的提高减少了消耗于供能器官本身的能量，节省下来的能量可以更好地发挥在强度的保证和难度动作的开发上。

第三节　瑜伽运动的生物力学基础

一、人体运动的动作结构

研究人体的运动，要定量地测定人体的力学状态和运动功能，以及动作本身的各项指标，同时也可以做定性分析。定量特征既可以进行测量，也可以进行计算，它们具有一定的数值，并能表明一种量度同另一种量度的区别和关系。例如，速度表明位移同所需时间之比。而定性特征常用文字加以表述，表明性质上的差别，而没有精确的数量和量度。

动作结构是从力学规律来描述动作的，但是这里还必须重复指出，人体的运动虽然是遵循着机械运动的力学定律，然而必须考虑到活体的生物学特点。人体的运动是在外部的机械力和身体内部的肌肉力的共同作用下发生的，因此，内外力的相互作用规律和特点，以及神经系统的控制作用是研究人体运动动作的核心。

（一）动作结构的概念

每个完整的特定动作，都有它的固有的特点，它的各个动作成分之间都有着固定的联系，这就是一个（一种）动作区别于另一个（一种）动作的特点，动作的这种固有特点和固定内在联系叫做动作结构。

动作结构的概念，是从力学规律来说明各种动作千差万别的原因。

动作结构包含运动学特征和动力学特征两个方面。运动学特征是指动作的时间特征、空间特征和时空特征所表现出来的动作形式上或动作外貌上的特征，因此，叫做动作形式。动力学特征是指决定这个动作形式的内外的相互作用情况和特点。

就是说，运动学特征是在不考虑质量和作用力的情况下研究动作的空间形态（几何关系）和动作随时间的变化（即动作的性质），而动作的发生和变化的原因——力，则是动力学的研究任务。

因此，作为动作结构，它既反映动作的时间和空间相互作用的规律性，又反映力的相互作用和能量相互作用的规律性。

（二）动作形式（运动学特征）

区别两个不同动作或是区别同一动作的正确与错误，首先是观察动作的形式，即动作的外貌特点。因此，掌握运动学特征，就能比较不同运动的整个身体和各个环节的外形特点。此外，运动员技术的个性化，合理而适宜的动作特点的选择，很大程度上也都取决于运动学特征。

运动学特征是人体在空间和时间内的位置以及运动的量度，它包含空间特征、时间特征和时空特征。

1. 空间特征

确定或测量人体和运动器械的运动，必须有参考物，因为一切运动都是相对的，参考系是有条件的选定一个假定不动的物体。参考它来确定运动物体在不同时刻的相对位置。

空间特征是指运动的初始位置的坐标到终末位置的坐标，以及运动的轨迹。

运动轨迹反映人体运动的空间特征，它表明动点随着时间在空间上连续占有的几何位置。轨迹的长度、曲率、空间取向以及点的位移是可以测定的，它是一条连续曲线，也是动点的假想痕迹，即点的运动的空间图象。

通常是根据直角坐标系的三个坐标轴来描述人体总重心或环节重心在空间内的变化，即所谓总重心轨迹或环节重心轨迹。

2. 时间特征

时间特征表达了人体的运动动作同时间的关系。包括：运动的开始和结束时刻；运动的持续时间；运动的频率；动作的节律等。这些特征确定了人体运动的性质。

运动的频率是动作重复性的量度，频率就是单位时间内重复进行动作的次数。频率同运动持续的时间成反比，即动作的频率愈快，运动持续的时间愈短。

动作的节律是运动的各个动作阶段之间相互关系的时间量度。节律是根据动作的各个阶段持续的时间的比例来确定的，即节律表达了各个动作阶段之间的时间比。

频率和节律，两者有着密切的关系。随着频率的改变，节律也要发生变化。频率除了时间指标外，还有空间指标。频率和节律可以在很大程度上判定动作的完美程度。

3. 时空特征

时空特征是指人体的位置和运动状态是怎样随时间而变化的。

人体位置变化的快慢程度用速度来量度，速度是矢量，它反映了运动的快慢和运动的方向。运动状态变化的快慢程度则是用加速度来量度。

运动轨迹表明动作的空间特征，加上速度和加速度以及它们的变化情况，就可以全面地反映出动作的空间特征和时间特征，从而展示动作的形式外貌。

等速直线运动在人体运动中是不存在的。整个人体和各个环节，在运动中总是有线速度和角速度的变化。速度是位移与发生这段位移所用时间的比。线加速度和角加速度是人体或各个环节的运动状态变化程度快慢的量度，它是速度和时间的比，即速度对时间的一阶导数。

（三）动作中力的作用（动力学特征）

动作的形式是运动时诸力相互作用的结果，人体无论是处于静止或运动时，都是处于很多力的作用之中。在力的作用下，人体和由人所带动的运动器械的运动状态要发生数值和方向的变化，为了揭示运动发生的原因和变化的情况，就必须研究运动的动力学特征。

动力学特征包括惯性特征、力的特征和能量特征。惯性特征是指物体保持自己原来状态（速度）的本性，力的特征是指力和力矩、冲量和冲量矩，能量特征则是指功、能和功率。人体的运动，一方面是经常受力学规律的制约；另一方面是肌力在起主导作用，从而构成人体的复杂运动。

体育运动中的动作，是通过人体和环境的相互作用而实现的，因此，制约动作的诸力的相互作用和相互关系是十分复杂的。首先，我们把作用于人体的一切力，组成内外力系，即分为内力和外力。其次，根据力对动作的作用效果，又把力分为动力和制动力。

1. 内力和外力

力学研究机械力作用的规律，并不考虑力的来源、力的发生。而生物力学不但要关心力的来源，而且要关心力对人体的作用效果。

作用于人体的一切力，组成内外力系。

就人体整体来说外力是人体与环境相互作用所产生的力，作用力和反作用力的着力点，一方施加于人体；另一方则施加于外部物质。

体育运动中经常作用于人体的外力有：重力、支撑反作用力、弹性力、摩擦力、介质阻力、惯性力和外界负荷力等，外力作用于总重心，可使身体发生位移运动。

内力是人体内部所产生的力，作用力和反作用力的着力点都在人体内部。由于内力不作用于总重心，因此只能引起身体环节的运动，不发生位移运动。内力主要指肌肉力，是人体运动的唯一可控的主动力，没有人体内力，就不可能产生人体的任何主动运动。

人体运动是内外力共同作用的结果，外力表现为外部介质的作用，制约运动的多种特点；内力直接受大脑皮层控制，保证正确完成动作。外力总是通过内力对人体发生作用的，单纯外力完成的运动，只能是机械运动，人体是不存在的。

2. 动力和制动力

从力对运动的效果而言，作用方向与运动方向一致，产生正加速度的力，称为动力。作用方向与运动方向相反，产生负加速度的力，称为制动力。

动力可以产生运动，也可以使运动产生加速度。在体育运动中（不含技巧），条件相同时，力是衡量运动效果的标志，但在运动的一瞬间，却可能是惯性的作用。

在体育运动过程中，制动力是永远存在的，几乎所有的力，尤其是外力，在一定条件下都可能成为制动力，它使运动速度减小，然后使运动完全停止。只能设法克服、减小它，要完全取消则不可能。

运动一定要有动力，没有动力就没有人体的运动，运动中也一定有制动力，因为人体运动是处于一定的介质之中，并与环境和其他物质发生作用。

在运动中，动力和制动力构成矛盾的双方，共处于一个统一体中。在周期性运动中，制动力往往是动力的前驱，是造成动力的条件，两者的关系是互相依存的。以蛙泳为例，上肢的划水动作产生使身体在水中前进的主要动力，但是划水之后又必须向反方向运臂，为下一个划水动作创造条件，向前运臂必然遇到水的阻力，这对身体前进是一个制动力。没有向前方的运臂动作，就没有下一个动作周期的划水动作。

同一种力，在不同的条件下，动力与制动力是可以互相转换的。如向下跳时重力是动力，而向上跳起时重力则是制动力。又如，速度滑冰中侧蹬冰时的摩擦力是前进的动力，而自由滑行中的摩擦力则是制动力。分清动力和制动力及相互关系，特别是在分析动作时，具有极其重要的意义。如此，即可最大限度地利用动力，尽可能地克服和减小阻力，发挥和创造有利因素，克服不利因素，促进矛盾转化。

概括起来，每个动作在空间和时间上都有自己的特征，诸力的相互作用特点又决定着动作形式的特点，从而构成了动作形式的千差万别。每个完整的动作中的各个动作阶段和细节都有固定的联系，这是因为诸力的相互作用都有固定的规律，制约这些规律的主导力是肌肉力，这就是所谓的动作结构。

二、人体活动中的杠杆

人体的运动形式多种多样，但大多数是杠杆原理的运用。杠杆是一个能绕支点转动的杆。杠杆有三种基本形式：平衡杠杆，支点位于阻力作用点与力点之间；省力杠杆，阻力作用点位于支点和力点之间；速度杠杆，力点位于阻力作用点与支点之间。人体运用最多的是速度杠杆原理，但也有平衡杠杆和省力杠杆原理。

头颈部是最典型的平衡杠杆原理，手持重物是速度杠杆原理。人在站立时，人体的重心一般位于第二腰椎前方约7厘米处。但同样是站立，如果将手臂举过头顶，重心就会相应上升。人体的重心也受性别、年龄、身体结构特点的制约。如站立时，女性的重心一般在身高的55%处，而男性的重心在身高的56%～57%处，儿童因为其头和躯干较重，重心位置比成人高。上肢发达的体操运动员比下肢发达的足球运动员的重心位置高。人体的重心越高，稳定性就越小。

在瑜伽体位中最明显的杠杆就是船式（图2.17、图2.18、图2.19），这是将臀作为支点，将上半身重量和下半身重量作为阻力作用点，将腹肌作为上下两个速度杠杆的双重力点的体位。因为考虑简单的力学原理，很多朋友不能正确地练习船式。让我们借助这个体位说一下生物力学中的杠杆原理在瑜伽体位练习中的应用。

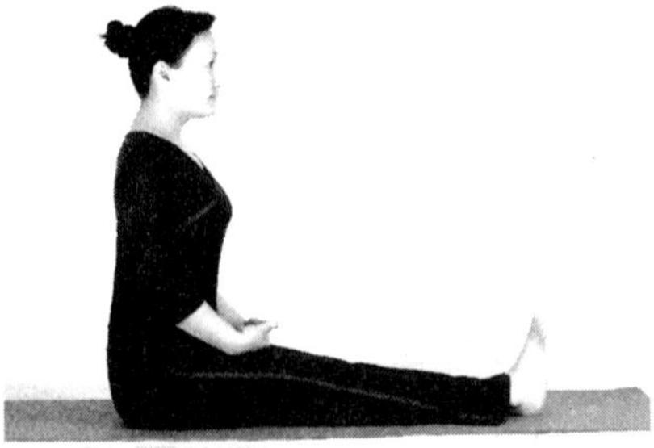

图 2.17

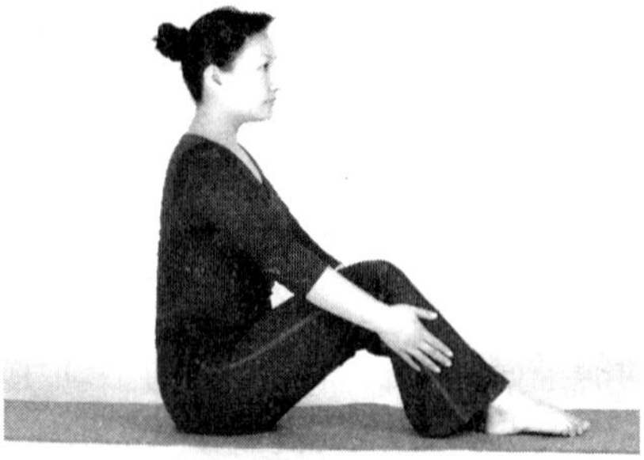

图 2.18

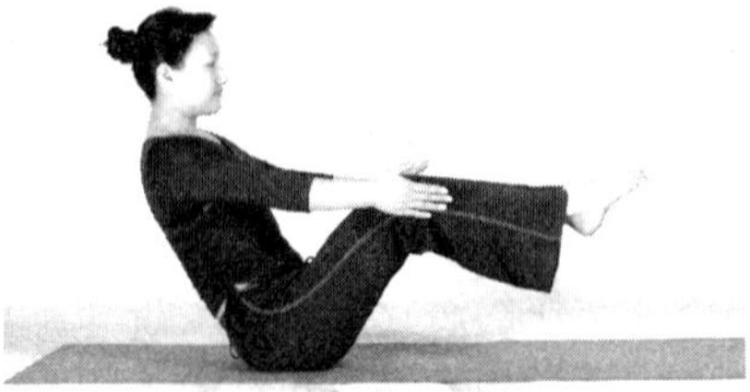

图 2.19

随着力矩不断的延长，随之而来的则是动作强度的加大。根据这个原理，瑜伽体位中的很多都可以在不改变原动作和身心灵三方面的作用的同时，变难或变易以适应不同级别学员。

三、瑜伽体位安全有效练习所需的要素

根据生物力学的基本原理，人体安全有效地动作时关节活动需依循固定途径，即活动平面（身体的各种平面）、确定方位（身体的方向）和关节活动。

我们在前面已经讲过脊柱屈曲加旋转时受力是损伤椎间盘的一个主要原因。正常椎间盘扭转 16°后极易发生损伤。所以对于正常健身人群，身体平面间动作不提倡练习，比如弯腰三角功及变体。身体向前在矢状面屈曲后又在水平面旋转，这时人们的椎间盘便处于易损伤状态，稍有不当，便会发生运动损伤。

类似的事例还有，很多朋友喜欢在做猫或虎式练习时将手指朝向自己膝盖的方向，认为这样可以使腕关节灵活，前臂前侧肌肉伸展。其实不然，首先，肘关节是矢状面枢纽关节，安全状态下只可做屈曲；其次，腕关节是椭圆关节，不可能独立负重，上面提及的手位非常容易引起肘关节过伸，发炎。

很多朋友为了使动作看起来更漂亮，习惯将双髋外展后再伸展来完成舞姿或弓式，而不顾这种跨栏式拉伸可能伤及坐骨神经和股骨头。

上述这些平面间动作及违反关节活动的动作在日常练习中还有很多发生，对于这些伤害性动作我们是绝不可以练习的，为了防止更多不必要运动损伤的发生，朋友们一定要学会从这三要素入手来分析动作要点。

以三角式为例，这个动作身体的方向为外侧屈，髋关节及肩关节外展，活动的平面为冠状面，关节的活动主要为髋关节与肩关节，这两个关节均为多平面关节，可做冠状面动作，所以在练习此动作时就要注意到这些。为了提高动作的有效性，我们可以将身体贴靠在墙面上来进行练习。在这里还有一点关于身体位置的问题要说明，比如侧抬腿练习，身体取侧卧位，但这并不影响动作本身的要点是髋关节外展、冠状面动作，所以切不可因身体的位置而改变动作平面，致使一些高危动作出现。

四、根据生物力学原理分析瑜伽体位的六大步骤

(1) 确定练习目标：包括相关肌肉、肌肉角色、肌肉收缩种类以及必须告知学员的目标练习肌肉及动作的医疗效果及警告和注意事项。

(2) 确定身体的力点、重点和支点：包括阻力的方向。

(3) 身体的位置：包括动作开始时的位置和完成时的位置。

(4) 身体的稳定：包括身体的外在稳定和内在稳定。

(5) 动作的路线：包括身体的方向、关节的活动及活动平面。

(6) 活动幅度：包括动作幅度及动作保持时间。

让我们仍以简单的船式练习为例说明这六个步骤。

动作名称：船式

练习目标

肌肉：(以主要参与的大肌肉为例) 目标练习肌肉为腹肌及背部肌群。原动肌为腹肌，拮抗肌为背肌，协助肌为股四头肌，稳定肌为腹横肌和竖脊肌。其中腹肌为向心收缩，背肌为离心收缩，股四头肌为等长收缩。

医疗效果：在强化腰腹肌肉的同时，这个瑜伽姿势的主刺激脉轮为脐轮和力源轮，所以它对所有的腹内脏及腺体均有良好的保健效果。比如改善消化机能，促进肠蠕动，稳定情绪等，为极佳的体位。

身体的力点、重点和支点

杠杆类型为速度杠杆。动作支点：臀肌。动作力点：腹肌群及背部肌群。动作重点：双腿及上半身。阻力方向：地心引力。

身体的位置

动作开始位置：仰卧，两腿伸直。两臂掌心向下平放身体两侧。

动作完成位置：以坐骨为支点，脚趾和头部与地面呈 30°角，双肩屈曲，双臂平行于地面。

身体的稳定

收缩腹横肌和竖棘肌，保持动作时自然呼吸。

动作的路线

髋关节及肩关节矢状面动作，髋关节及肩关节屈曲。

活动幅度

头和脚趾在同一高度，双腿和上半身同地面成 30°角，动作保持不少于 4 秒。

几乎所有的瑜伽体位都可以这样描述出来，在对学员讲解动作的过程中，作为教师，我们要将练习所带来的效果及身体的位置、活动的路线及幅度以及如何稳定身体等方面以学员可以理解的语言为其解说明白。

练习与思考

1. 简述瑜伽运动时人体的轴和面。
2. 简述瑜伽运动解剖学方位术语和人体切面术语。
3. 阐述瑜伽运动的物质代谢。
4. 阐述瑜伽运动过程中的能量代谢。
5. 以实例说明瑜伽体位安全有效练习所需的要素。
6. 根据生物力学原理，以体位练习为例对瑜伽体位进行分析。

第三章　瑜伽教学术语

本章概要

本章共三节，内容包括瑜伽教学术语、瑜伽动作的记写方法及要求，瑜伽成套动作的记写形式，瑜伽动作单线条简图的绘制以及绘制单线条简图的注意事项等。

瑜伽术语是瑜伽理论和技术等方面的专门用语。准确地运用瑜伽术语，不仅有助于建立动作概念，理解动作性质和特点，提高教学和练习效果，而且有助于开展瑜伽运动，促进科研工作和理论的发展。

完整的术语一般由基本术语和专业术语构成，用基本术语说明动作的方向、路线、方法和相互关系，用专门术语说明动作的性质类别。随着瑜伽运动的发展，其术语将更加平实、完善和科学。正确的术语应当符合准确（即要确切地反映出该动作的结构及其本质）、简练（即语言和文字要简明精练）、易懂（即要使人容易理解）的基本要求。

第一节　瑜伽教学术语的种类

一、场地的基本方位术语

为了表明人的身体面在场地上所处的方位，我们一般借鉴舞蹈中基本方位的术语，把开始确定的某一面（主席台）定为基本方位的第一点，按顺时针方向，每45°为一个基本方位，将场地划分为8个基本方位，即1、2、3、4、5、6、7、8点。（图3.1）

二、运动方向术语

运动方向术语是指身体各部位运动的方向。运动方向一般根据人体直立时基本方位来确定。

（1）向前：做动作时胸部所对的方向。

（2）向后：做动作时背部所对的方向。

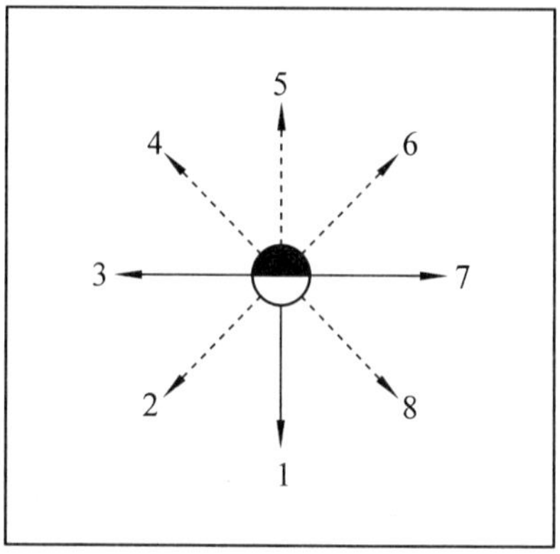

图 3.1

(3) 向侧：做动作时肩侧所对的方向，必须指明左侧或右侧。

(4) 向上：头顶所对的方向。

(5) 向下：脚底所对的方向。

(6) 中间方向和斜方向：指两个基本方向之间 45°的方向，例如：侧上、前下。

(7) 顺时针：转动过程与时针运动方向相同。

(8) 逆时针：转动过程与时针运动方向相反。

(9) 向内：指肢体由两侧向身体正中线的运动。

(10) 向外：指肢体由身体正中线向两侧的运动。

(11) 同向：指不同肢体向同一方向运动。

(12) 异向：指上、下肢体向相反方向运动。

三、动作之间相互关系术语

(1) 同时：不同部位的动作要在同一时间内完成。

(2) 依次：肢体或不同个体相继做同样性质的动作。

(3) 交替：不同肢体或不同动作反复进行。

(4) 同侧：与最初开始动作的肢体同一方向的上肢或下肢动作的配合。

(5) 异侧：与最初开始动作的肢体不同方向的上肢及下肢动作的配合。

(6) 对称：左、右肢体做相同的动作，但方向相反。

(7) 不对称：左、右肢体做互不相同的动作。

四、运动形式术语

一般用于描述动作形式或技术要求，以下是一些常用术语。

(1) 举：指手臂或腿向上抬起，停在一定位置，例如：臂上举、举腿。

(2) 屈：身体某一部位形成一定角度，例如：屈腿、体前屈。

（3）伸：身体某一部位形成一定角度后伸直，例如：伸臂、侧伸。

（4）摆：肢体在某一平面内由一个部位运动到另一个部位，不超过180°，例如：摆臂、后摆。

（5）绕：身体某部分转动或摆过180°以上（360°以上称绕环），例如：绕髋、肩绕环。

（6）撑：指手和身体某部分同时着地的姿势，例如：仰撑、跪撑。

（7）交叉：肢体前后或上下交叠成一定角度，例如：十指交叉。

（8）转体：绕身体纵轴转动的动作，例如：单脚转体、水平转体。

（9）平衡：用一只脚支撑地面，身体保持一定的静止姿势。

（10）水平：身体保持和地面平行的一种静止动作，例如：分腿水平、水平肘撑。

（11）波浪：指身体某部分邻近的关节按顺序做柔和屈伸的动作，例如：手臂波浪、身体波浪。

（12）劈叉：两腿分开成直线着地的姿势，例如：横叉、纵叉。

（13）梗：下颌内收、颈部伸直的动作，例如：梗头。

（14）提：由下向上做运动，例如：提臀、提肩。

（15）沉：身体某部分放松下降的动作，例如：沉肩、沉气。

（16）含：指两肩胛骨外开，胸部内收，例如：含胸。

（17）挺：一般指胸部或腹部向前展开，例如：挺胸、挺腹。

（18）夹：由两侧向中间收紧，例如：夹肩、夹肘。

（19）收：向身体正中线靠拢或还原到起始位置，例如：收臀、收腿。

（20）推：以手作用于地面或对抗性用力，例如：推起、前推。

（21）倒：身体（肩部）由高向低做弧形运动，例如：前倒、倒肩。

（22）蹬：腿部由屈髋屈膝到伸直发力的过程，例如：蹬地、侧蹬。

（23）倾：指身体与地面形成一定角度，例如：前倾、左倾。

（24）控：身体或肢体抬（举）在一定的高度上，并保持一定的时间，例如：控腿。

五、动作中连接过程术语

在描述一个连续动作过程时，用于表达动作的相互关系及先后顺序。

（1）由：指动作开始的方位，例如：由内向外。

（2）经：指动作过程中经过的位置，例如：两臂经体前交叉。

（3）成：指动作完成的结束姿势，例如：左脚侧迈一步成左弓步。

（4）至：指动作必须到达的某一指定位置，例如：提膝至水平位置。

第二节　瑜伽教学术语的运用

一、动作的记写方法及要求

(1) 在描述一个完整的动作时，一般由下列几个主要因素构成：开始（预备）姿势、动作部位、动作方向、动作形式、结束位置（姿势）。

(2) 注意应按照动作的顺序记写每个动作的做法。

(3) 注意用词的顺序，一般先下肢，后上肢。

(4) 在记写时要注意指出方向上的变化，动作的重复次数。

(5) 只记写第一个动作的开始姿势，后一个动作的开始姿势可以省略，因为下一个动作的开始姿势就是前一个动作的结束姿势。

(6) 后若干拍与前若干拍动作完全相同，记写时可以省略，但要注明。动作相同但方向相反，也要注明。

以下是对瑜伽动作船式的记写举例：

功　法：

①仰卧，两腿伸直。

②两臂平放体侧，掌心向下。

③吸气，同时还将头部、上身躯干、两腿和双臂全都抬起来，离开地面。

④脚趾和头部离地面约 1～2 英尺。

⑤双臂应向前伸直并与地面平行。

⑥一边自然呼吸，一边尽量长久地保持这个姿势，但以不勉强费力为限。

⑦一边渐渐地把你的双腿和躯干放回地面，一边慢慢呼气。

⑧放松全身。

⑨重复这个练习 6 次。

⑩休息几秒钟，然后按略有变化的做法再做 6 次。

⑪当保持躯体从地面抬高的姿势时，握紧你的双拳，把全身肌肉紧张起来。

⑫然后呼气，小心地把各部位放回地面上，把全身完全放松。

医疗效果：

对于腹部器官和肌肉，这是一个极好的姿势。它促进肠道肠动，改善消化功能，帮助消除肠胃中的寄生虫。它也有放松身体许多肌肉和关节的效果，从而使它对神经质或紧张的人特别有益。最重要的是这个姿势有助于加强背部。从农民到知识分子，从运动员到演员，男男女女，人人都需要强壮的腰背部。如果我们的腰背部强壮有力，我们就能够更活跃，生活得更充实。如果是妇女，就能够在生育儿女时少些麻烦、痛苦和不适。如果是体力劳动者就能够多做些工作而少些痛苦。如果是学生、知识分子或冥想者，就能不靠椅子的帮助而长时间地伸直腰身坐着。而我们大家在年老时，如果腰背部强壮有力的话，我们的年纪就不会给我们以重大的影响，我们仍然会感到很健旺。

二、瑜伽成套动作记写形式

（一）文字记写法

通常这种方法用于编写书籍、专业教材等。它是根据以上介绍的对术语记写的要求，详细、准确地写明具体动作和过程。这种方法较为复杂，但具有描述准确性高的特点。尤其作为教学等的动作，为了力求统一，不产生误解，在书写时必须完全按照规范术语的要求。

文字记写法通常和照片或动作插图一起使用，达到直观、准确的目的。

（二）图解法

图解法可分为双线条影像绘图法和单线条简图法。双线条影像绘图法能像照片一样清晰地、立体地勾画出动作的外部形态、服饰及头部的具体形态。但这种绘图方法要求绘图者具有一定的美术基础和专业技术基础，因此不普及，只有在书籍和专业教材中使用。单线条简图法能比较简单、直观地再现动作及过程，它的特点是运用方便、快捷。这种方法较多用于记录动作和编写教案。

第三节　瑜伽动作单线条简图的绘制

单线条简图法是指用简单的线条勾画出人体的大致形态，或按动作顺序将一个个动作形象地勾画出来，起到记录和再现动作的目的。这种单线条图虽然只用简单的弧线、曲线和椭圆形组合而成，但同样能表现人的外形特点和身体结构。人体活动的方式、方法是有规律的，不仅在一定的面和方位上，也在一定的范围内活动。为了更好地让大家掌握单线条绘图技法，首先应掌握以下几方面的知识。

一、人体运动的轴和面

见本书第二章第一节。

二、单线条人体图的解剖结构

单线条人体图的对象是人体和千姿百态的动作造型，而动作的变化是由于肌肉作用于关节，肢体产生了不同的位移。因此，我们把影响人体运动的

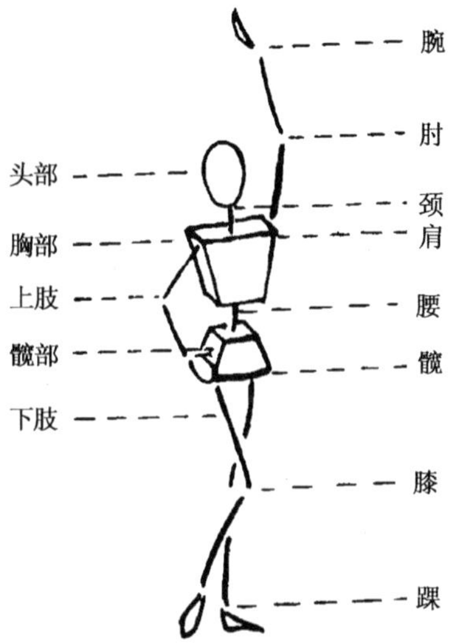

图 3.2　人体五大部分及八大关节

肢体分为五大部分和八大关节。

五大部分是：头部、胸部、髋部、上肢、下肢。这五大部分都有其各自不同的结构和特点。（图 3.2）

八大关节是：颈、腰、髋、膝、踝、肩、肘、腕。在人体运动中，各关节的活动规律和动作幅度能直接反映出动作的风格及专业特点。单线条简图侧重于表现头、躯干和上肢特有的动作意向，用下肢的线条表现健美的肌肉形态和空间位移的变化。（图 3.2）

三、单线条简图的人体比例及各部位的画法

我国从古作画就有立七、坐五、盘三之说，随着时代的进步，人类物质文化生活水平不断提高，人体比例也随之改变。现在人们理想的身高比例是七个半到八个头高，身体各部分也有不同的比例。那么，单线条简图的比例又如何呢？我们称它为四格人体比例，也就是说，在四个格子里完成动作绘图。

头在一格的中间，躯干占一格，腿占两格，手臂占一格半。（图 3.3）

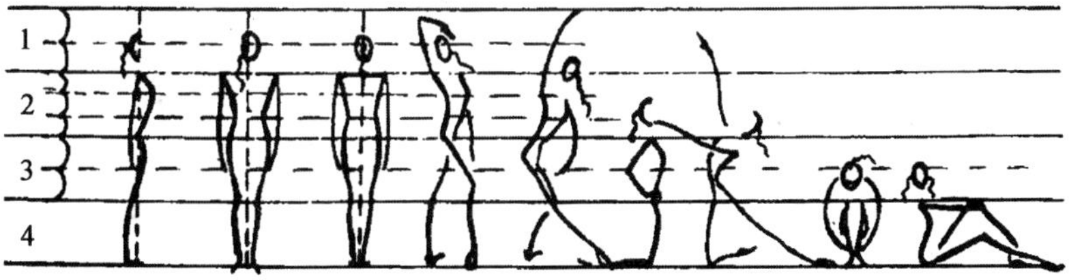

图 3.3　单线条四格人体比例

从上图中看到这些图都是采用椭圆、弧形和曲线完成的。人体千变万化的姿态都可以用这三种线来表示。

（一）头部

头部所采用的线条是椭圆、半弧和代表发型的曲线。（图 3.4）

在画头部线条时，用笔要流畅，每个椭圆形的大小要一样，表示侧面的半弧形不要超过半圆。要注意头部的方向，下笔即成，不要涂改。

	正　面	背　面	侧　面	半侧面
平　视	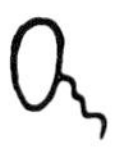	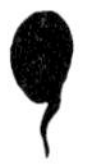	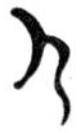	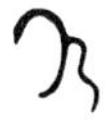
俯　视	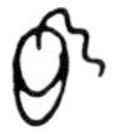	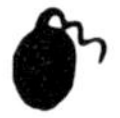	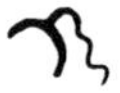	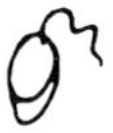
仰　视	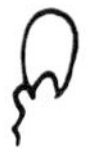	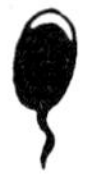	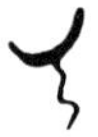	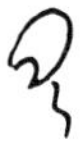

图 3.4　头部各方位形态表示方法

（二）躯干

躯干用两条对称或不对称的曲线来表示。（图 3.5）

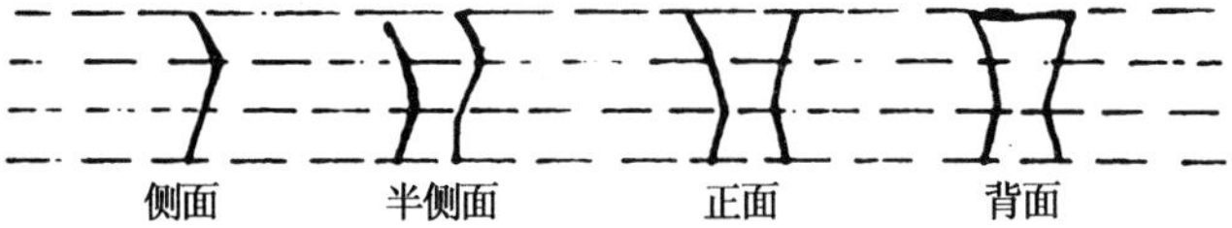

图 3.5　躯干形态的表示方法

在练习时要掌握好两肩、腰和髋的宽度比例，大致是 3∶1.5∶2，所画的线条一定要反映出性别特征。如：画女性半侧面时，一侧要表现出腰的曲线，一侧要表现出胸的曲线。两肩胸前不用连线，留出想象的空间，两肩背后要用一条连线来区别于正面。

（三）下肢

下肢的线条主要根据腿部的肌肉形状和脚的方向来表现（图 3.6）

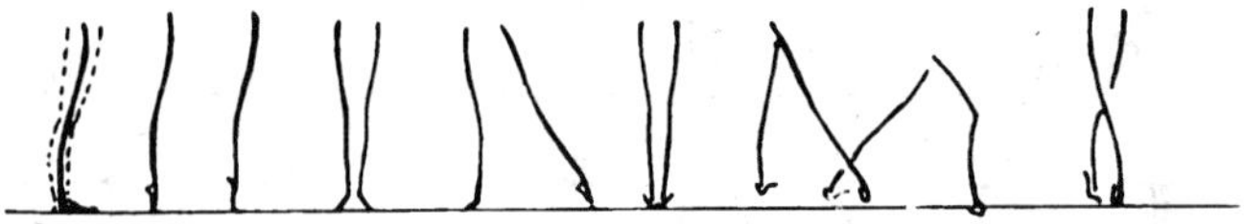

图 3.6　各种腿部变化的表示方法

在练习腿部至脚尖的线条时，注意腿部肌肉的外形特点和脚的形态变化，要分别掌握：

（1）站立时腿的不同形态的表示方法；

（2）屈腿时不同形态的表示方法；

（3）脚的不同形态的表示方法。

（四）上肢

上肢的线条较短，采用较微弱曲线和简单的手的变化。

通常手的变化有掌、拳型。（图 3.7）

图 3.7　各种手臂和手型变化的表示方法

四、绘制单线条简图的基本步骤

当了解了有关单线条简图的基本知识后，我们将如何通过手中的笔使这些线条各到其位呢？首先，不论我们准备画什么，都要留心去观察，通过大量的观察、分析和思考，将大量的动作形象储存在大脑中。其次，注意观察动作的外形特点，把看到的人体变成线条，再通过这些线条反映出内在的情感，这就是单线条组合的关键，即赋予它们生命力。

（1）初学者一定要在横格本子上绘图。先要确定地平线和简图的高度，一般要占用六行格子。下面一行写动作步骤，上面一行留出手的空间。

（2）选择绘制简图的画面。为了表现准确，一般按动作本身的面来画，即画出来的动作和你所看到的动作一样。有些不容易表示清楚的动作，也可以选择容易画的面来画，但要在图的右上角表明动作方位。

（3）开始作画时，先找出在格子上的位置，画出离你最近的线条，并勾画出躯干的形态。

（4）先画出离你近的线条，再画出远端的线条；近处的线条要长，远处的线条要短；近处的线条要连起来，远处的线条要在交叉处断开；决定重心的线条要后画，使重心落在两脚之间；最后画出头的位置，并留出颈部的位置。

（5）动作形态勾画出来后，加上手、脚的具体形态和辅助线条。画组合动作时要在动作下方标明节拍。

五、绘制单线条简图的注意事项

（1）初学者在绘制简图时应使用铅笔和橡皮，以便修改。

（2）运笔要流畅，连接的线条最好一笔画下来，尤其是在画一个部位时不要反复描。

(3) 在绘制简图过程中，当改变身体角度或改变绘图的面时，应及时在图的右上角注明身体方位，即通常所指的面向的几点（共有 8 个点），并在图的旁边标明转体的度数。

(4) 在运动中，人体的重心只有在支撑面内才能保持身体平衡，因此，在绘图时一定要注意重心是否在支撑面内。单腿站立时支撑面和支撑点基本上是重叠的。（图 3.8）

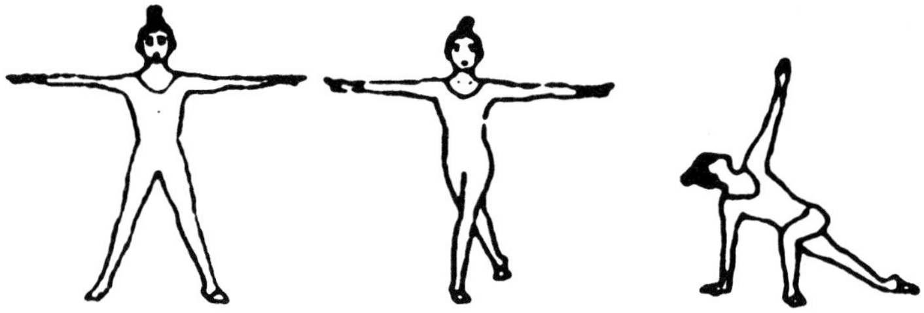

图 3.8 重心与支撑面的关系

练习与思考

1. 简述瑜伽运动方向术语。
2. 简述瑜伽练习动作之间相互关系术语和动作中连接过程术语。
3. 简述瑜伽运动形式术语。
4. 举例说明瑜伽动作的记写方法及要求。
5. 阐述绘制瑜伽单线条简图的基本步骤和注意事项。

第四章　瑜伽教学

本章概要

本章共六节，内容包括瑜伽教学任务和特点，瑜伽课程设计和训练原则，瑜伽教学方法和手段，瑜伽课的组织，瑜伽教师应具备的条件，瑜伽课中应注意的问题以及针对不同人群进行的瑜伽课程设计。

瑜伽教学是体育教学的重要内容之一，是在教师科学指导和学生主动参与下使学生系统地获取瑜伽知识、技术、技能，增进健康，提高身体素质，培养综合素质和能力的教育过程。在这一过程中，学生的身心得到健康发展，审美意识得到提高，有助于学生培养良好的思想品德。瑜伽教学必须遵循体育教学的规律和原则，根据瑜伽教学特点，采用有效的教学方法和手段。

第一节　瑜伽教学概述

一、瑜伽教学任务

瑜伽教学任务是指在瑜伽教学中为实现瑜伽教学目的所提出的不同层次的要求。

（一）掌握与运用知识、技术，发展技能

瑜伽教学是教师有计划地传授和学生循序掌握瑜伽的知识、技术与技能，并系统地领会这些知识、加以运用的过程。由于现代科学技术的飞速发展，知识更新速度加快，学科的交叉渗透，使现代体育教育对受教育者学习和掌握知识提出了新的、更高的要求。瑜伽教学不仅要使学生掌握瑜伽的基本知识、基本技术和基本技能，还要把与瑜伽相关的知识引入教学，使学生学会发现、学会创造，并在实践中运用。

（二）全面发展身体素质

身体素质是指学生在体育运动中，各器官系统表现出的各种机能能力。它包括速度、力量、耐力、协调、柔韧等几个方面。身体素质是所有运动能力的基础。在完成瑜伽动作中需表现出柔韧性，使所完成的动作具有一定的幅度，并能协调地完成瑜伽动作。同时，尽管在练习中表现出了暂时性的疲劳，但仍需坚持完成身体练习。因此，全面发展身体素质是瑜伽教学的重要任务之一。

（三）完善体形，培养正确的姿态

体形健美、姿态端正，既是身体发育的需要，也是美育的要求。完美的身体形态在某种程度上反映了机体功能的完善，而姿态的端正（正确的美的站、坐、走姿势），更使形态美在活动的状态中展现出来，它从外部特征证实了人的生命力，也由此表现出美学价值。

当然，这里指的完善体形不是按某些人体美的时髦标准和规范去刻意地消除个人的体形特点，而是指在健康和安全原则的指导下，在全面发展人的身体素质基础上，正常地、自然地、无畸形变化地塑造健美形体，完善体形。

（四）进行审美教育

审美教育是指形成受教育者科学的审美观念、较强的美感和创造美的能力的教育过程。瑜伽教学具有进行美育教育的广阔空间。因此，应充分利用这一有利条件，培养学生正确的审美观念、健康的审美情趣和较强的审美能力。通过审美教育，不仅可以提高学生的审美修养、促进身心健康发展，而且能反过来使学生以审美的情趣和审美观念进行瑜伽的学习。

（五）培养能力

能力是构成素质的重要方面，它是一种无形的、促使人不断发展的潜在品质。现代学校体育早已摒弃了只单纯传授体育知识、技术、技能的狭隘观念，培养学生的能力已成为体育教育的重要目标之一。瑜伽教学同样制定了能力培养目标，即把传授瑜伽的理论知识、运动技术、技能与发展学生的能力结合起来，使他们在学习中、在锻炼中、在竞争中，发掘自己的潜能，引发对瑜伽的兴趣，促使其进一步学习和掌握瑜伽的知识、技术、技能，科学地掌握瑜伽理论和运用方法。瑜伽教学应着重培养以下几方面的能力：

（1）获取瑜伽知识与运用知识的能力；

（2）瑜伽教学的能力；

（3）制定瑜伽练习计划的能力；

（4）瑜伽科研的能力；

（5）自我评价和相互评价的能力；

（6）制定瑜伽教学文件的能力。

二、瑜伽教学的特点

（一）体现学校体育教学目标：以学生的身心发展为主体

学生身心发展包含自然发展与社会发展两大部分，所以体育教学目标体系也应包括这两个基本部分。在自然发展方面，要顾及学生身体各部分正常、匀称的发展，还要注意到学生各器官系统生理功能、各项身体素质及运动能力等方面的发展内容。在社会发展方面，首先要顾及培养学生的良好的思想品德、行为习惯；其次要考虑促进教学认知因素的发展（观察能力、分析能力、记忆能力、判断能力以及辩证思维能力）和非认知因素的发展（兴趣、动机、性格、人际关系、意志、情感等），育身又育心。体育教学目标只有体现两重性，才能促进学生自然发展和社会发展。瑜伽练习的最终目标就是要促进练习者身心的发展，通过体位法和呼吸法使练习者身体健康发展，原有疾病给予辅助治疗，单是一个呼吸法，就能够在很大程度上提高练习者的肺活量和机体的摄氧能力，足够的新鲜的氧气能够很好地推动体内血液的流动，从而使身体各大系统正常运转，提高身体健康；瑜伽冥想会把你带到一个没有竞争没有都市烦恼的和平的空间，在这里你可以尽情地呼吸新鲜的空气，恢复人本身原有的内心和平、宁静、统一，促进内心精神状态的发展，所以可以说瑜伽是学校体育教学目标的体现。

（二）教学内容符合学生身心发展需要

教学内容是体育教学活动信息的载体，体育教学内容的选择要服从并服务于教学目标的需要，也应为学生身心发展与社会发展服务。从学生自然发展需要出发，应选择有助于学生身体素质和生理机能提高的内容，以塑造学生匀称、健壮的体形和健康的心理。瑜伽教学内容主要由呼吸法、体位法和冥想三个部分构成。总的来说，呼吸法和体位法是为肉体服务，塑造良好的体形和健康的体魄；冥想为精神服务，可建立良好的心理状态。但是三者又互相联系互相影响，正确的呼吸、良好的身体姿势再加上适度的冥想练习，才是瑜伽练习的真正意义。正确的瑜伽练习会使人的体形恢复自然的匀称美，身体的各机能得以正常运转，保持身体健康。另外从精神和心理方面来讲，它会很好的控制人的情绪，使人精神稳定，心理上得到健康的发展，最后使学生身心协调发展。

（三）使学生建立自信、获得健康，树立终身体育意识

瑜伽是一门文化，有它独到的理论和体系。在练习瑜伽之前伴随轻柔的音乐和老师平和的语气，即使你的心情再坏，也没有理由不让自己心情安定下来，心态平稳下来。练习的过程当中，老师会告诉你以自己为中心，为主体，观察自己的呼吸和身体的一切运动，在一次一次的练习中，调理你的身体，使学员身体潜在能量得到激发，身体机能不断的得到发展和提高。当一堂非常成功的瑜伽课程结束之后，你会惊奇地发现你心情上好像好了许多，不是那么烦躁不安，整个身体好像焕然一新，非常的轻松和自然。通过瑜伽

点，有区别、有目的地加以运用，防止为直观而直观。同时，应注意除运用动作示范外，可广泛利用图片、录像、幻灯等直观教学手段。

(2) 教师生动形象的语言具有直观的作用。这就要求教师的讲解、提示、指示等要简明、生动、形象，防止平铺直叙。同时，还应注意联系学生已掌握的知识、技术、技能和生活经验，用生动形象的比喻，通过分析、比较等办法，使学生明确动作的要点和完成的方法，提高直观的效果。

(3) 要启发学生积极进行思维。直观能使学生看到动作正确的形象，但一般的观察或单纯的模仿不能取得最佳效果。因此，在运用各种直观方式时，要善于引导学生积极思维，通过观察、分析、比较，加深对动作技术的理解，了解动作各部分之间、动作与动作之间的联系以及动作的正确与错误之间的界限等，提高学生分析问题与解决问题的能力，更好地掌握。

三、从实际出发原则

从实际出发原则，是指瑜伽教学的任务、内容、组织教法和运动负荷的安排，都要力求符合学生的年龄、性别、瑜伽知识技能的基础和身体发展的水平以及学校的场地、设备、器材和地区季节气候等实际情况，使学生能够接受，便于教学工作的组织进行。这一原则是学生身心发展的客观规律所要求，也是组织实际教学工作所必需，只有遵循这一原则，才能使教学工作取得良好的效果。

如何贯彻从实际出发原则？

(1) 要深入调查研究，切实掌握学生的具体情况。在瑜伽教学中，教师要通过各种途径和方法，全面掌握学生对瑜伽的认识、兴趣爱好、思想意志品质、组织纪律性、体育基础、身体发展状况、接受能力以及学习、生活等情况。不仅要了解教学班级的一般情况，还要了解个别学生的特殊情况，以便有针对性地确定教学任务，选择与安排教材内容、组织与教法以及运动负荷的分配，采取有效措施，因材施教，提高教学质量。

(2) 针对学生的实际情况，正确确定教学任务，有的放矢地选择与安排教材内容、组织教法与运动负荷。教学任务、内容、组织教法与运动负荷的大小，要符合学生的实际水平和接受能力，这是从实际出发原则的重要要求之一。任务要求过高，教材内容过难，组织教法和运动负荷不切合学生实际，超过了学生的实际水平和接受能力，不仅教学任务难以完成，反而还会产生不良后果，甚至发生伤害事故，挫伤学习积极性。过低过易不仅学生学习没有兴趣，而且也影响掌握提高动作技术、技能和发展身体的效果。从学生实际情况出发，不是降低要求，而是根据学生的实际情况，在确定教学任务、内容、组织教法与运动负荷时，应使学生经过一定努力后能够达到目的。这样，就要求教师要有较高的教学技巧，注意充分调动学生学习的自觉积极性。

（3）一般要求与区别对待相结合。在一个教学班内，绝大部分学生在年龄、体质、身体发展和体育基础等方面基本上差不多，但也要看到少数学生的差异。要使教学工作取得良好的效果，必须既照顾到一般学生的情况，又要照顾到部分学生的特点。要在一般要求的基础上，认真贯彻区别对待，因材施教，把一般要求与区别对待结合起来。

一般要求与区别对待应贯穿在课的任务、内容、组织、教法和运动负荷等各个方面。例如，一堂课的任务、内容与要求，应是大多数学生经过努力都能够完成的，这是一般要求。同时，在这个基础上，应根据不同对象提出不同的要求，做到区别对待。例如，对多数学生提出学会某一动作技术的要求，而对少数较好的学生可能提出改进、提高某一动作技术的要求，对较差的学生则可能提出初步学会某一动作技术的要求；对多数学生安排中等水平的运动负荷，而对少数较好或较差的学生可能安排较大或较小的运动负荷等。在组织进行反复练习时，除了共同的教法措施外，对较好的学生可让其独立完成动作，并在完成动作的质量或数量上适当地提出新的、更高的要求，而对少数较差的学生，则要多注意保护与帮助，采取一些特殊的教法步骤和辅助练习，使他们能够完成教学要求；对一些意志品质较差的学生，要多帮助鼓励他们，使他们看到自己的学习成绩，提高他们的学习信心；对某些组织纪律性较差的学生，则应加强教育等。

一般要求是根据教学大纲的基本要求确定的，是全体学生都要达到或完成的，教师应把主要精力放在完成一般要求的教学活动上。对那些完成一定要求有困难的学生，教师应采取有效措施，贯彻区别对待的原则，因材施教，使其能逐步达到一般要求的水平，完成教学大纲的要求。对那些完成一般要求还不满足的学生，也不能忽视，对他们要提出较高的要求和较大的运动负荷，使他们能掌握更多的瑜伽知识、技术和技能，更好地发展身体增强体质。

此外，教学的组织，学生的分组，练习的次数和形式，运动负荷的安排，还要考虑到季节气候、场地、器材的实际情况。

四、循序渐进原则

循序渐进原则是指教学内容、方法和运动负荷的安排顺序，都要由易到难，由简到繁，由已知到未知，逐步深化，不断提高。如果违背这一原则，急于求成，就会给学生学习造成困难，影响教学质量，甚至会损害学生身体健康。

如何贯彻循序渐进原则？

（1）在安排教学内容、组织教法时，一般应遵循由易到难、由简到繁、由已知到未知、由浅入深、不断提高的要求，这样，才能使学生易于接受。但是，难和易、繁和简、深和浅都是相对的，会根据不同的对象和条件而改变。例如，身体发展和掌握技能程度不同的人，在掌握某一动作时的难易程度也不同。同一动作，对某些学生来说是简单容易的动作，但对另一些学生来说，可能是困难和复杂的动作。因此，在教学中，对易和难、简和繁、浅和深的要求，要结合对象的特点和条件全面考虑。

（2）加强计划性。安排计划时，要考虑教材纵的系统和横的联系。为保证瑜伽教学循序渐进地进行，必须有周密的教学计划。在制定计划时，首先应按照前后衔接、逐步提高的要求，安排瑜伽本身的教学系统，同时要考虑不同种类瑜伽之间的联系。在安排课的内容与教法时，要考虑课与课之间动作形成的连贯性，还要考虑技术之间的相互影响、动作技能的转移和身体素质的转移以及技能与素质之间的相互影响，这种转移和影响有积极的，也有消极的，已获得的运动技能和身体素质对新技能和其他素质发生良好作用的叫积极转移，起不良作用的叫消极转移。我们在安排教材时应尽量利用积极转移，避免消极转移。在安排身体素质教材时，要考虑各种不同性质练习之间的联系，在一次课的安排时，一般采用这样的顺序。

另外在安排运动负荷时，应循序渐进地有节奏地合理安排。

五、巩固提高原则

巩固提高原则是指在瑜伽教学中，使学生所学到的技术、技能通过不断地巩固和提高，牢固地掌握并能熟练地加以运用，取得增强学生体质的实效。

这一原则是由条件反射强化和消退的理论和人体机能适应能力的变化规律所决定的。进行身体练习能促使机体的机能和结构逐步发生变化，从而增强学生体质。但这种变化，如果间歇时间过长，就表现不出运动效果的积累。如果中断练习，就会消退，降低体质水平。因此，必须不断地巩固。上述机体的变化，在一定的生理界限内，与运动负荷是成正比的。当已经适应一定负荷时，就应逐步提高，即承受负荷——产生和保持适应性变化——增加负荷——产生新的适应。

掌握瑜伽知识、技术、技能也要巩固提高，通过不断地强化，在大脑皮层中建立牢固的动力定型，防止消退，才能熟练掌握并能运用自如。这也能为学习新技术、技能打下良好的基础。

如何贯彻巩固提高原则？

（1）使学生清晰了解动作技术、技能的正确概念、要领和完成的方法，并经常注意发展学生的身体素质，使之具有一定的身体训练水平。这对学生巩固地掌握和不断地提高瑜伽知识、技术和技能有重要意义。

（2）组织学生反复练习并逐步提高要求。反复练习和经常复习是巩固和提高所学知识、技术和技能，发展身体素质的基本方法。通过反复练习，可以消除动作的缺点和错误，使大脑皮层的暂时联系不断巩固、定型，使有机体的技能不断地适应变化了的条件。因此，每次课都要使学生有足够的练习时间和次数，要让学生多实践。反复练习不是简单、机械地重复，要在原有基础上逐步提高要求，调动学生的自觉积极性。在复习巩固已掌握的技术动作时，可采取加难的办法，从而使已获得的动作技能逐步得以提高，运用自如。例如，在已学动作基础上，编排各种组合成套动作进行练习；改变开始姿势和结束姿势进行练习等。

（3）通过考核、表演等形式，进行巩固与提高。对学生的考核有平时提问、测验及考试等方式。平时检查，能及时了解学生情况，及时改进教学。定期考试要集中复习、练习，使所学动作巩固提高，身体素质得到发展。

六、身体全面发展原则

身体全面发展原则是指在瑜伽教学过程中，教材内容的选择与安排要全面多样，组织教法的运用要恰当，使学生身体的各个部位、各器官系统的机能、各种身体素质和基本活动能力都得到全面的发展。

现代科学证明，人体是在大脑皮层统一调节下的有机整体。人体的各个部分、各个器官系统的机能，各种身体素质和基本活动之间，都是相互联系、相互制约的。某一方面的发展，都会影响其他方面的发展。如果处理调节得好，就能相互促进，共同提高，使身体得到均衡发展，体态匀称，各器官系统机能活动协调。若处理调节不当，则会造成学生畸形发展，损害学生的健康成长。瑜伽运动的特点在于自然、协调的运动，对全面均衡地发展身体有着积极的影响。但各类动作又各有其特点，因而教学中应注意学生身体的全面发展，以促进其掌握各种动作技术，保证教学任务的顺利完成。

如何贯彻身体全面发展原则呢？

（1）在制定教学计划和教学进度时，应注意各类教材的搭配，尽量保证全面锻炼身体。

（2）在安排每次教学课的内容时，应注意在动作的性质、形式、运动量及身体素质等方面的合理性。一堂课中既要安排适当的柔韧练习，也应安排力量性练习等，以使身体各部位及各种素质都能受到全面锻炼。基本教材的安排，要考虑到既能发展身体素质，又能发展身体各个部位和各种基本活动能力，还可有针对性地安排某些发展身体素质的内容，以弥补基本教材对身体全面发展的不足。

（3）考核项目和内容的确定，要考虑全面发展学生身体的因素，全面地搭配，以推动和保证学生的全面身体锻炼。

此外，还应加强思想教育，使学生明确身体全面发展的意义，克服单纯从兴趣出发，不重视全面锻炼的倾向。

第三节　瑜伽教学方法和手段

一、瑜伽教学方法

瑜伽教学方法是指在瑜伽教学中，为了完成瑜伽教学任务、提高教学质量，教师所采用的措施和方法。教学方法是根据教学内容、任务及学生的特点等来选用的，所以说瑜伽教学方法的使用合理与否是教师完成教学任务，学生掌握动作技术、技能的前提和保证。

（一）记忆法

记忆法是为使学生尽快地掌握学习内容、熟记动作而经常采用的教学方法。

1. 念动法

念动练习是指学生有意识地、系统地在脑海中重复、再现已形成的动作表象，熟练和加深动作印象的记忆方法。

2. 观察模仿法

这是指分成组进行教学，一组做练习，一组观察练习并随其做模仿练习，以加深记忆，熟练动作。观察模仿练习有助于建立和巩固正确动作的动力定型。

3. 简图强化法

布置课后作业，让学生把所学动作的名称、动作做法，逐拍用简图表示出来。在画简图的过程中，学生对动作的名称、顺序、要领、连接等多次在脑海中重复、再现、模仿、分析，这样可强化记忆，加速学习动作的过程，形成较牢固的动作定型。运用简图强化法，能节省体力消耗，提高教学质量，熟练成套动作，改进动作技能，提高动作协调性和运动感觉能力。

运用记忆法时，应注意以下两点：

（1）记忆法一般在学生掌握动作的泛化阶段选用，这个阶段主要以记忆动作为主。因此，不要过多地讲解和提出对动作规格的要求，以保证学生记忆的连贯性和完整性。

（2）运用记忆法时，教师应帮助学生找到一种记忆动作的捷径，简化动作名称的记忆法，这样可以提高学生记动作的速度。

（二）手势提示法

手势是身体语言的一种，它是在瑜伽教学中，教师运用各种手势指导学生完成练习的方法。其特点是直观、简单、明了，有利于学生连贯完成动作。手势提示方法主要用于成套操和一段操的复习及巩固阶段。通过手势引导，提示学生按顺序、方向、要点完成动作，保证学生能将整套动作连贯、完整地完成。

运用手势提示法时应注意以下几点：

（1）在瑜伽教学中，教师手势的运用要果断，要有明确的目的性，做出什么样的手势，应做到心中有数。

（2）教师运用手势时，要注意时机和效果。

（3）教师要掌握学生完成动作的情况，在容易出现问题的地方提前向学生发出准确的信号。

（三）示范讲解法

一般来说，为提高示范讲解运用的效果，采用一边示范、一边讲解的方法效果最好。但根据实际情况，在运用时也有所不同。

1. 只示范、不讲解

如果学生有一定基础，动作又比较简单，可只示范，提出要求即可，不必讲明。

2. 只讲解、不示范，或先讲解、后示范

如果为了培养学生的独立思考能力，加深对动作的理解，亦可只讲解、不示范，或先讲解、后示范。

3. 先示范、后讲解

如果动作比较复杂，应首先让学生建立起正确动作的表象，然后再讲解。

4. 一边慢动作示范、一边讲解

如果是对初学者，学习比较复杂或较困难的动作时边讲要求、边让学生跟着模仿做的方法。

运用示范讲解法时应注意以下几点：

（1）运用只示范、不讲解的教学方法时，应采用背面示范，使学生清楚动作的路线、方向等，便于学生模仿。同时，动作应比正常速度慢些，便于学生加深对动作的印象。

（2）运用示范讲解法时，教师讲解的语言应简明、扼要，语言肯定，表达生动，比喻形象，这样才会引起学生学习的兴趣和积极性，启发学生的思考。

二、瑜伽教学手段

（一）瑜伽教学手段的作用

瑜伽教学手段是指瑜伽教学传递信息和情感的媒介物以及发展体能和运动技能的操作物。

瑜伽教学手段与教学方法既有联系又有区别。它们都是为实现瑜伽教学目标服务的，但它们又有所不同。教学手段是指为了提高教学效果而采用的实物或设备。例如，在教授瑜伽动作“骆驼式”时，可通过图片上的标准动作向学生们讲解躯干与腿和手臂的相对位置，在这里，图片就是直观法所采用的直观教具。又如，在教授“牛面式”时，手臂动作可以借助绳子或是毛巾完成，这样可以降低动作的难度，有助于动作的完成，这时，毛巾或是绳子就成为练习法所采用的器具。

瑜伽教学手段在瑜伽教学中所起的作用主要有以下几方面：

1. 沟通信息，调控教学过程

在教学中，师生往往通过视觉、听觉接收信息，而这些信息通过使用各种教学手段才能传出。例如，教师用一幅挂图、一张图表，可以向学生展示教学内容，学生观看后获得信息，就可以进行下一步学习了。

2. 提高信息的接收效果和教学质量

信息发出后，被对方接收并经转化储存起来的数量，是决定信息效益的重要条件。信息被接收的条件，一方面是信息本身的可接受性；另一方面是接收者的状态，主要指动机、态度、情绪、兴趣、神经系统的兴奋性等。使用多种教学手段，对这两方面都能产生积极的影响。例如，在教授瑜伽成套动作中，采用电视录像等教学手段，会对学生产生新异刺激，容易引起学生的兴趣，提高兴奋性，最大限度地增加信息的接收量，提高教学效果。

3. 有利于突出动作技术的重点和关键

例如，在学习较复杂的瑜伽技术动作时，可利用电视、录像，放慢速度多次重复动作技术的关键环节。通过多次演示、强化，加速学生掌握技术的重点和关键。

4. 有利于进一步提高和改进动作

通过现代化教学手段显示的图像，或通过对学生的动作进行录像，可以让学生进行对比分析，发现问题，及时改进和提高。

（二）瑜伽教学中常用的教学手段

在瑜伽教学中常用的教学手段有：视听类和练习类两种。

1. 视听类

有图解、电视、录像、CD、计算机、多媒体等。

2. 练习类

毛巾、椅子、地板、瑜伽垫等。

（三）选择瑜伽教学手段应注意的问题

1. 要有助于提高教学质量

选用哪种教学手段，必须要明确目的，教学手段应有助于激发学生的学习动机，有助于检查学习效果。

2. 选择教学手段要从具体条件出发

从实际出发，一方面要考虑现有的场地、器材、设备等情况；另一方面要因人而异，选择有效的教学手段，提高教学效果。

3. 要协调好人与操作物之间的关系

教学手段的选择要有利于师生双边活动的进行。因此，既要调整好师生之间的关系，又要发挥师生的积极主动性，处理好人与操作物之间的关系，使器材、设备、电化教学手段为人服务。

第四节　瑜伽课的组织

课的组织是为了完成瑜伽课的任务而采用的教学组织方式。也就是说，根据练习内容、学生特点和教学条件等，进行合理安排所采取的措施。课的组织工作是否严密、合理，直接影响教学效果。井然有序的组织不仅有利于学生掌握动作，而且也能保证课中的安全，避免伤害事故。瑜伽课的组织工作内容包括：课堂常规、组织练习队形、场地器材的布置、练习的组织形式、队伍的调动以及骨干的培养与使用。

一、瑜伽课课堂常规

课堂常规是为了保证瑜伽教学的正常进行而对师生提出的一系列要求和必须遵守的规章制度。制定课堂常规不仅有利于建立正常的教学秩序、严密教学组织，而且对加强学生的思想教育、培养文明素质都有十分重要的作用。课堂常规一般包括下列内容：

（一）对教师的要求

（1）教师应做好上课前的准备工作。课前教师应认真备课，制定教案，了解学生、场地等情况。

（2）教师不能随意更改教学内容，应根据教学大纲和教学进度进行教学。

（3）上课时应安排时间向学生说明课的主要内容、特点和目的，使学生做到心中有数。

（4）课堂上应加强安全教育与措施，做好准备活动与放松。

（5）在课结束时，应进行小结和讲评，提出新的希望和要求，布置课后练习任务；并且在课后，教师应主动与学生进行交流，及时了解他们对课的感受和想法，根据学生的反馈信息及时进行总结，不断提高授课质量。

（二）对学生的要求

（1）请假：学生因伤、病、女生因例假而不能正常上课时应自己主动或由体育委员向教师说明原因，教师根据不同情况安排见习。

（2）着装：一般要求学生上课时穿运动服（最好是瑜伽服），不带有碍运动的物品。

（3）场地器材：课中学生应按教师的要求，有秩序地拿放器材，养成爱护器材设备的好习惯。

二、组织练习队形

合理组织练习的队形是顺利进行练习的保证。科学而熟练地运用队形，能够活跃课堂气氛，调动学生学习积极性，并能合理地调节课的密度和运动负荷。要做好以下几点：

（1）依据条件定队形。练习队形的选择应根据人数的多少、场地的大小等具体情况来确定。

（2）便于观摩与指挥。选择的队形既要便于学生看清教师的示范动作，又要有利于教师的观察和指挥。

（3）间隔距离要适宜。练习的间隔与距离以不妨碍完成动作为宜。徒手练习时一般左右为两臂间隔，前后为两步距离；器械练习时应根据器械特点和练习涉及的范围适当增加。

三、场地器材的布置

瑜伽课不仅需要一定的场地，而且要非常安静的环境。场地和器械的布置要易于教学过程的进行，也就是说，要有利于教师讲解、示范，便于学生练习和教师观察学生练习，以便随时做出教学指示。器械的布置要相对集中，留有足够的空间，器械的方向要一致。

四、练习的组织形式

根据练习的内容及任务，一般可采用如下形式：

（一）集体练习

集体练习是指全体学生同时进行练习。在瑜伽课上，大多采用这种形式。这种形式便于教师集中讲解、示范，节省教学组织时间，有利于加快教学的进程。

（二）分组练习

分组练习是指把学生分成两个或两个以上的组，可以做相同的动作，也可以做不同的动作。可把学生分成几个组，每组布置不同的内容，然后进行依次轮换；也可把学生分成两个组，安排同样的内容，两组轮换进行练习。采用何种分组形式，主要根据教学任务、练习内容、学生人数及场地器材设备等情况而定，不能千篇一律。在分组教学时，教师要有目的、有计划地进行巡回指导，同时要注意自己的站位，既要便于指导所在的小组，又要便于观察其他小组学生的活动。

第五节　瑜伽教师工作制度

一、瑜伽教师应具备的条件

（一）教师要具有高度责任感和事业心

教师要认真履行自己的职责，对教学工作要精益求精，要把瑜伽教学与培养社会主义建设人才紧密地结合起来。要站在历史的高度，审视自己所从事的工作，苦练基本功、认真对待教学工作的各个环节，认真备课，精心设计，全身心投入传授瑜伽知识、技术和技能中去。

（二）教师要热爱和了解学生

在教学中，教师要把自己全部的心血灌注到学生身上，既要关心、信任、尊重学生，又要向学生提出严格的要求，循循善诱地引导学生不断进步。热爱学生就必须要了解学生，比如了解学生的兴趣爱好、对瑜伽课的认识、学习能力、个性心理特点、对瑜伽课的要求和建议等，有利于教师在设计和实施瑜伽课的过程中进行调节与控制。

（三）教师要精通业务

教师要不断学习，要具有扎实的瑜伽理论知识，较高的运动技术水平，了解本专业最前沿的研究成果和相关知识，并能及时将这些新的思想、新的成果引入到教学中去，使瑜伽教学既符合时代发展，又具有科学的依据，从而不断提高瑜伽课的教学质量。

（四）要有求新意识和独创精神

不断创新是瑜伽课取得良好效果的条件。教师不能满足已有的成绩和经验，不能墨守成规，要敢于在实践中提出新的观点、新的技术、新的动作、新的方法和手段。要善于吸取不同意见，不断完善和优化教学内容、教学方法和教学手段，探索新的教学途径。

（五）教师要有健美的体形和充沛的体力

瑜伽是一项艺术性较强的运动项目，教师的体态、体力、仪表等在教学中具有重要的作用。因为教师是学生心目中的楷模，教师的一举一动都会对学生产生吸引力，因此，教师不仅示范动作要美，而且体形也应保持健美。瑜伽课的教学特点是教师的示范量大，许多练习需要教师的带领，体力消耗较多，与此同时，教师还要以表情、情绪来感染学生，如果没有好的体力，将不能胜任瑜伽的教学工作。由此看出，健美的体形、充沛的体力是顺利进行瑜伽教学、吸引学生积极参加瑜伽锻炼的一种无形力量，是完成好教学任务的重要条件。

二、瑜伽课中应注意的问题

（一）课前准备与课堂教学的一致性和灵活性

在瑜伽教学中，授课方案一旦制定，就应该严格执行，按课的各个部分有组织、有步骤地进行，一般不能随意更改。如果发现学生的实际学习情况和预计的有较大的出入，则可根据当时的情况对教学作一些局部的调整。例如本次课目标要求是初步掌握动作，而实际上学生已能熟练地完成动作，教师可对学生提出新的要求，如提高动作的质量，增强动作的难度等；又如在实际练习时，发现学生对课前安排的负荷量不适应，应及时调整负荷等。总之，既要保证课堂教学与课前准备的一致性，又要注意灵活调整不当之处，保证教学的正常进行。

（二）要善于寓教于乐

在课上做连续的、有一定强度的瑜伽成套动作和局部练习容易使学生产生疲劳和消极情绪。在教学中，教师要善于寓教于乐。第一，教师应在讲解、示范、提示时融入情绪色彩，以激发学生的练习热情，活跃课堂气氛，达到增力、缓解疲劳的目的。第二，应采用多种多样的教学方法和手段，激发学生的学习兴趣。第三，对学生的练习情况要及时给予肯定和表扬，以激励他们学得更快、更好。第四，在课中应和学生保持沟通。沟通可以通过语言、语调、面部表情等方式进行，这样可以提高学生学习的积极性、主动性和创造性，帮助学生克服因疲劳和困难所带来的消极情绪，使其兴趣盎然地进行学习。

（三）音乐的选择与运用

音乐是构成瑜伽教学体系的重要因素。音乐能激发学生的练习热情，给学生带来愉快和美的享受。因此，教师在选择音乐时必须注意音乐的风格和旋律，以下是几种瑜伽常用音乐。

1. 冥想音乐

放松身心，激发内在潜能。让身心得到天人合一的相应，迅速补充新的能量，充满自信……冥想音乐，是当前许多国家流行的一种有特点、有前途的现代音乐形式。在这种音乐和自然界音响的引导下，接受音乐治疗者全身放松，闭目养神，仿佛回归到大自然中，依照个人不同的生活经历进行回忆和臆想等心理活动，可以取得舒心、强身、健脑、养生的效果。

冥想音乐分为导入、冥想和唤醒三个阶段。导入阶段，是在音乐和自然之声的引导下，身心逐步放松，排除杂念，自然呼吸，渐渐进入冥想阶段。冥想阶段，是身心完全放松，随音乐和自然之声进入朦朦胧胧、似睡非睡或轻轻入睡的自由臆想的美妙境界，此时身心得到充分休息。唤醒阶段，是在音乐和自然之声的引导下逐步恢复到清醒状态，此时，你会感到头脑清醒，身体轻松，精神愉悦，精力充沛。

2. 五行音乐

根据中华医学“五音疗法”理论，运用不同的调式和音色对人体五脏的调节作用，并结合现代音乐疗法而成。具有治疗、保健、欣赏等功效。经常聆听可以祛病强身、养生保健、陶冶情操。

3. 梵曲音乐

旋律优美，婉转动听，其宁静、清淡、脱俗、高雅、独特，风味浓厚，其表达情感是其他音乐所不能替代的。有些如入梦幻，听之似入云端，有悠闲自得之感，适合静心养性，有练气健身之功效。有些含有看破红尘，与世无争，淡泊名利，乐在其中之意。

4. 茶道音乐

沉醉于乐韵，会从各种自然音效中“由乐及茶”，感受到茶的清、雅、韵、净、明、仙、益、芳的幽香世界。曲曲优美的茶谣表现出一派茶乡的山水人情和悠悠芬芳。一杯茶一抹情、一支曲一道景。来吧，感悟一份闲情、享受一缕茶的芬芳。

5. 其他音乐

优美动听，细腻温存，好像把人带进向往的世外桃源，它是如此之美、之乐、之静、之善、之太平。

三、合理安排课的运动负荷

（一）运动负荷的概念

瑜伽课运动负荷是指学生在进行瑜伽练习中所承受的生理负荷，其负荷的大小取决于量和强度。它反映练习过程中学生身体生理机能的一系列变化。

在瑜伽教学过程中，随着学生机能能力的提高，应适当地增加运动负荷，逐步达到瑜伽所要求的负荷强度范围。以瑜伽的负荷强度进行练习，对于提高和改善心血管系统、呼吸系统的功能，掌握与提高技术、技能，都具有重要的意义。

（二）安排运动负荷的要求

无论在整个教学周期中，还是在一节课中，都应根据课的任务、教学内容、组织教法、课的类型、学生个人状况及环境气候等安排瑜伽的运动负荷，使其符合人体生理机能活动变化的规律。安排课的负荷时应注意以下几点：

（1）要根据教学任务安排运动负荷。课的任务不同，安排的负荷也不同。一般以复习瑜伽成套动作为主的课，要比教授单个动作的负荷量大。

（2）安排课的负荷时，应从学生的实际情况出发。应以绝大多数学生的承受能力为标准。对于个别体弱的学生，以减少动作难度、简化动作环节等方法来减少负荷强度；对于体质较好的学生，可以通过增加动作的难度、增大幅度等方法来加大负荷强度。

（3）要控制好练习时的运动负荷。瑜伽属于有氧运动项目，练习时的负荷强度适中。在课上进行瑜伽练习时，运动负荷的安排应以上述要求为准，既不应过低，过低达不到练习效果，也不能过高，过高增加心脏负担，要使运动负荷强度控制在有效健身阈值以内。

（4）运动负荷的安排要符合人体运动合理的生理曲线。即心率变化由低到高，波浪形地逐渐上升，保持一段时间后，又随之慢慢下降，逐步恢复到平静状态。

（5）根据课上情况调整运动负荷。通过合理的组织教学、采用适宜的教法手段来调节一节课的运动负荷；教师还可通过改变动作幅度、练习时间、动作的重复次数等方法进行运动负荷的调节。

四、预防与纠正错误

瑜伽教学过程是不断纠正错误动作、逐步形成正确动作技术的过程。有效地预防并及时、准确地纠正学生练习中出现的错误，可以缩短教学进程，提高教学效率。教师要做到以下几点：

（1）教师应具有过硬的技术，熟悉瑜伽各个环节的技术原理，只有这样，才能及时发现和纠正练习中出现的错误动作。

（2）要善于抓主要错误。在学习瑜伽动作过程中，有时错误不只是一个，教师应确定纠正的顺序，先纠正主要错误，然后逐一克服。当发现学生有共同错误时，要进行集体纠正。

（3）教师在纠正错误动作时，要耐心分析原因，启发学生改正错误动作的意愿和信心。纠正错误时，应少用“不要如何如何”，而多用“应当怎样做”等一类的语言。

（4）掌握好纠正错误动作的时机和频率。在学习瑜伽的开始阶段，不要急于纠正动作中的细小错误，而应更多地强调动作的要领。随着学生不断熟练地掌握动作，身体素质不断的提高，纠正错误要逐步细致、具体。

（5）教师应多采用诱导式练习，如反复领做单个动作、组合动作和成套动作。在学生独立完成动作过程中，教师要用简短的语言提示动作的错误所在，及时评价完成动作的情况。

（6）教学中要采用“一帮一”的方法进行辅导和练习。对练习中出现的错误，同伴要及时地给予纠正，防止错误动作形成动力定型。

第六节　瑜伽课程设计

根据笔者近十年的瑜伽教学得出的结果来看，瑜伽学员的练习目的和原因主要可归为以下五大类：一是减肥、塑体、美颜。这些学员占了练习者的70%以上；二是治疗和保健，这些学员占10%左右；三是为了减缓压力，这些学员占10%左右，但近几年来这部分消费者大幅攀升，从而体现了人们健康意识的增强和对瑜伽认知度的提高；四是单纯为了健身或是为了增强深层肌肉以强化健美训练，这些人群占7%；五是因为瑜伽时髦和好奇心，这类练习者占3%左右。为了能更有针对性地适应学员的需求，同时使专业瑜伽场馆的课程丰富化，我们根据瑜伽市场的需求简要说明常规瑜伽课程的特色化设计。

一、减压瑜伽课程设计

现代社会，学习、专业发展、经济、情感、就业、人际关系等一系列不可确定的因素一次次地需要人们挑战自己的极限，从而导致现代人的身心疲惫，注意力分散、信心缺失、自我认知不足。长此以往，压力所带来的生理性疾病也随之而来，免疫力下降、无法恢复的疲劳、肠道不适、皮肤过敏、呼吸道疾病、心血管疾病的患病率在不断上升，进而诱发精神疾患，压力像现代社会的瘟疫一样席卷人群。而瑜伽因其独特的运动机制和练习效果，对减压有不可低估的作用。如何真正设计好一堂减压瑜伽课也成为了专业瑜伽教练的课题。

压力是一种主观感受，是伴随着压力情景而产生的身心反应。一般认为，压力是个体对具有威胁性的刺激环境一时无法摆脱时的被压迫的感觉。

反观运动生理，肾上腺、甲状腺、神经系统可以在身心调节方面发挥极大作用，在课程设计中这是不可忽视的问题。同时因压力所产生的生理疾病症状的缓解也是我们需要顾及的。针对以上压力的成因和症状，我们可以从以下方面考虑课程的设计，现举例如下：

（1）推荐的呼吸练习：腹式呼吸、清凉调息、黑蜂呼吸、清理经络调息。

（2）推荐的收束练习：收颔收束法、收腹收束法。

（3）推荐的契合练习：第三眼契合、胎息契合。

（4）推荐的洁净练习：特拉他卡。

（5）推荐的体位练习：拜日式、双角式、三角伸展式、站姿单腿扭背伸展式、鹤禅式、双腿背部伸展式、犁式、鱼式、全弓式、头倒立式。

经常进行自我认知练习对于减压练习是必不可少的。

二、纤体瑜伽课程设计

在这里，我们没有将课程名称设定为减肥，而是叫做纤体，不单纯是为了好听，更重要的是很多朋友将减肥和减重混为一体，我们有意将此概念区别开来。

很多朋友只是从自我审美观出发关心自己的身材和体重。而专业的医务工作者和运动专家则明确地指出肥胖将成为21世纪威胁人类健康和生活满意度的最大敌人。由肥胖诱发的心脑血管疾病、糖尿病、胆囊炎等一系列疾病直接影响到死亡率。肥胖的成因复杂，疗程长，手段多。引发肥胖的原因主要有饮食方面：正餐过量，零食不断。生活习惯方面：多静少动，餐后很快入睡，缺乏体力劳动，不喜欢做运动。遗传方面：家族具有肥胖相关的基因。内分泌方面：压力或药物所致内分泌失调引发肥胖。瑜伽者认为，喉轮（甲状腺位置）是人的清洁中心，强化刺激喉轮可减少肥胖的发生率。针对这些关键点，我们的课程设计举例如下：

（1）推荐的呼吸练习：风箱调息，排出体内废气的呼吸、清理经络调息。

（2）推荐的收束练习：收颔收束法、收腹收束法、根锁。

（3）推荐的契合练习：舌抵后腭契合、大契合。

（4）推荐的洁净练习：商卡普拉沙拉那清毒。

（5）推荐的体位练习：十二太阳礼、战士三式、三角伸展式、脊柱扭动式、蝴蝶式、双单腿背部伸展式、犁式、鱼式、虎式、眼镜蛇式。

三、塑形瑜伽课程设计

在开始本部分练习前，请详阅体适能基础理论中的体态评估公式部分。

有些练习者体重指数正常，但腰臀比失常，或是肩背部比例失调，肩臂脂肪堆积，圆肩驼背，或是梨形身材，臀及双腿存在脂肪堆积。对于这些朋友，他们要做的不是减肥，而是塑身，塑造和保持身体的线条及姿态。形成体态不良的原因有功能性和器质性的两种，比如站姿不正确使骨盆长期处于非中立位而出现的上下交叉综合征，这属于功能性，经过调整可以恢复。而先天性的脊柱侧弯则属于器质性不良，需要经医学矫正，瑜伽只可作为物理治疗方法。根据体态不良的不同成因，我们推荐的课程设计举例如下：

（1）推荐的呼吸练习：风箱调息，排出体内废气的呼吸、胸式呼吸、圣光呼吸、清理经络调息。

（2）推荐的收束练习：收腹收束、大收束。

（3）推荐的契合练习：舌抵后腭契合、大契合。

（4）推荐的洁净练习：商卡普拉沙拉那清毒。

（5）推荐的体位练习：山立功、十二太阳礼、幻椅式、直角式、树式、战士三式、门闩式、肩肘功、半闭莲式、飞翔式、船式、半莲花单腿背部伸展式、海狗式、牛面式、桥式平衡、全弓式、蚌式、侧提组合、肩立式、轮式、手抱膝放松功。

四、办公室瑜伽课程设计

office一族向来是瑜伽练习人群中的主力。针对办公室人员设计的课程可以有效地稳定练习人群，并有利于吸引新的客户群体。课程设计要想具有效果就要对症开方，在设定运动处方前，让我们先了解一下办公室综合征。

越是现代化的办公室，进去一会儿就会感到胸闷头痛，越到下午，就越是头痛得厉害。莫名其妙地烦恼，浑身不舒服，做事提不起精神来，耳鸣、脑子嗡嗡作响、思维迟钝，爱钻牛角尖。满室的电脑、复印机都在不停地工作，正是它们产生的废气引发了头痛等病症。同时，长时间盯着电脑屏幕，眼睛和头想不痛都难。办公室的通风不良也是罪魁祸首。身体的某个部位疼痛或是疲劳、睡不着、吃不下、体重下降、没有心情进行日常活动、无法集中精神做事，严重的还会导致患者脾气暴躁、坐立不安，甚至还可能产生自杀的念头。易患人群以为人妻、为人母、为人下属的职业女性居多，这是轻微的抑郁症。科技进步所形成的资讯饱和、全球化的速度、功能失调的办公室、工作过量和工作不稳定，都是导致抑郁的主要因素。长时间地坐在办公桌前工作，还使颈、肩、腰、背过度负重受损，从而导致颈、肩、背、腰的酸痛，便秘。同时办公室压力和环境还是导致溃疡发生的主要原因。了解了这些关键问题，对症开方就可以了。让我们看一下下面这个办公室瑜伽课程设计范例。

（1）推荐的呼吸练习：完全瑜伽呼吸、清理经络调息、喉呼吸、清凉调息。

（2）推荐的收束练习：收腹收束、根锁、收颔收束。

（3）推荐的契合练习：胎息契合、大契合、第三眼契合与鼻尖凝视、舌抵后腭契合。

（4）推荐的洁净练习：商卡普拉沙拉那消毒、涅悌、特拉他卡。

（5）推荐的体位练习：瑜伽眼功、展臂功、十二太阳礼、三角伸展式、直角式、树式、鹤禅式、山式、颈功、牛面式、单/双腿背部伸展式、脊柱扭动式、虎式、眼镜蛇式、蝗虫式、侧卧手抓脚趾式、犁式、肩立式、鱼式、头倒立式、轮式、榻式。

五、长期站立工作者瑜伽课程设计

交警、教师及各行业的销售人员等长期处于噪声超重超标、站立、用嗓过度的工作状态中。由于长期站立造成的脊柱错位，颈椎、腰椎疾患，静脉曲张，扁平足等尚可在人前掩饰，可是沙哑的嗓音和日渐易怒的脾气实在是乏善可陈。针对这些特殊人群的工作和身体损伤特点，我们推荐如下课程设计范例：

（1）推荐的呼吸练习：清理经络调息、喉呼吸、黑蜂呼吸、清凉调息。

（2）推荐的收束练习：收腹收束、根锁。

（3）推荐的契合练习：胎息契台、舌抵后腭契合。

（4）推荐的洁净练习：清火功、涅悌、特拉他卡。

（5）推荐的体位练习：拜日式、战士三式、直角式、腰转动式、风吹树式、半月式、脊柱扭动式、束角式、狮王式、山式、鱼式、上狗式、摇篮式、蛙式、侧提式、犁式、肩立式、头倒立式、卧英雄式。

六、驾驶人员瑜伽课程设计

现在以汽车代步的人日益增多，这既是现代化的标志，又是人们健康的大敌。步行被所有的运动专家奉为最好的运动，可是汽车工业的兴起把这项最好的运动毁于无形。当人们要拿出时间来把走路当成奢侈的健身项目，真不知我们的前辈会作何感想了，坐在驾驶室的时间越长，对身体的危害就越大。通过对多个城市驾驶员身体检测得出的报告显示，职业司机普遍存在腰椎、颈椎病等疾患，长期超负荷工作、大量吸入汽车尾气、长期用眼过度，极易导致肺部疾病、高血脂、腰肌劳损和视力下降。高血糖、胆囊异常、肝囊肿、痔疮等疾病也多有发生。胃病、骨骼和神经系统紊乱也是职业司机的常见病。根据这些司机中存在的普遍身体问题，我们提出如下课程设计范例：

（1）推荐的呼吸练习：完全瑜伽呼吸、清理经络调息、喉呼吸、清凉调息。

（2）推荐的收束练习：收腹收束、根锁、收颔收束。

(3) 推荐的契合练习：胎息契合、大契合、鼻尖凝视。

(4) 推荐的洁净练习、清火功、特拉他卡。

(5) 推荐体位练习：瑜伽眼功、颈功、肩放松功、弦月式、三角式、单腿背部伸展式、扭背双腿伸展式、脊柱扭动式、桥功一式、简易拱背、眼镜蛇式、眼镜蛇扭动式、蜥蜴式、侧抬腿式、犁式、轮式、头倒立式、榻式。

七、几种常见疾病的瑜伽课程设计

瑜伽作为一种有效的物理治疗和预防医学手段在很多的疾病康复期和辅助治疗方面可以起到显著效果。这里，我们推荐几组学员常用的缓解常见轻微病痛的瑜伽练习。对于患有严重疾病的朋友，我们建议要首先征询医生的意见后再决定是否要进行瑜伽练习。

这些推荐课程只是设计范例，并没有包括详尽内容，大家可根据实际情况结合不同练习的功效自行增减以切实发挥练习效果使身心真正受益。

(一) 口苦、咽干、目眩（亚健康临界点）

拜日式、增强精力呼吸功、手臂伸展式、胸扩展功、树式、坐式侧弯、磨豆功、双腿背部伸展式、箭式、眼镜蛇扭动式、半弓式、侧卧手抓脚趾式、肩立式、炮弹功、瑜伽休息术、清火功、清理经络调息功、清凉调息功。

(二) 感冒并发上呼吸道感染

喉呼吸、涅悌、拜日式、牛面式、狮王式、骆驼式、叩首式、双腿背部伸展式、所有倒立式、鱼式。

(三) 便秘

摩天式、风吹树式、站姿半莲花单腿背部伸展、腹部按摩式、眼镜蛇扭动式、侧犁式、腿旋转式、鸭行式、炮弹式。

(四) 月经不调，经前综合征及痛经

增延脊柱伸展式、手臂花环式、猫式、束角式、坐角式、神猴式、眼镜蛇式、蝗虫式（经期不可将背过度抬高）、鱼式、犁式（经期不练）。

(五) 更年期调理

完全瑜伽呼吸、喉呼吸、圣光呼吸、根锁、十二太阳礼、树式、身印式、猫式、虎式、束角式、坐角式、脊柱扭动式、眼镜蛇式、蝗虫式、犁式、鱼式、瑜伽休息术。

(六) 消化不良及一般胃部不适

收腹收束、乌鸦契合、拜日式、站姿半莲花背部伸展式、鸵鸟式、半月式、腹部按摩式、圣哲玛里奇系列、竖腿功、腿旋转、半舰式、侧犁式、倒立式。

(七) 贫血及低血压

完全瑜伽呼吸、清凉调息、收腹收束、拜日式、双腿背部伸展、束角式、犁

式、鱼式、眼镜蛇式、蝗虫式、倒立式。

（八）各种头痛及失眠

清理经络调息功、风箱呼吸、圣光呼吸、黑蜂呼吸、十二太阳礼、弦月式、树式、双腿背部伸展式、脊柱扭动式、转躯触趾式、犁式、鱼式、眼镜蛇式、蝗虫式、倒立式。

以上课程练习以大众综合课和常见经典动作为例，大家可根据所教学员的实际情况和不同动作所刺激的相同脉轮和相同效果来变化课程动作，并予以丰富课程。

练习与思考

1. 简述瑜伽教学的任务。
2. 简述瑜伽教学的特点。
3. 阐述瑜伽课程设计和训练原则。
4. 阐述瑜伽课的教学方法。
5. 阐述瑜伽课的教学手段。
6. 简述瑜伽练习的组织形式。
7. 阐述瑜伽课中应注意的问题。
8. 如何合理安排瑜伽课的运动负荷？

第五章　瑜伽体位

本章概要

本章共二节，主要介绍了瑜伽常用坐姿，瑜伽初级、中级以及高级课程常用体位。

第一节　瑜伽常用坐姿

一、简易坐（图 5.1）

坐在垫子上两腿伸直，弯曲右小腿，把右小腿放在左大腿下，屈起左小腿，把左小腿放在右大腿下。双手自然垂于双膝。头、颈和躯干部保持在一条直线上（功效：加强两髋、两膝、两踝的灵活性，补养和加强神经系统，减轻和消除风湿和关节炎）。

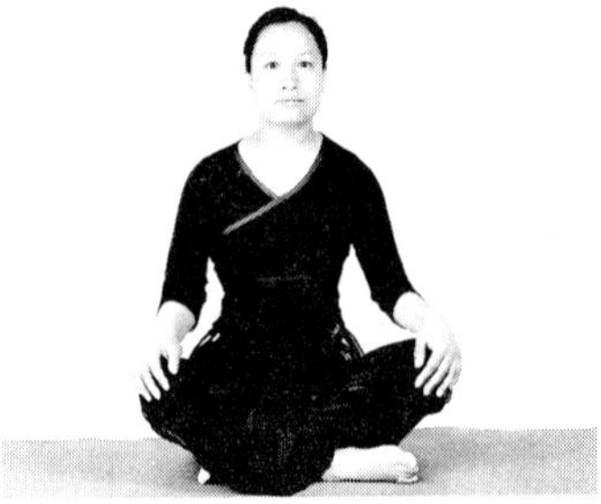

图 5.1　简易坐

二、半莲花坐（图 5.2）

坐在垫子上两腿伸直，弯曲右小腿将右脚放在左大腿上。屈左腿并把左脚放在右大腿之下。腰背挺直，保持自然呼吸（功效：灵活双膝，防止老年脱臼、关节炎、风湿痛）。

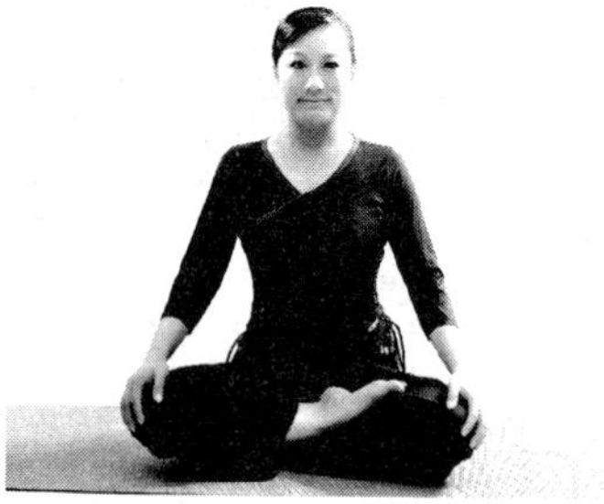

图 5.2　半莲花坐

三、全莲花坐（图 5.3）

以半莲花坐为起始动作，腰背挺直，再将左小腿绕过右小腿外侧搭放在已经做好右腿的半莲花上，大拇指和食指轻轻相触，放在双膝上，这种手势用于古印度的舞蹈中，也用于瑜伽冥想姿势中，双肩自然放松（功效：灵活膝关节，使双腿更加灵活柔韧，防治膝关节炎等）。

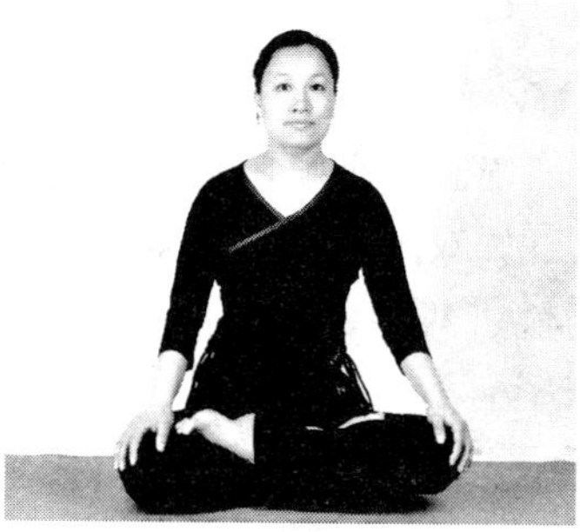

图 5.3　全莲花坐

四、金刚坐（图 5.4）

双膝并拢跪地将大腿垂直于地面，然后将臀部坐在脚跟上。放松肩部，收紧下巴，挺直脊背，这样会减轻腿部的压力，腿部自然就不会麻木。

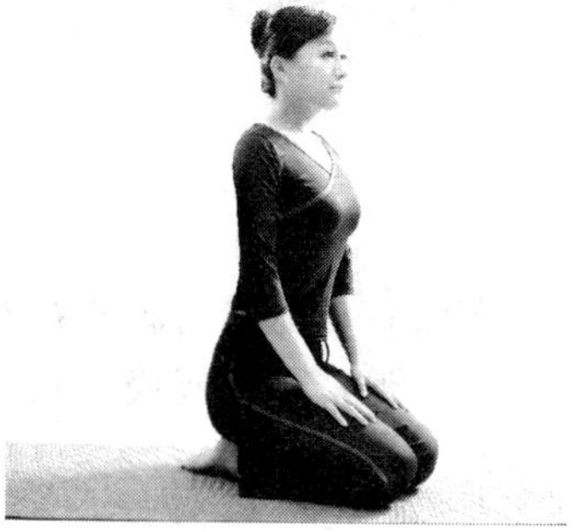

图 5.4　金刚坐

五、英雄坐（图 5.5、图 5.6）

双膝盖并拢贴地，双脚分开与臀部同宽，臀部坐在两脚之间的垫子上，后脚跟夹紧臀部，挺直腰背，双手搭放在大腿根部。

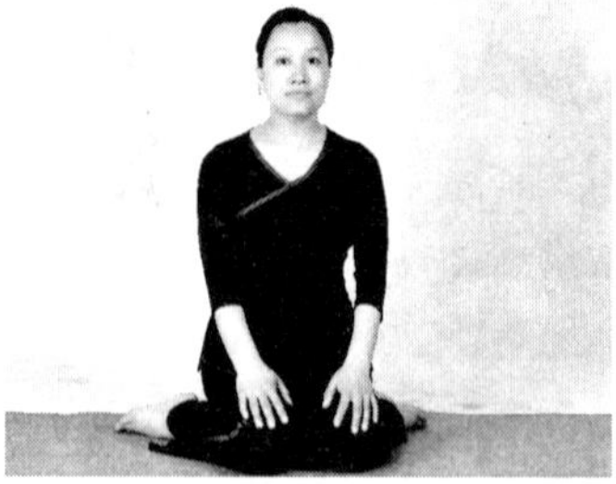

图 5.5 英雄坐

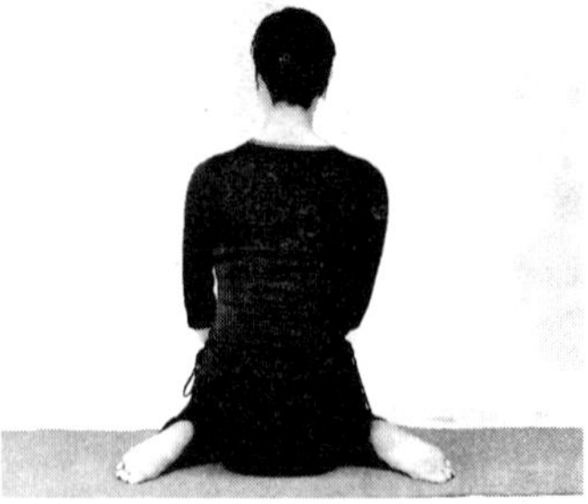

图 5.6 英雄坐

六、至善坐（图 5.7）

双腿并拢伸直，身体保持正直，弯曲右小腿，脚跟放在会阴处，右脚掌紧靠左大腿，然后弯曲左小腿，左脚外侧放在右腿的大腿与小腿之间。

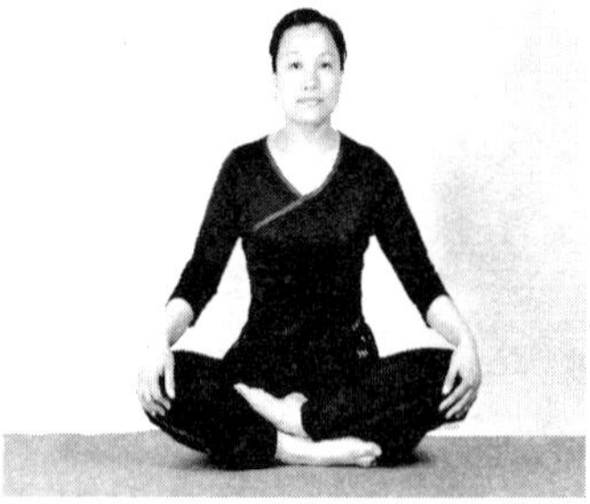

图 5.7 至善坐

第二节 瑜伽体位

一、初级课程

（一）向太阳致敬（初级拜日式）

1. 体位法练习要点

（1）首先站立到垫子的一端，双脚并拢，挺直腰背，双手于胸前掌心相对，大拇指相扣抵住胸骨（图 5.8）。

（2）吸气，向前打开双臂，带动上体向上、向后伸展（图 5.9）。

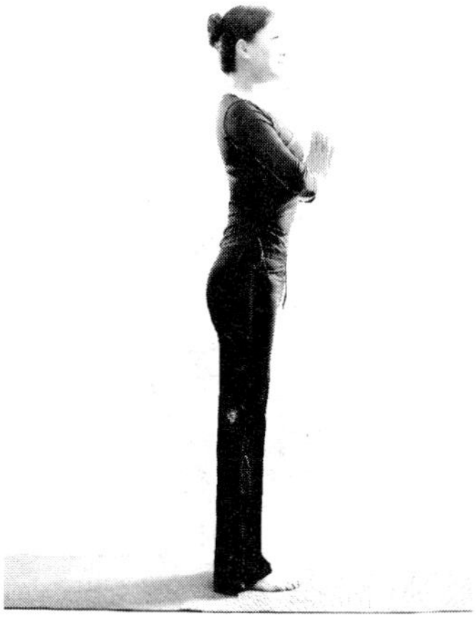

图 5.8

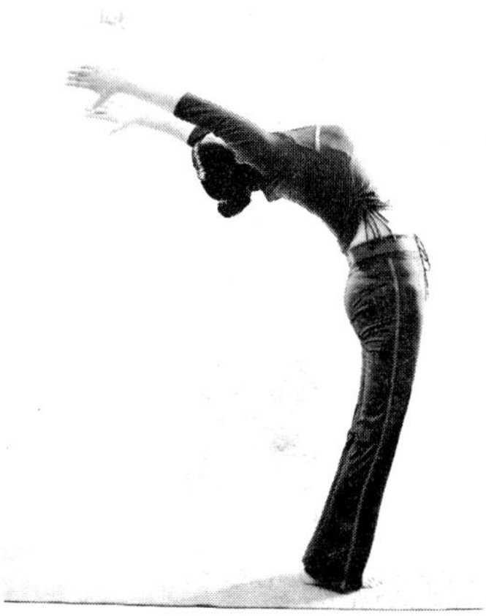

图 5.9

(3) 呼气，以腰部为折点上体慢慢向前向下，将双手放在脚两侧的垫子上（图 5.10）。

(4) 吸气抬头，右脚向后撤一大步，膝关节以下完全着地，左小腿垂直地面，胯部下沉，双手尽量放在身体两侧垫子上（图 5.11）。

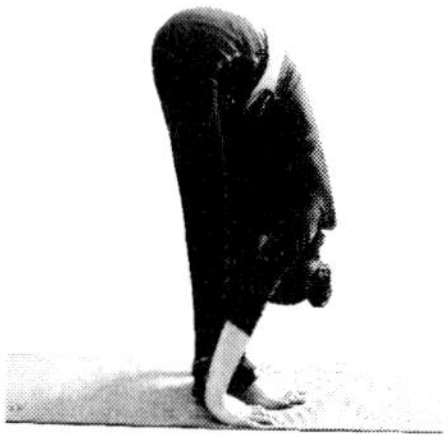

图 5.10

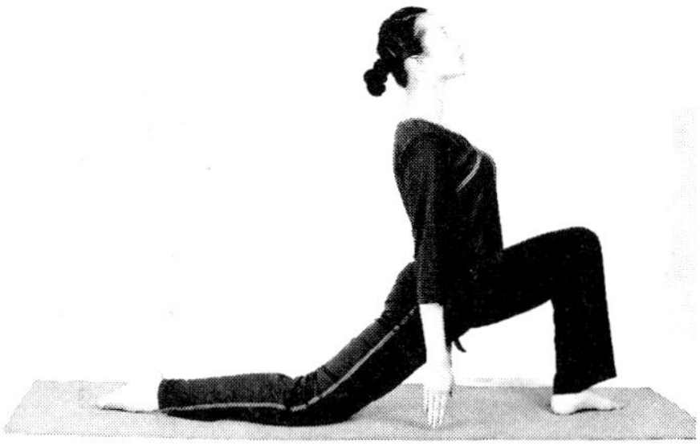

图 5.11

(5) 吸气，向后撤左脚，与右脚并拢。身体成斜板状（图 5.12）。

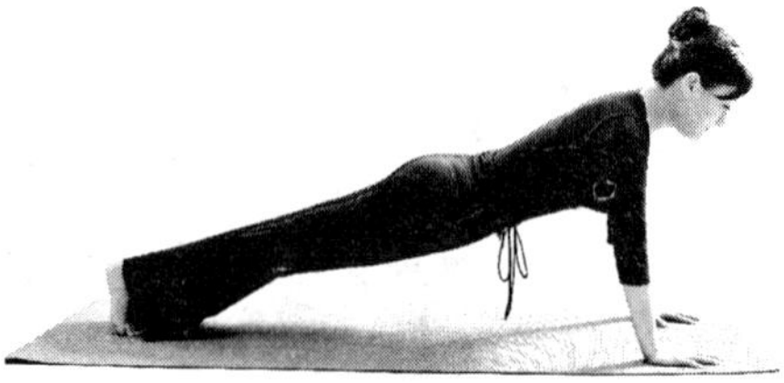

图 5.12

（6）双膝关节着地，臀部向后坐于双脚后跟上，抬头向前看，下巴引领身体贴垫向前滑动（图 5.13）。

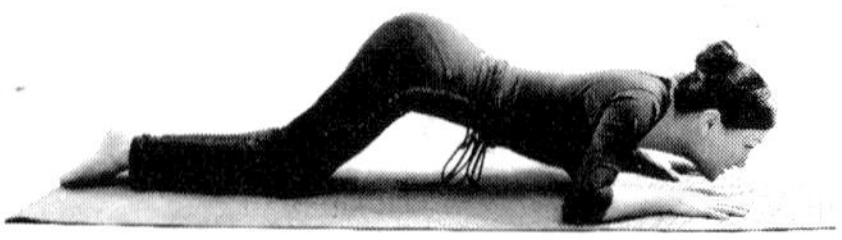

图 5.13

（7）当胸腰部接触垫子时，双臂用力支撑起上半身，呼气，抬头，眼望上方（图 5.14）。

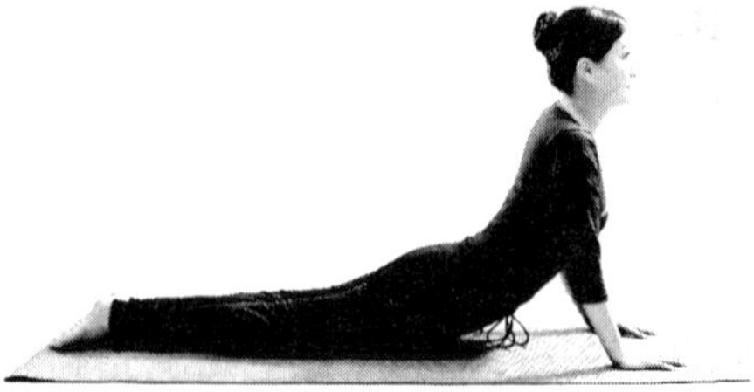

图 5.14

（8）头部回正，双脚脚尖点地，吸气，臀部向上抬起，呼气，下压双肩让额头和双脚脚后跟尽量着地（图 5.15）。

（9）吸气，抬头，左脚向前，手收回放在身体两侧垫子上，右膝关节完全着地，左小腿垂直于地面，胯部下沉，双手尽量接触身体两侧垫子，注意左膝关节不要用力，重心放于两胯中间（图 5.16）。

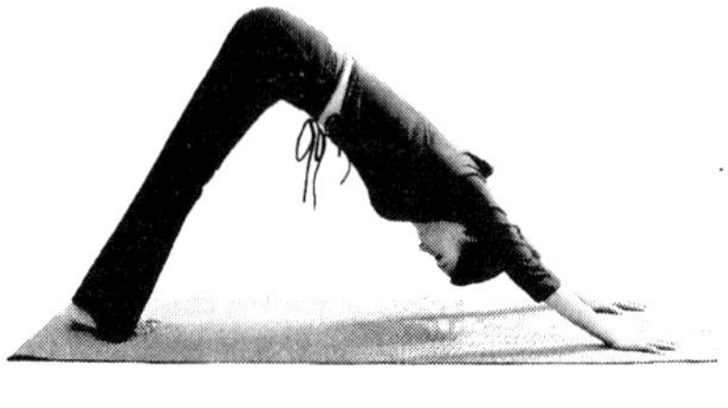

图 5.15

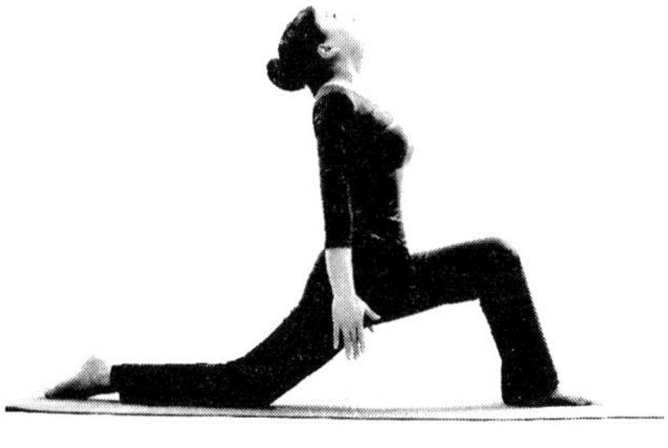

图 5.16

（10）吸气，身体向前，双手放在左脚两侧垫子上，右脚尖点地，向前收回右腿与左腿并拢，双手抓双脚踝，每次呼气，下沉上体，腹部贴大腿，脸颊贴小腿胫骨（图 5.17）。

（11）吸气，抬头，回流血液，以防起来头部眩晕，再次吸气，双臂伸直，带动身体起身，同时呼气，弯腰向后（图 5.18）。

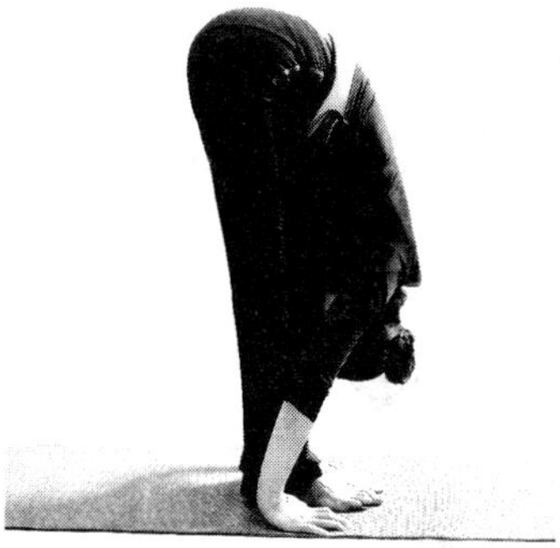

图 5.17

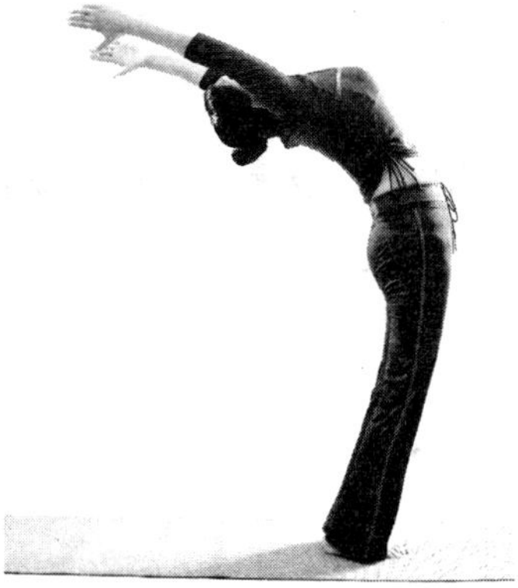

图 5.18

（12）吸气，身体直立，双手头顶合十，拇指相扣，双手还原胸前，闭眼调息（图 5.19）。

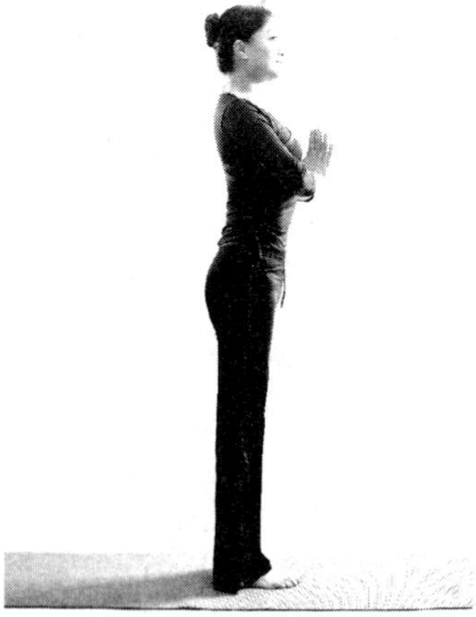

图 5.19

2. 功效

舒展全身各肌肉关节，稳定身心，使身体更柔软灵活。促进血液循环，让气血畅通，调整体质。预防各种神经系统、内分泌系统疾病以及各种慢性疾病。消除疲劳与贫血，调整自律神经，增强心肺功能。使人精力充沛，心情愉悦。

（二）颈部练习

1. 体位法练习要点

（1）盘坐或站立（图 5.20）。

（2）呼气，头转向右侧，眼睛尽量看向右后方（图 5.21）。

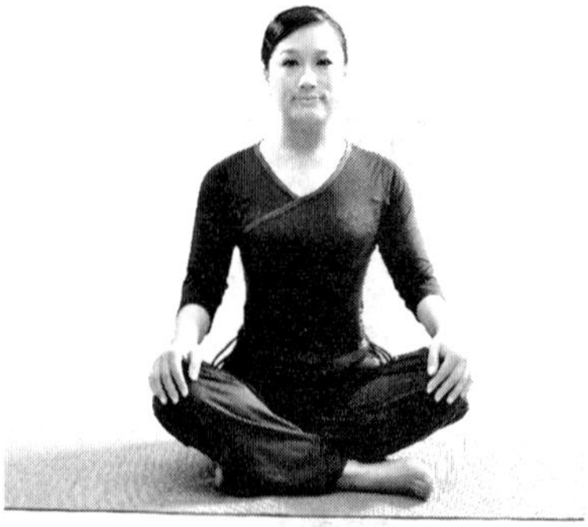

图 5.20

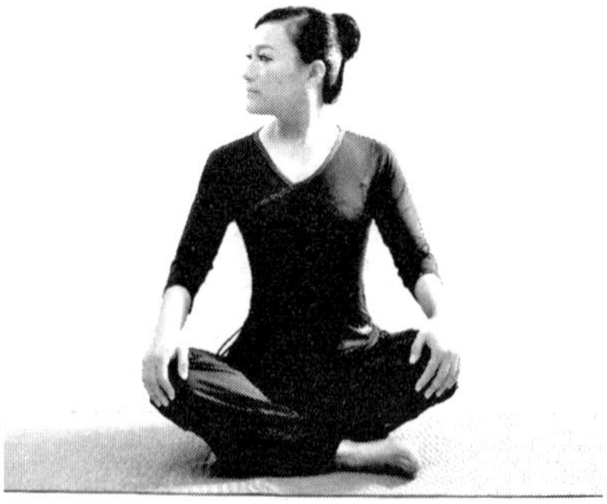

图 5.21

（3）吸气，头回正中，随呼气头转向左侧，眼睛看向左后方。吸气，头回正中，呼气，低头向下（图 5.22）。

（4）吸气，目视前方，呼气，抬头向上（图 5.23）。头部向右、向左、向下、向后，呼吸相同。

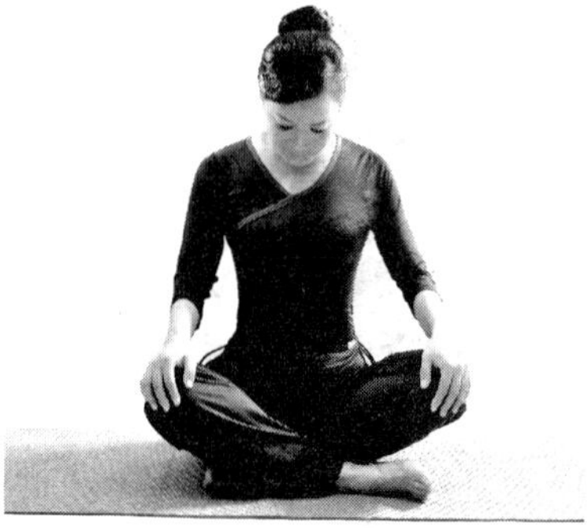

图 5.22

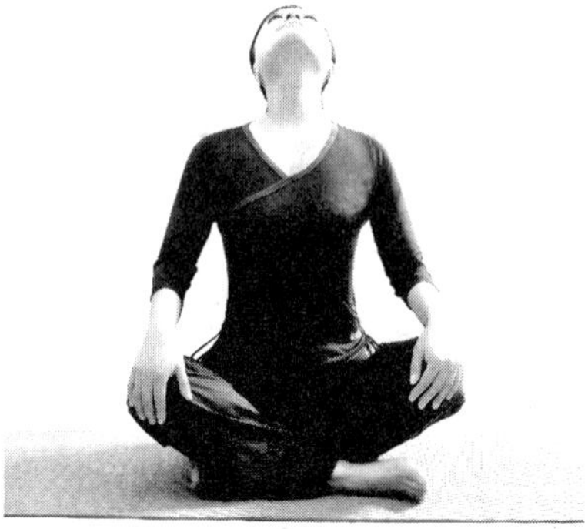

图 5.23

2. 功效

可消除颈椎疲劳，如果你把这个练习做得恰当，你的颈项往住会发出一些“咯咯”的声响。这是由于紧张得到舒解，以及神经、肌肉和韧带得到按摩而产生的。这有助于预防和消除紧张和头痛。当你做完时，应该感到全身舒缓放松，神清气爽。

3. 注意事项

这些动作要做得缓慢而轻柔，小心不要让颈部肌肉过于用力而劳累。

（三）肩部绕环

1. 体位法练习要点

（1）盘坐或站立，双手指尖搭放在肩头（图 5.24）。

（2）吸气，打开双肩向上（图 5.25）。

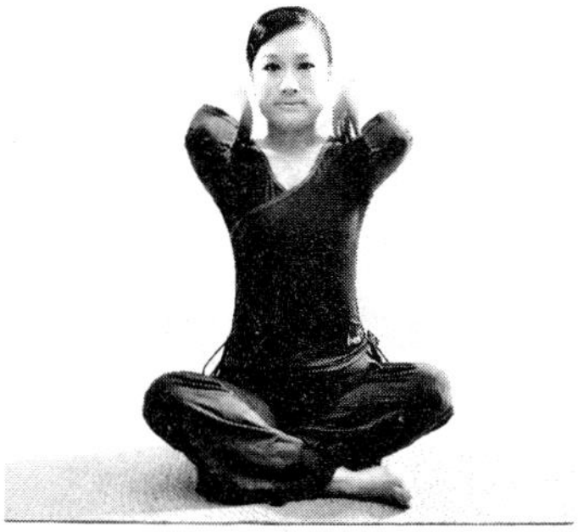

图 5.24

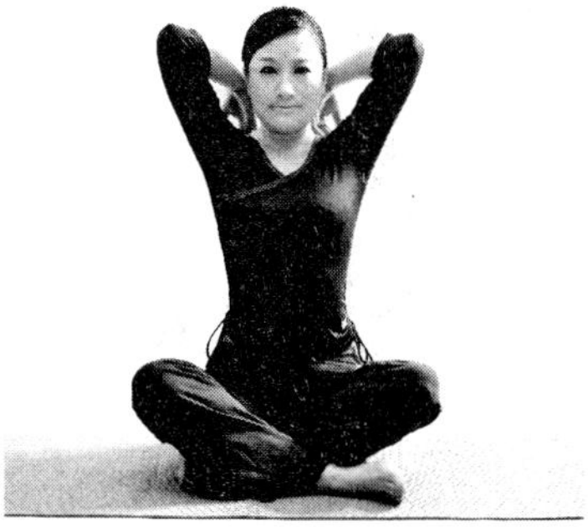

图 5.25

（3）头向后，肩胛骨尽量相触（图 5.26）。

（4）呼气，含胸低头肘尖相触（图 5.27）。

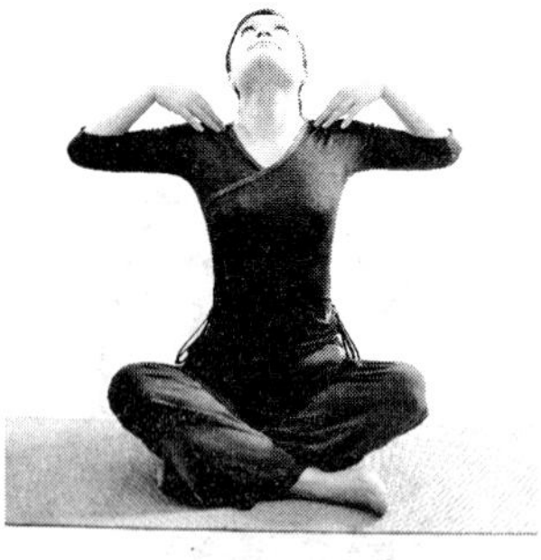

图 5.26

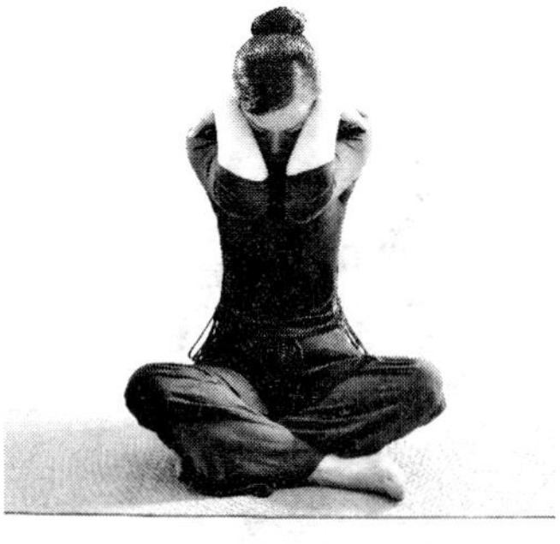

图 5.27

2. 功效

扩展胸部，放松两肩关节，补养加强背部上部，特别是肩胛骨区域。

（四）盘坐伸展式

1. 体位法练习要点

（1）盘坐（图 5.28）。

(2) 上体向右弯腰，右手与前臂放在臀部右侧的垫子上（图 5.29）。

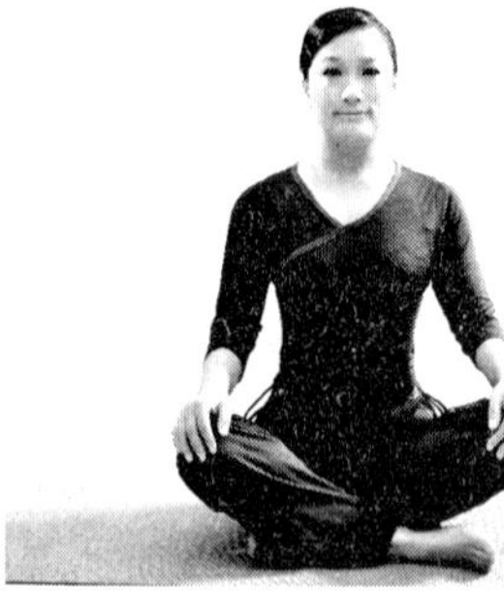

图 5.28

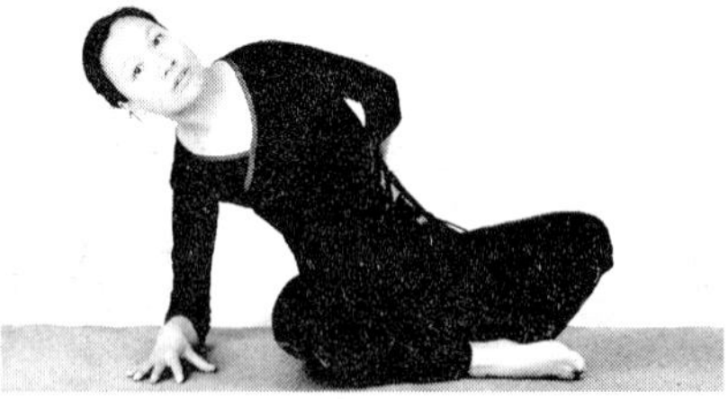

图 5.29

(3) 吸气抬高左臂（图 5.30）。

(4) 呼气向右弯腰的同时，眼睛看向左手指尖（图 5.31）。

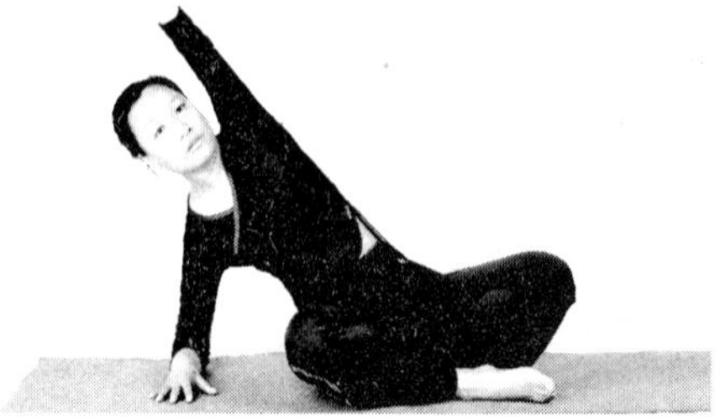

图 5.30

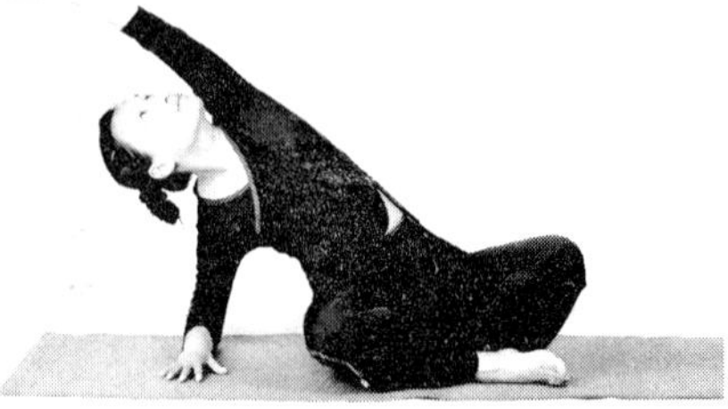

图 5.31

2. 功效

伸展侧腰，减少侧腰及双臂脂肪。

(五) 膝关节运动（灵活膝盖）

1. 体位法练习要点

(1) 长坐，双腿向前伸直，保持腰背挺直（图 5.32）。

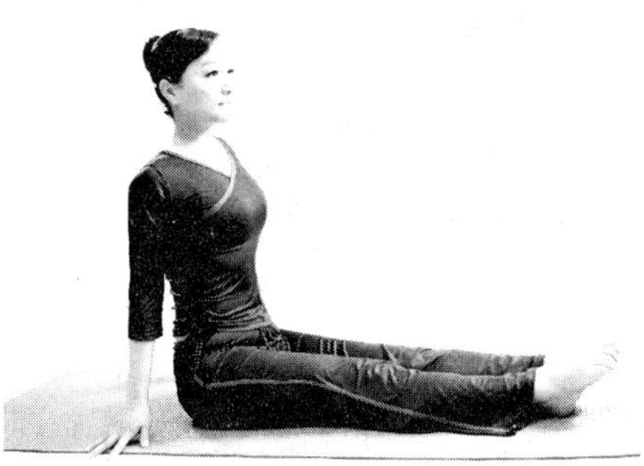

图 5.32

（2）屈右膝，双手抱住右腿腘窝处（图 5.33）。

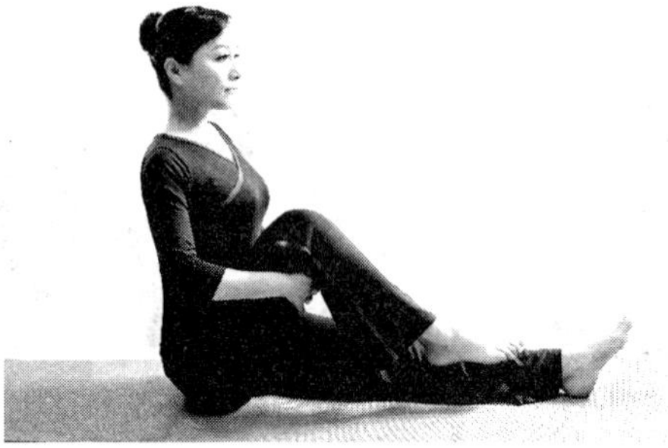

图 5.33

（3）自然呼吸，上下弹动小腿（图 5.34）。

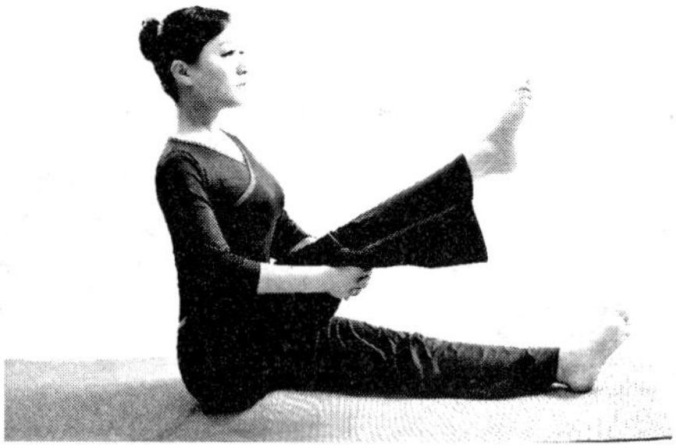

图 5.34

（4）或绷或勾脚，顺时针或逆时针旋转脚（图 5.35）。

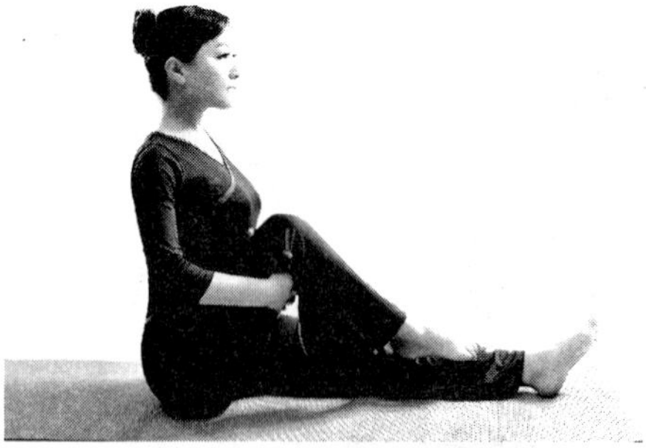

图 5.35

2. 功效

灵活关节，拉伸小腿下侧韧带，灵活脚踝，防止脚踝扭伤，小腿抽筋。

（六）半莲花膝部练习

1. 体位法练习要点

（1）坐立，两腿伸直（图 5.36）。

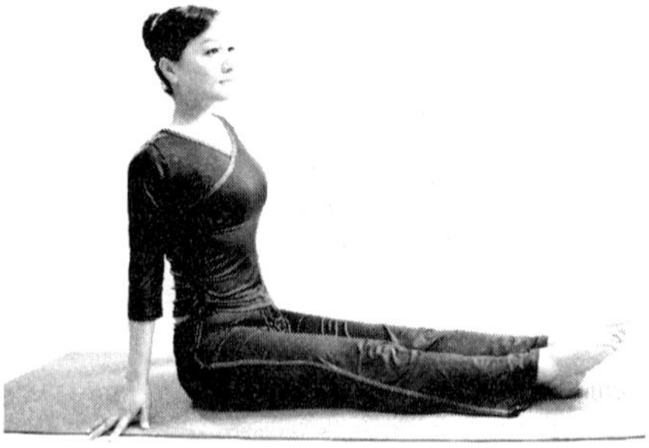

图 5.36

（2）屈右膝，右脚脚背搭放在左大腿根上，脚掌朝上（图 5.37）。

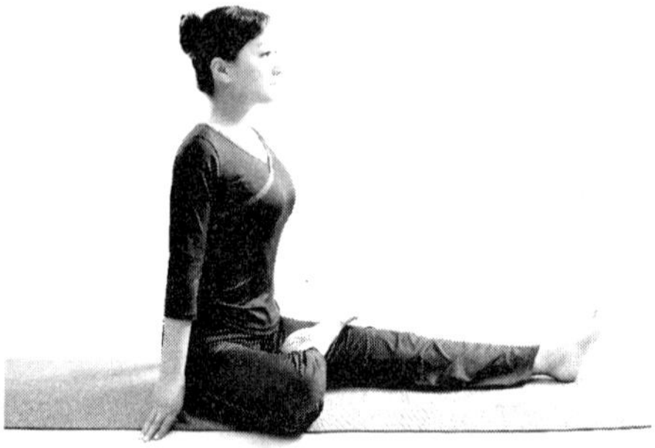

图 5.37

（3）左手抓右脚，右手放在右膝上（图 5.38）。

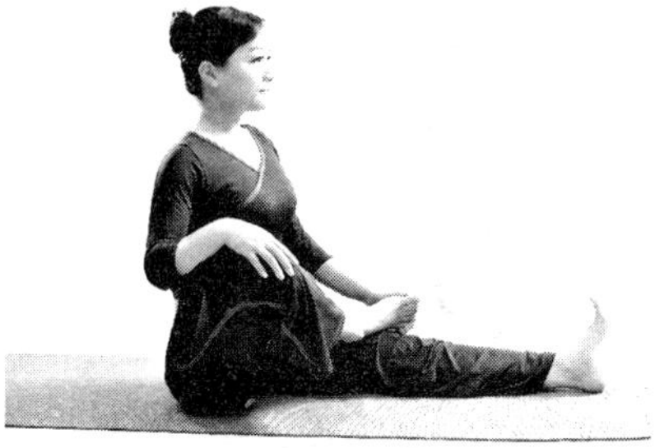

图 5.38

（4）呼气向下按压，保持腰背挺直（图 5.39）。

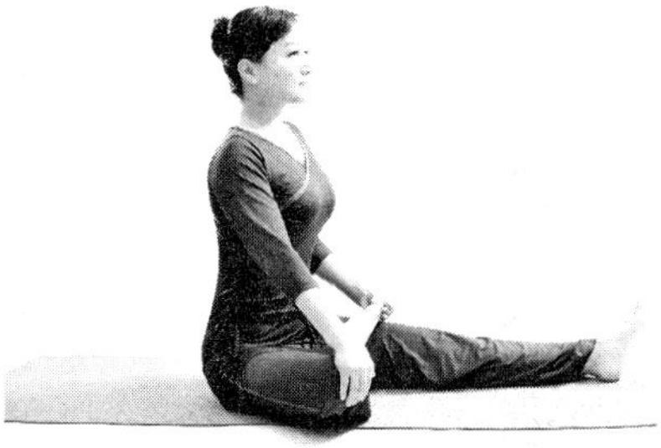

图 5.39

2. 功效

此姿势是半莲花坐和全莲花坐的预备姿势。有助于放松双踝、双膝和胯部。

（七）半莲花坐

1. 体位法练习要点

（1）以半莲花坐膝部练习为预备动作（图 5.40、图 5.41）。

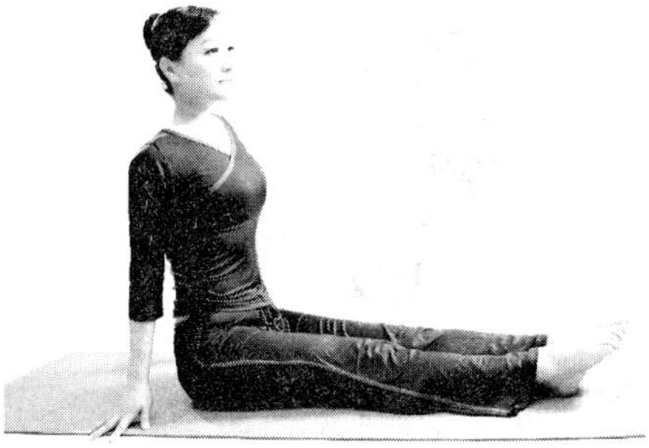

图 5.40

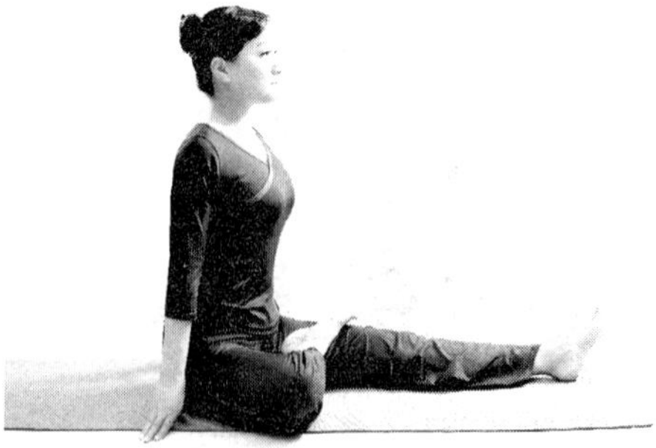

图 5.41

（2）当脚背不再过分疼痛时，收回左腿，放在右腿下（图 5.42 和图 5.43）。

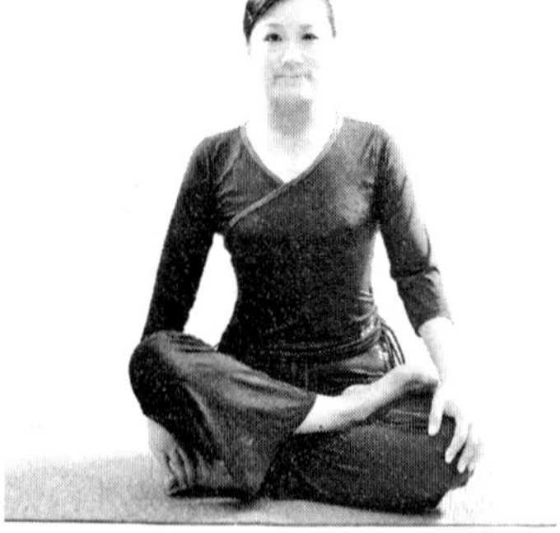

图 5.42

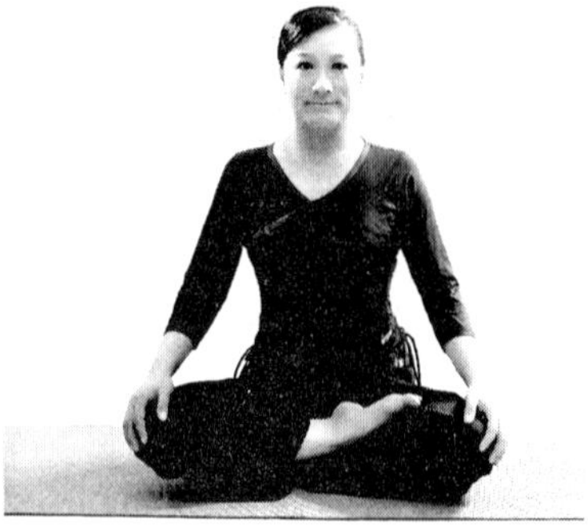

图 5.43

2. 功效

为全莲花和其他冥想姿势之前的极好预备练习。它有助于放松双踝、两膝和两腿肌肉，使你走很多路也不会像平时那样劳累。对于中老年人，可防止膝盖脱臼、膝关节的风湿疼痛。

（八）蝴蝶功

1. 体位法练习要点

（1）坐立收回双腿，双脚脚掌相对，双手抓住双脚，腰部挺直(图 5.44)。

（2）上下弹动双腿（图 5.45）。

（3）然后用双掌按压双膝，尽量把双腿平放在地上（图 5.46）。

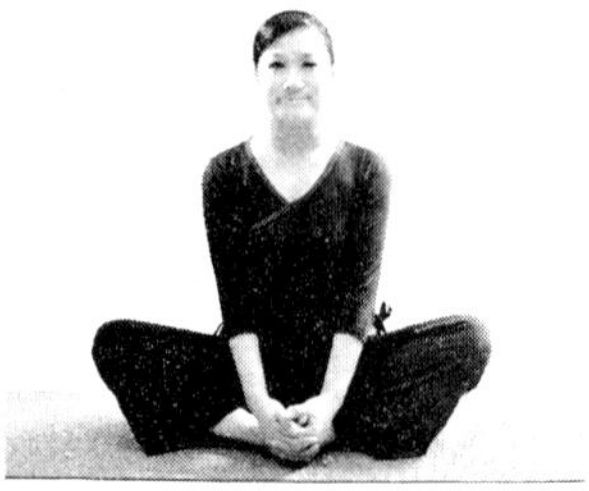

图 5.44

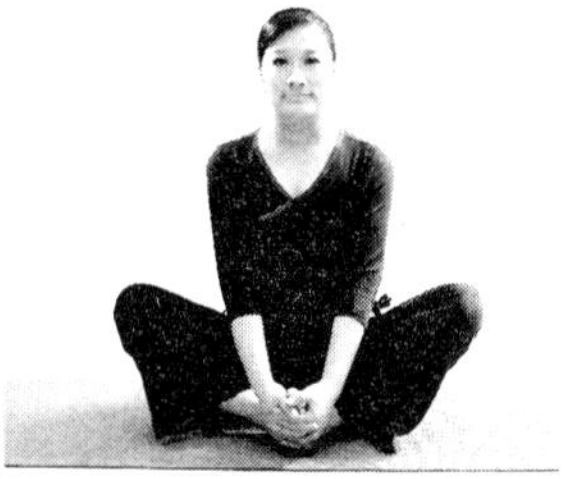

图 5.45

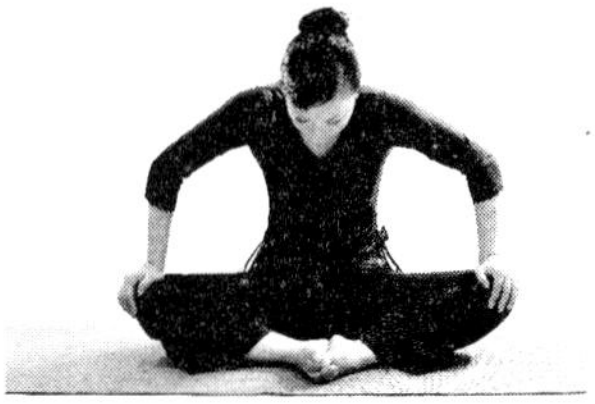

图 5.46

2. 功效

这是做束角式之前的一个极好的预备练习。它对骨盆有益，还促进血液流入背部和腹部。它有助于消除泌尿功能失调和坐骨神经痛，有助于预防疝气，纠正月经周期不规则现象，如果在怀孕期经常练习此式，分娩将会更为顺利，痛苦也更少。还有助于防止静脉曲张。

3. 注意事项

小心不要让肌肉过于用力而疲劳，循序渐进地伸展这些肌肉。

（九）猫式

1. 体位法练习要点

（1）成四脚板凳状跪立在垫子上（图 5.47）。

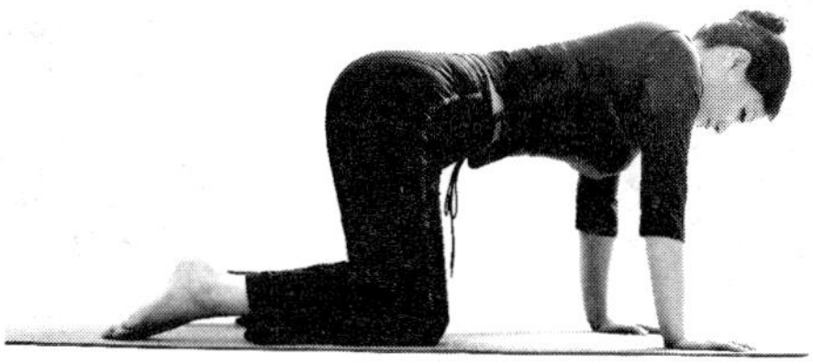

图 5.47

（2）吸气抬头、塌腰、提臀，双眼尽量向上看（图 5.48）。

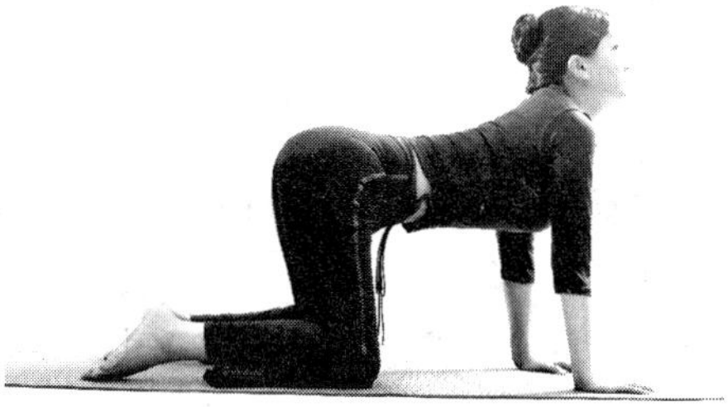

图 5.48

（3）呼气低头含胸、抬高脊柱，眼睛看向收缩的腹部，脊柱向上弓起时，头尽量内收（图 5.49）。

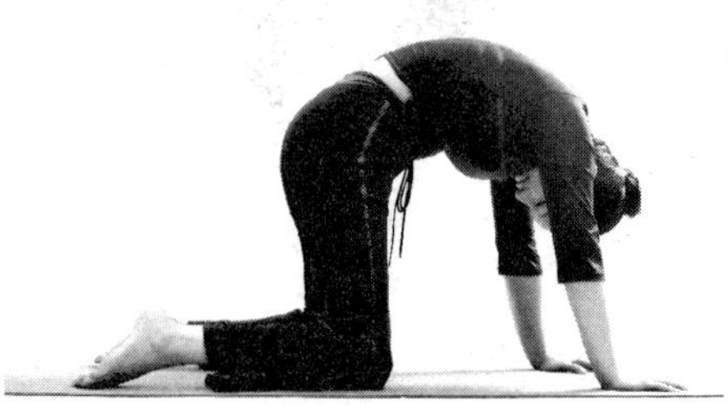

图 5.49

2. 功效

放松颈项和肩膀，使脊柱更富有弹性，补养和强化神经系统，改善血液循环，增进消化，有助于消除女性月经痉挛的痛苦，并有助于治疗白带过多和月经不规则。对妊娠妇女，这是一个极好的姿势，它能帮助子宫回复到正常位置。

（十）虎式

1. 体位法练习要点

（1）成四脚板凳状跪立在垫子上（图 5.50）。

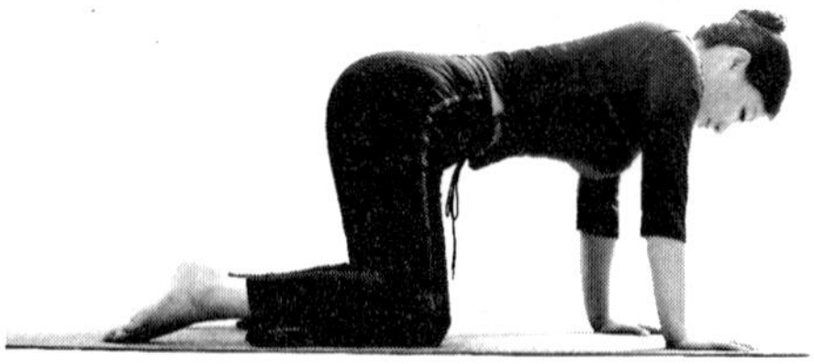

图 5.50

（2）吸气、抬头、塌腰、提臀的同时右腿向后蹬出尽量抬高（图 5.51）。

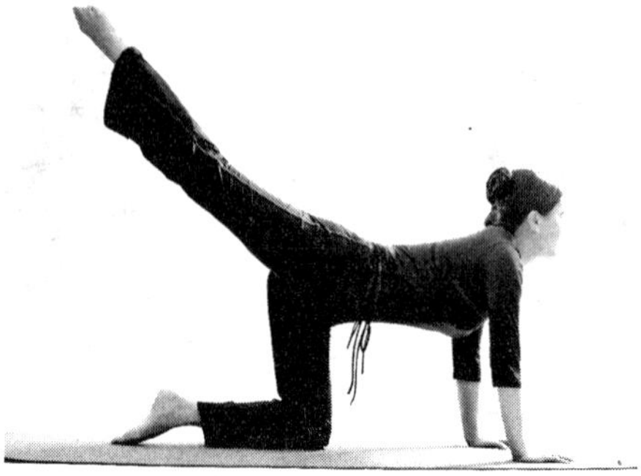

图 5.51

（3）呼气低头，收缩腹部，用右膝盖去找鼻尖（图 5.52）。

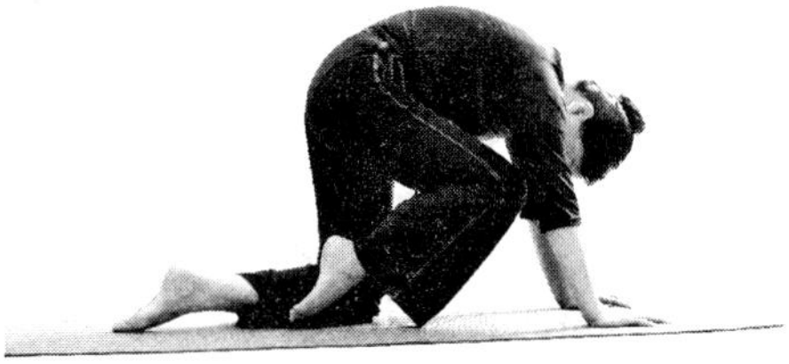

图 5.52

2. 功效

伸展腰、腿部，灵活脊柱各个关节，按摩腹部器官；美化臀形，强壮生殖器官，它是产后妇女的极好练习。

（十一）扭脊式

1. 体位法练习要点

（1）坐立，右脚跨过左膝平放在垫子上（图 5.53）。

（2）左脚脚后跟收至右臀处（图 5.54）。

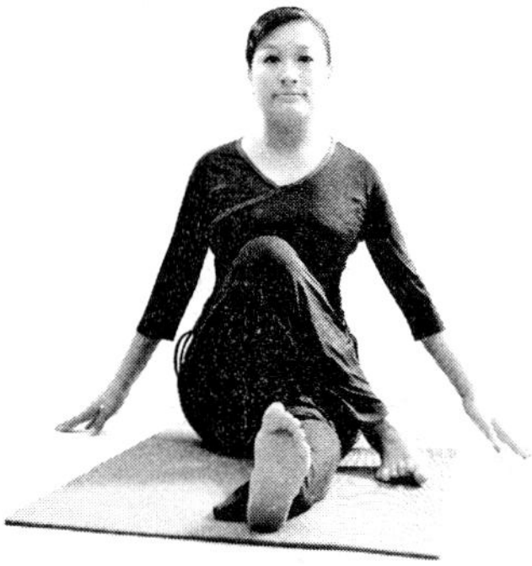

图 5.53

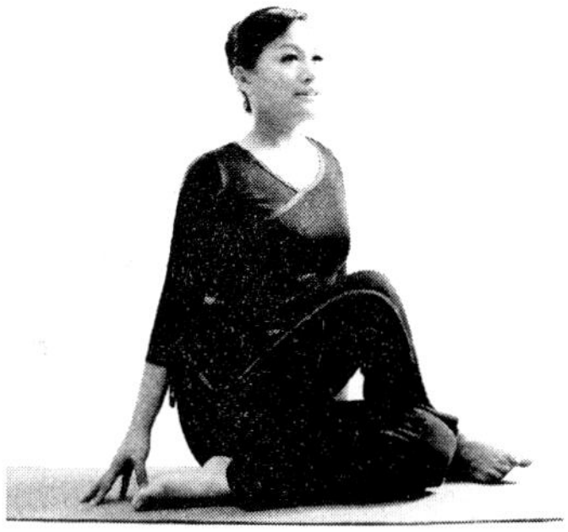

图 5.54

（3）伸出左手放在右大腿外侧，右手向后放在背后的垫子上，吸气向上挺直脊柱（图 5.55）。

（4）呼气，右手向右后方用力带动身体向右后侧扭转，右肩向后打开，同时头平行转向右后侧（图 5.56）。

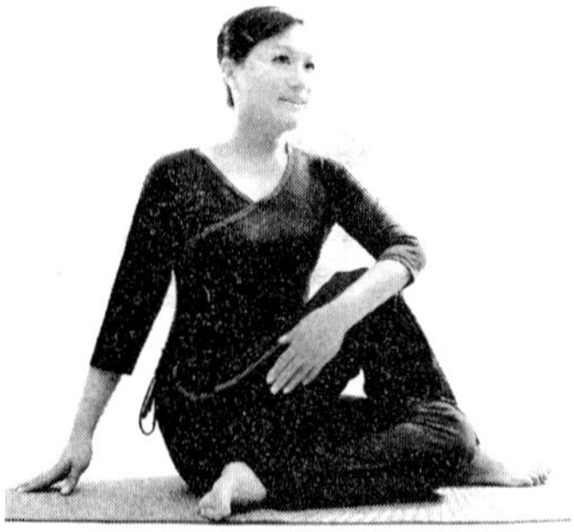

图 5.55

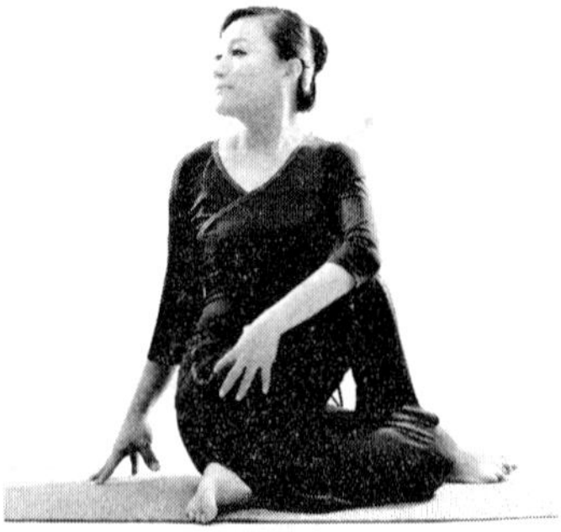

图 5.56

2. 功效：

使脊柱周围的肌肉全部受到挤压，这就使从脊髓分支出去的 32 对神经都得到了刺激而兴奋。使背部肌肉群更富弹性，从而预防驼背和腰部风湿痛等问题，按摩腹部器官，促进消化与排泄。胰脏活动增强，有助于医治糖尿病，对轻微的脊椎关节错位有益。

（十二）平衡式

1. 体位法练习要点

（1）站立，吸气屈左膝，左手握住左脚脚尖（图 5.57）。

（2）同时将右手侧平举（图 5.58）。

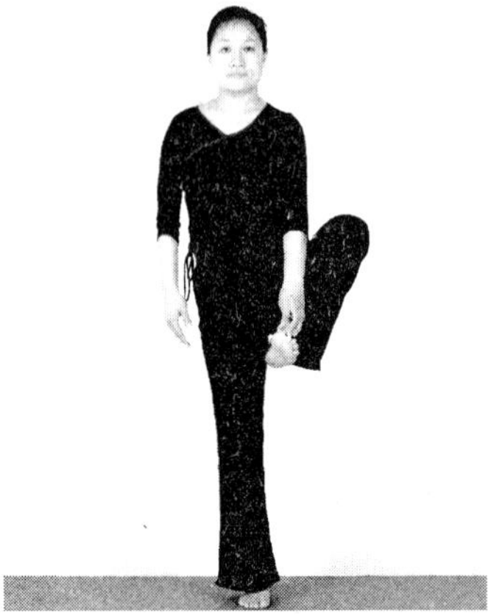

图 5.57

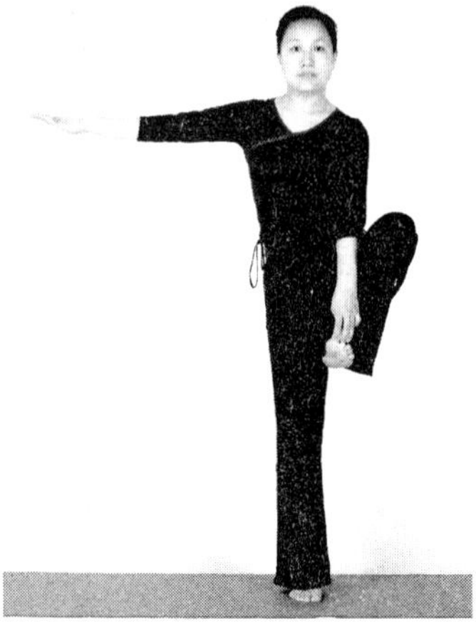

图 5.58

（3）吸气，伸直左腿向前（图 5.59）。

（4）呼气，再将左脚向左侧方打开，双臂在一条直线上（图 5.60）。

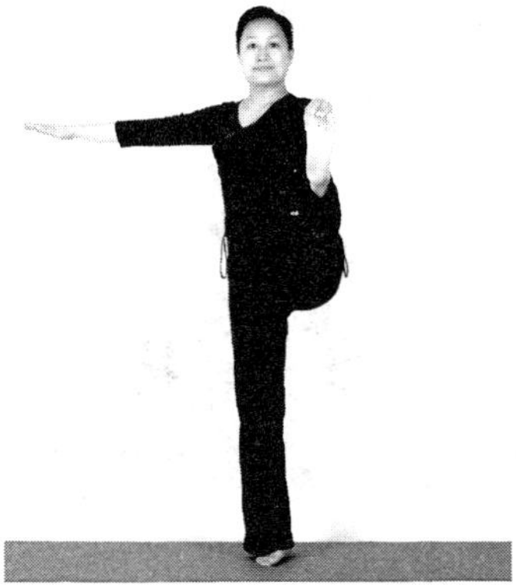

图 5.59

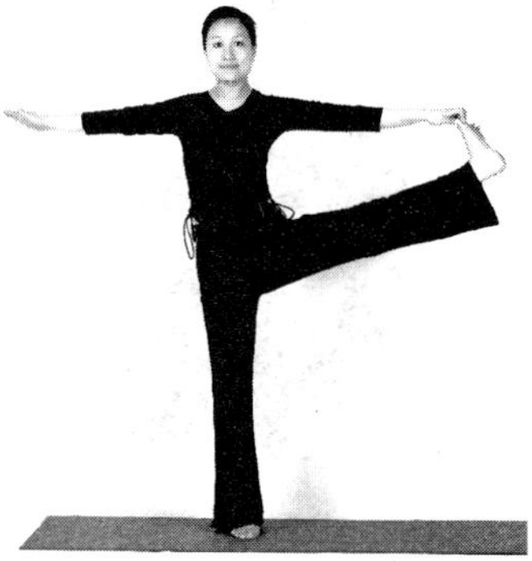

图 5.60

2. 功效

改善身体平衡，有助于注意力的集中。

（十三）人面狮身式

1. 体位法练习要点

（1）俯卧，下巴点地，双腿伸直（图 5.61）。

（2）屈肘，将双手前臂着地，掌心向下放在头部两侧（图 5.62）。

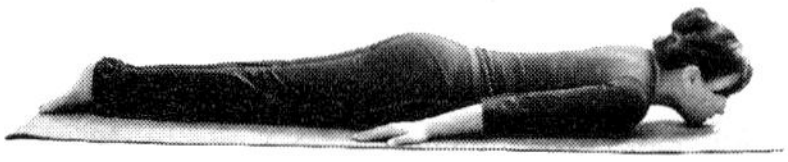

图 5.61

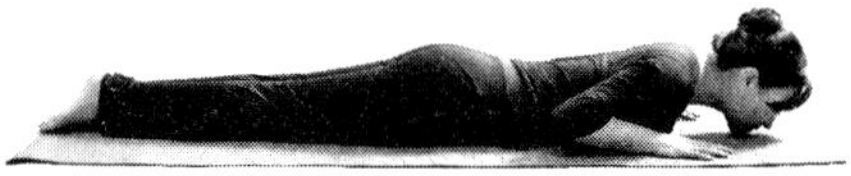

图 5.62

（3）吸气，慢慢把头和胸膛抬高离开地面，两前臂平放在垫子上（图 5.63）。

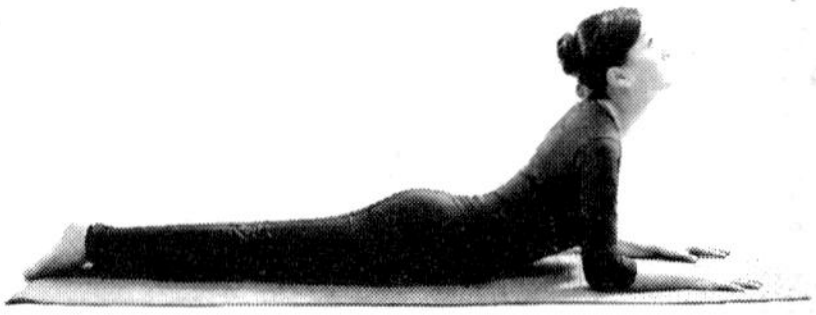

图 5.63

2. 功效

人面狮身式与眼镜蛇式有同样的益处。

3. 注意事项

两上臂垂直于地面，头要尽量向后方抬起，呼气慢慢回复原始姿势。

（十四）半月式

1. 体位法练习要点

（1）站立，双脚并拢，双手胸前合十，食指向上，其他手指相扣（图 5.64）。

（2）吸气，伸直手臂向头顶上方（图 5.65）。

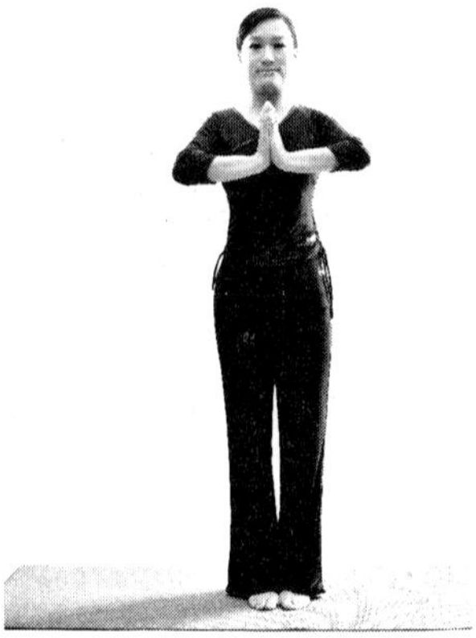

图 5.64

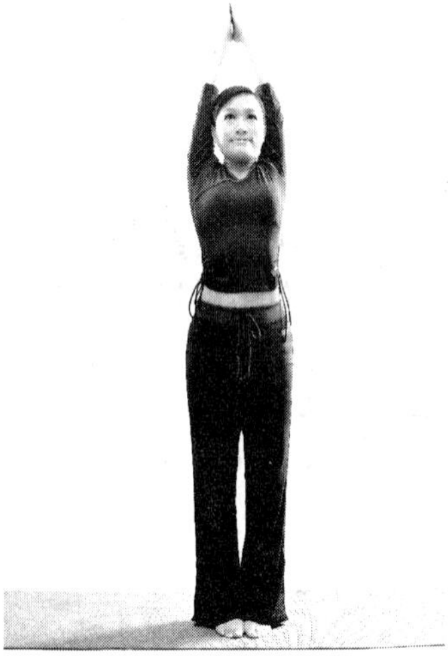

图 5.65

（3）呼气，向右侧弯腰（图 5.66）。吸气，回正上体，呼气向左侧弯腰。

（4）吸气，回到正中，呼气，身体向后，胯部前推（图 5.67）。

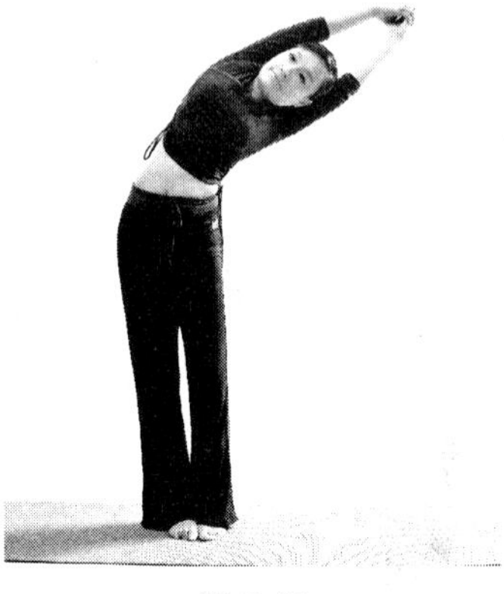

图 5.66

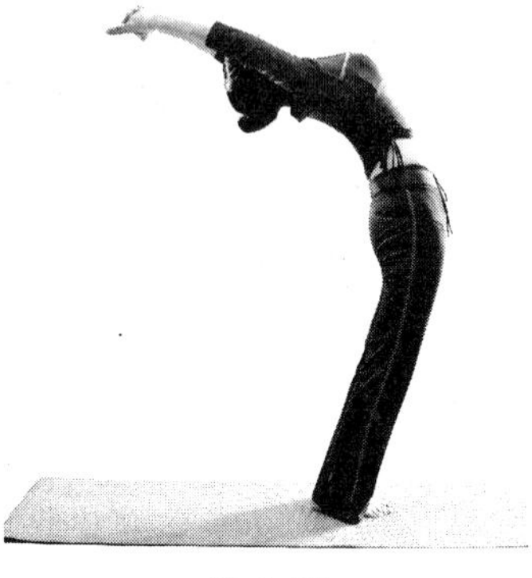

图 5.67

（5）吸气，回正，呼气，上身向前向下（图 5.68）。

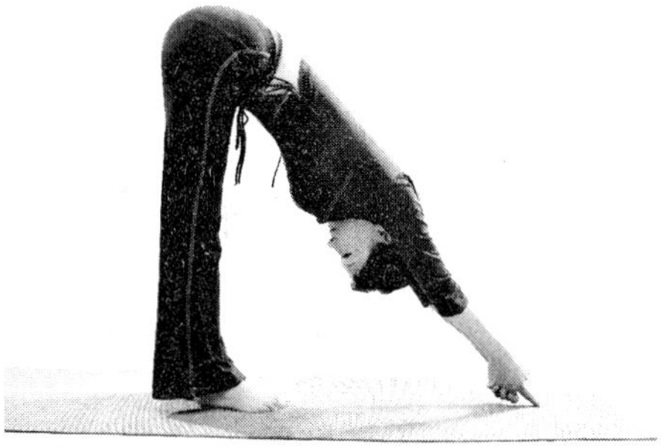

图 5.68

2. 功效

可消除腰围线上过多的脂肪，补养增强脊柱的下段、双髋以及腿部肌肉。可强壮神经系统，帮助消化和排泄，并有助于消除肠胃疾患。

（十五）眼镜蛇式

1. 体位法练习要点

（1）俯卧，双脚并拢（图 5.69）。

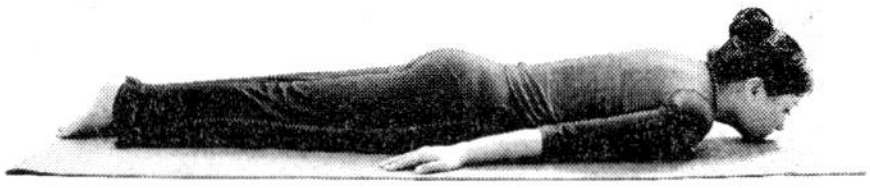

图 5.69

（2）屈肘，双手放在胸膛两侧的垫子上，指尖向前，下巴着地(图 5.70)。

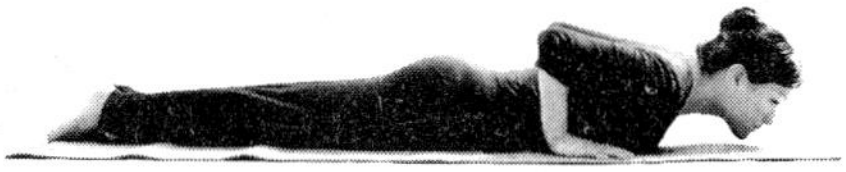

图 5.70

（3）吸气，用双臂的力量撑起上半身，头、胸向后仰，直到自己的极限(图 5.71)。

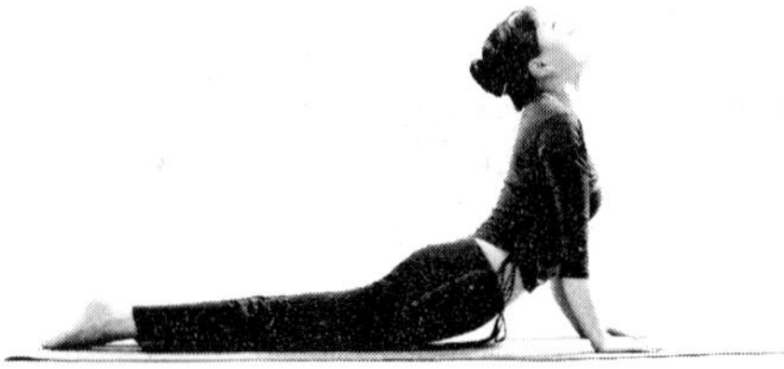

图 5.71

（4）呼气，将上半身、脊椎一节一节地还原，不要耸肩，尽量向后打开，眼睛看向天花板。

2. 功效

促进背部血液循环，有助于治疗各种背痛和轻微的脊椎损伤，可消除和舒缓背部区域的僵硬、不灵活和紧张感。这个体势还原时血液涌回双肾，可防止和减少结石的沉淀。有助于纠正女性月经失调和改善性功能失调。

（十六）蛇击式

1. 体位法练习要点

（1）跪地俯卧，胸膛和下巴离垫子约两寸，双手放在胸膛两侧的垫子上（图 5.72）。

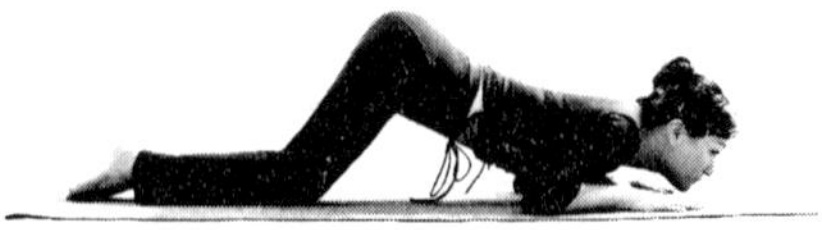

图 5.72

（2）一边吸气一边保持胸膛和下巴高于垫子 7 厘米左右，向前移动，直到不能再移动为止（图 5.73）。

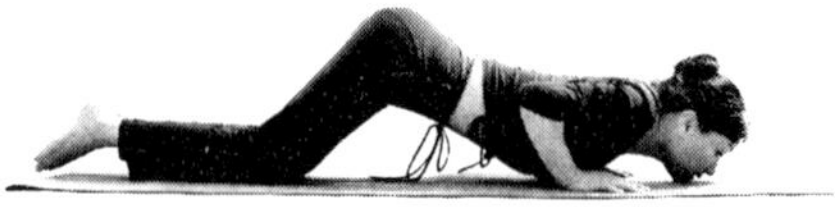

图 5.73

（3）伸直双臂抬起上半身。抬头，眼睛看向天花板。腰部成一定的弧度（图 5.74）。

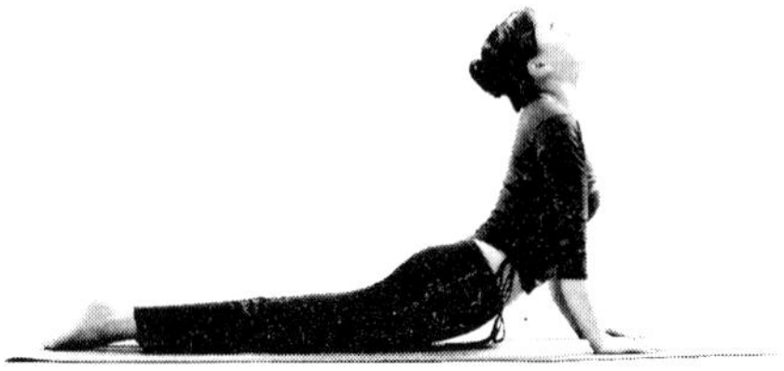

图 5.74

（4）呼气，按前面的顺序还原。

2. 功效

同眼镜蛇式。

（十七）半箭式

1. 体位法练习要点

（1）由仰卧到右侧卧式，抬起头，弯曲右肘，将头枕落在右掌上。右臂应和身体其他部分成一直线，右掌心应在右耳上方托着头。做几次深呼吸（图 5.75）。

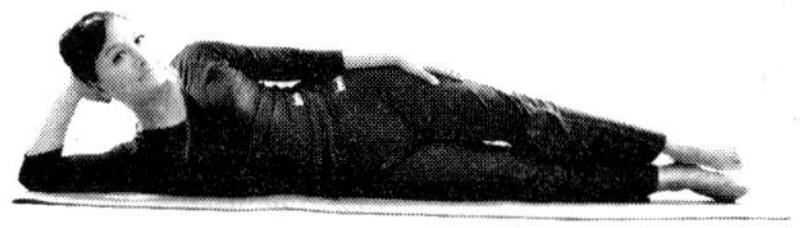

图 5.75

（2）然后举起左腿，用左手大拇指和食指抓住左脚趾（图 5.76）。

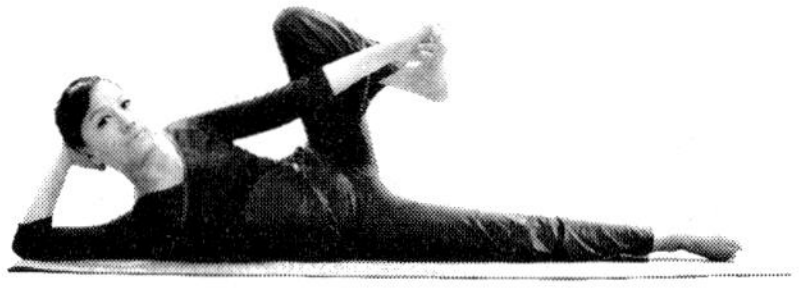

图 5.76

（3）呼气，将右臂和左腿伸直，左手尽量将右脚拉向头部（图 5.77）。

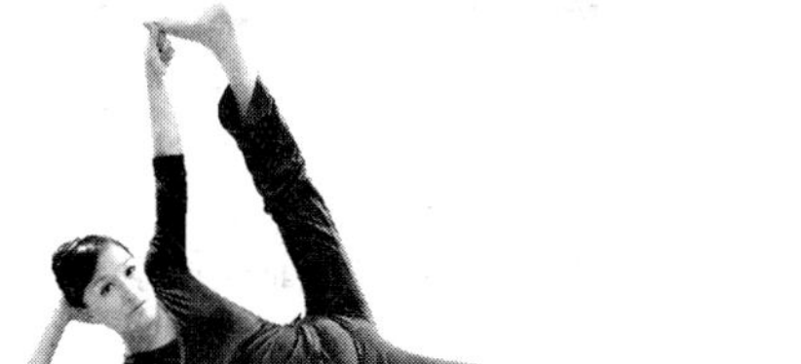

图 5.77

（4）保持 3～5 个呼吸，慢慢放下左腿，还原到仰卧式。

2. 功效

这个姿势有利于放松两髋，减少腰围线上的脂肪，对骨盆区域有益，有助于消除背痛和防止疝气。

（十八）坐山式

1. 体位法练习要点

（1）莲花坐（图 5.78）。

(2) 吸气，十指相交双臂向上伸展，高举过头顶，翻转掌心，两臂尽量向上伸展（图 5.79）。

(3) 呼气，低头，下巴找锁骨，深长平稳地呼吸，背部挺直（图 5.80）。

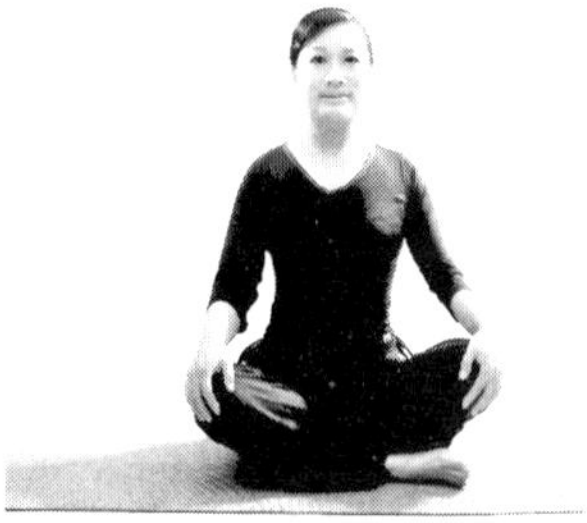

图 5.78

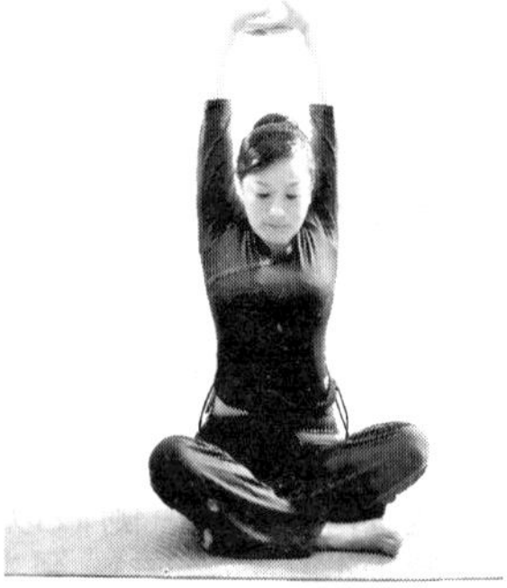

图 5.79

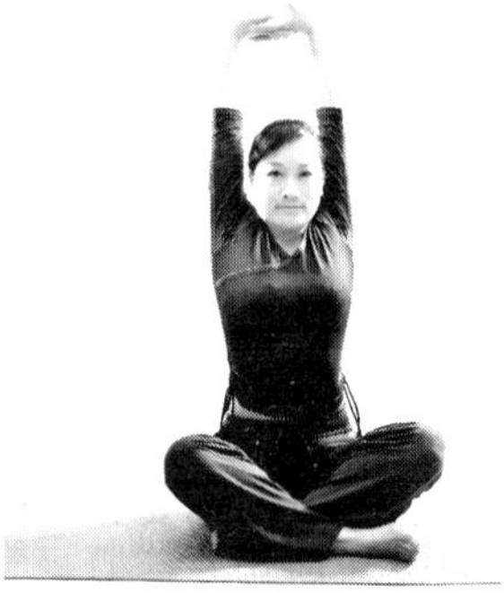

图 5.80

2. 功效

坐山式有助于安定神经，扩张胸部，强壮腹部器官，并消除双肩僵硬和风湿痛。

（十九）英雄式

1. 体位法练习要点

(1) 跪立，双膝并拢（图 5.81）。

(2) 两脚分开，臀部坐在两脚之间的垫子上，脚后跟夹紧臀部(图 5.82)。

(3) 左臂高举过头放在脑后，弯曲右臂搭放在后背上，左肘肘尖放在头顶百汇穴后方，右臂背后搭放在后背上使左右手相扣（图 5.83）。

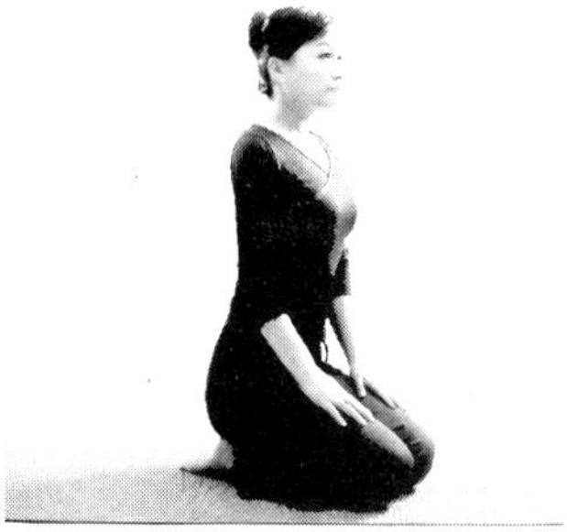

图 5.81

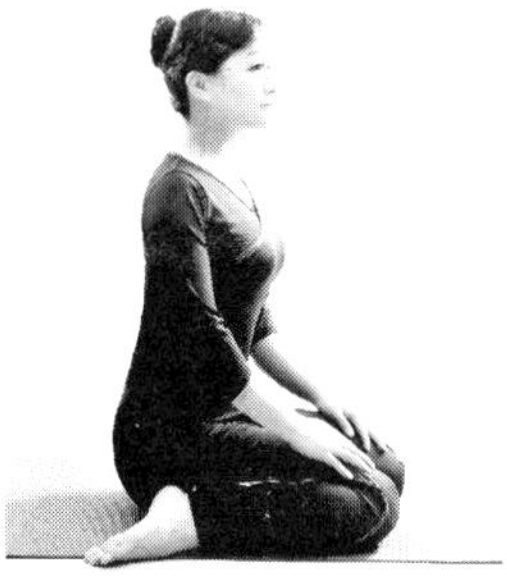

图 5.82

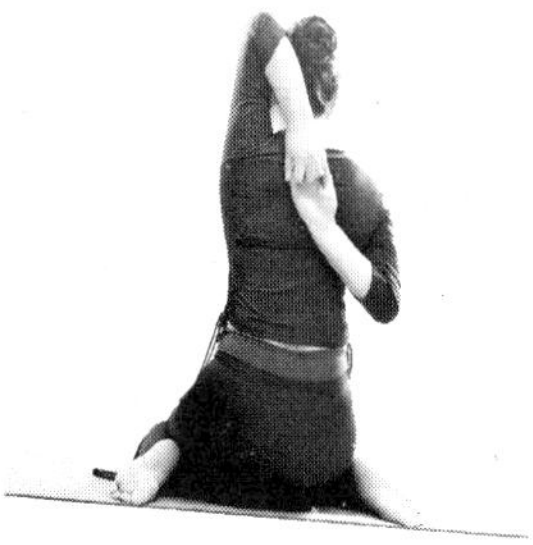

图 5.83

2. 功效

促使形成正确的足弓度，可治疗跟骨痛，缓解膝部由于痛风和风湿症引起的疼痛，打开双肩，强壮肺部。

（3）呼气，双臂及上体向下，与地面平行，使整个身体成直角(图 5.98)。保持 3～5 个呼吸，然后吸气起身，呼气还原。

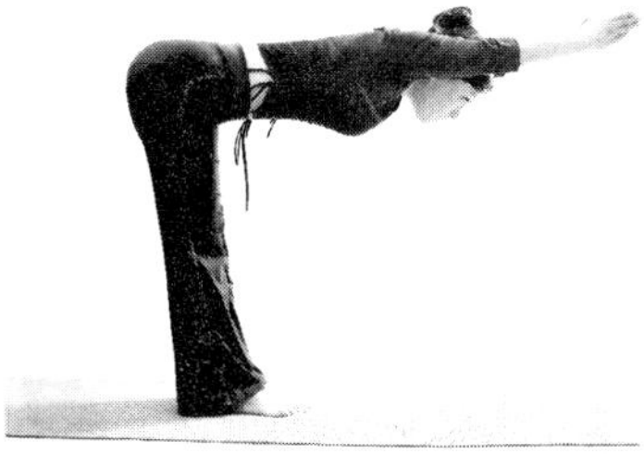

图 5.98

2. 功效

对于体态不良的人来说，这是一个极佳姿势。它有助于纠正驼背、脊柱弯曲和双肩下垂。它也是消除紧张的好姿势。这个姿势不但放松两腿肌肉，同时也有加强作用，所以对慢跑运动员和其他运动员是理想的锻炼姿势。

（二十五）眼镜蛇扭转式

1. 体位法练习要点

（1）俯卧在垫子上（图 5.99）。

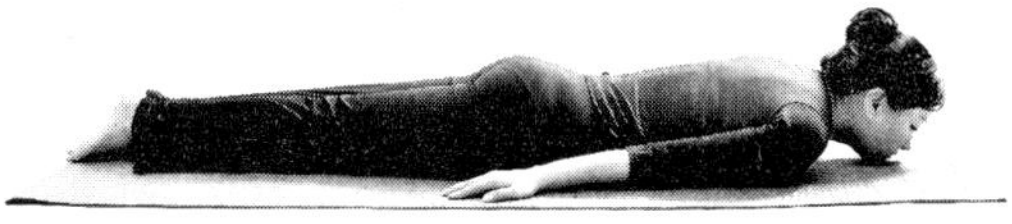

图 5.99

（2）屈双肘，掌心向下放在胸膛两侧（图 5.100）。

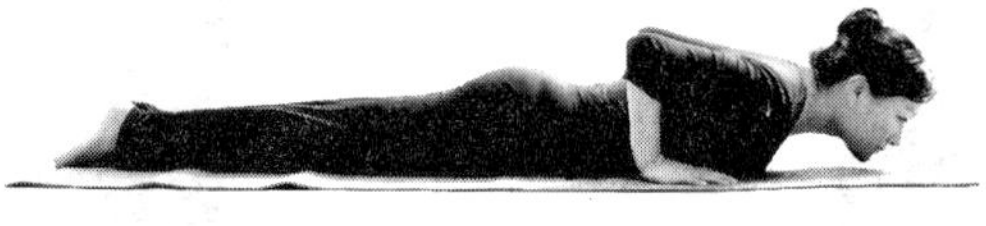

图 5.100

（3）吸气，双臂用力抬起上半身（图 5.101）。

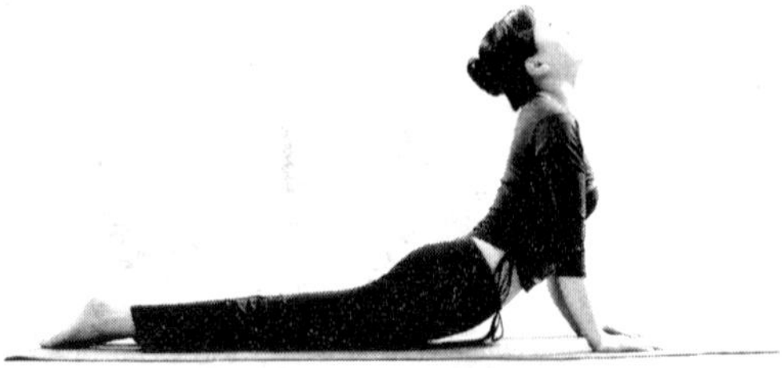

图 5.101

（4）呼气时头向右后方扭转，眼睛看向双脚脚尖（图 5.102）。吸气还原，呼气做另一侧。

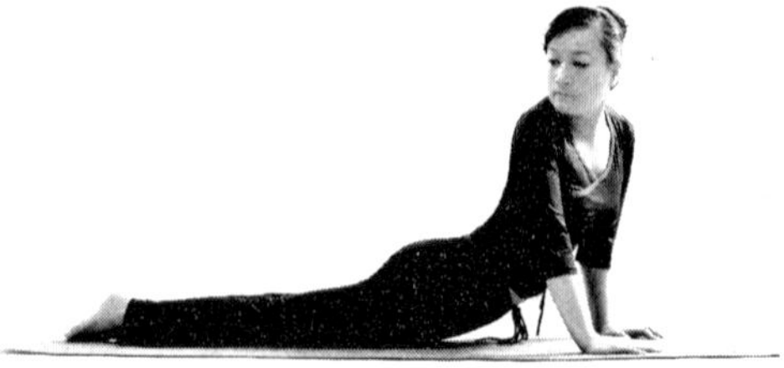

图 5.102

2. 功效

有收腰腹作用，能增强消化功能，缓解便秘，促进新陈代谢，减少腰、背、腹部多余脂肪。

3. 注意事项

扭转一定要缓慢，配合呼吸，不要过度拉伸，以感觉呼吸自然、舒适为宜。

（二十六）单手弓式

1. 体位法练习要点

（1）俯卧。左臂成 45°，放在胸前的垫子上（图 5.103）。

（2）弯曲左腿，右手握住左脚脚踝（图 5.104）。

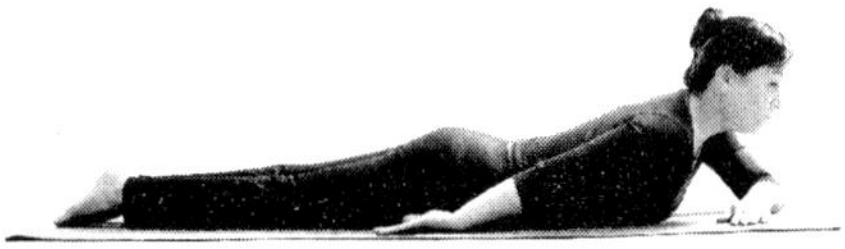

图 5.103

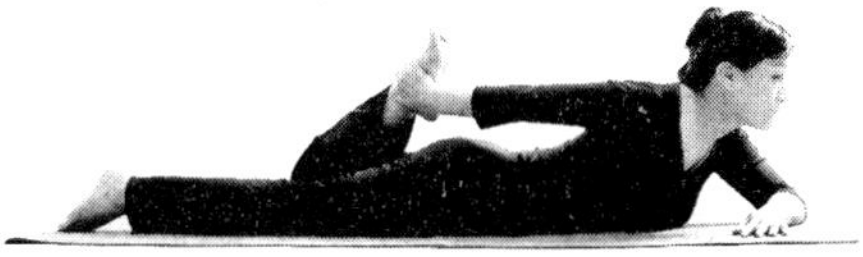

图 5.104

(3) 吸气，右手臂用力向上拉左腿，使身体成弓状（图 5.105）。

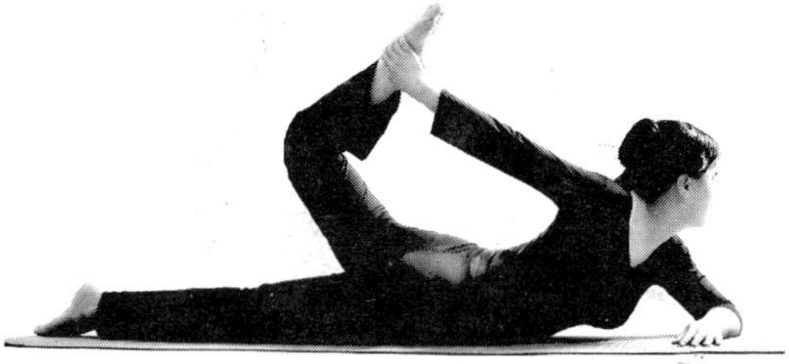

图 5.105

2. 功效

矫正肩部，美化腰部线条，缓解便秘等。

（二十七）树式

1. 体位法练习要点

(1) 站立，双脚并拢（图 5.106）。

(2) 屈右膝，将右脚掌放在左大腿内侧（图 5.107）。

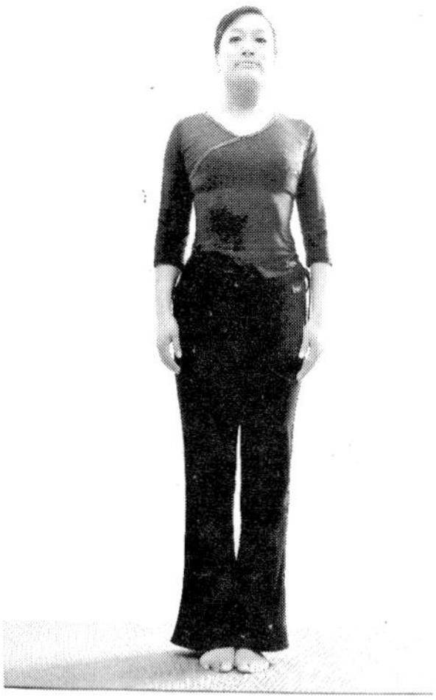

图 5.106

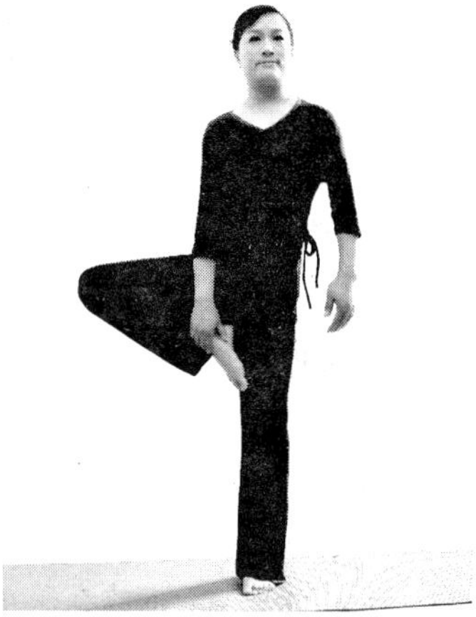

图 5.107

(3) 双手合十于胸前，大拇指相扣（图 5.108）。

(4) 吸气，双臂高举过头顶，向上方无限延伸（图 5.109），呼气，还原；反方向练习。

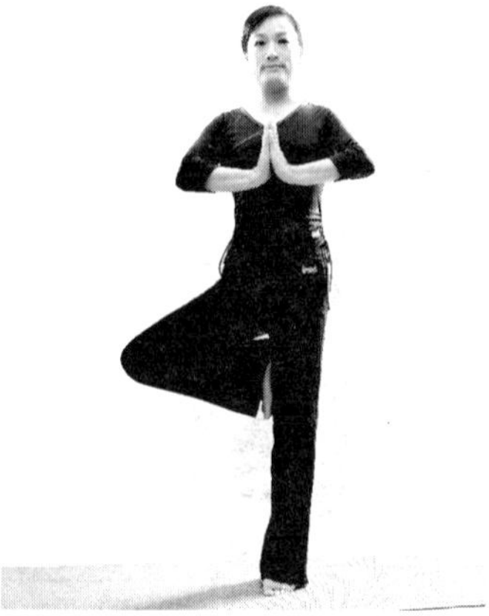

图 5.108

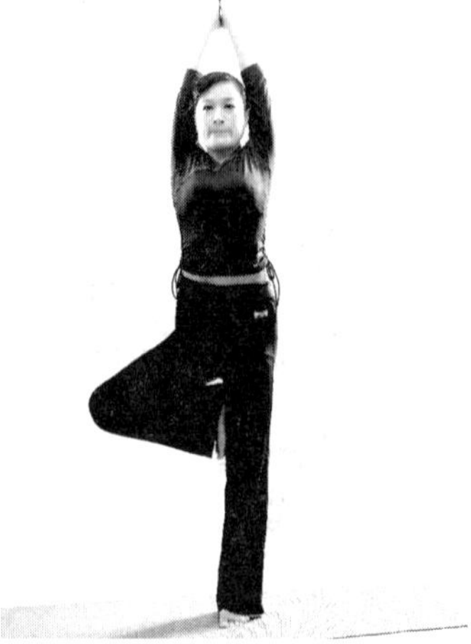

图 5.109

2. 功效

补养和增强腿部和背部、胸部的肌肉，改善体态平衡，增强注意力集中的程度。

（二十八）鸵鸟式

1. 体位法练习要点

（1）挺身直立，吸气，双臂高举过头顶（图 5.110）。

（2）呼气，向下弯身，双手放在双脚脚掌下（图 5.111）。

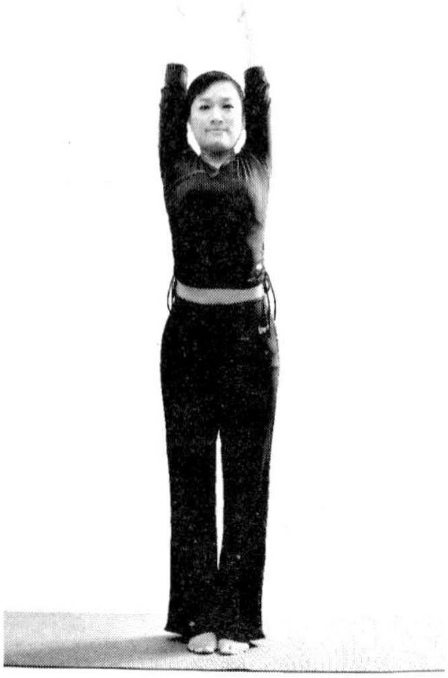

图 5.110

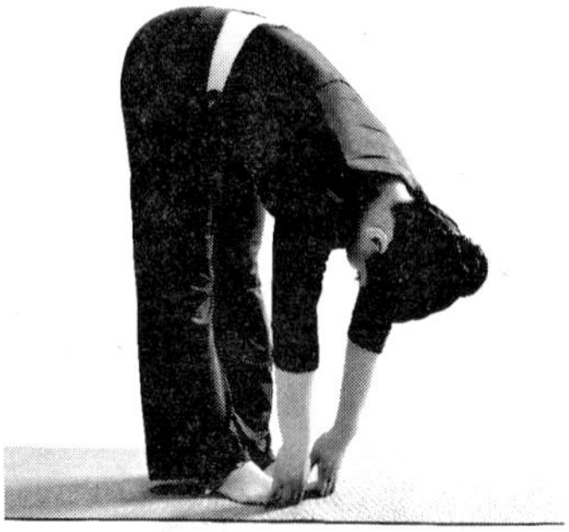

图 5.111

(3) 吸气，抬头，将肩膀下压（图 5.112）。

(4) 呼气屈肘，上体自然下垂（图 5.113）。

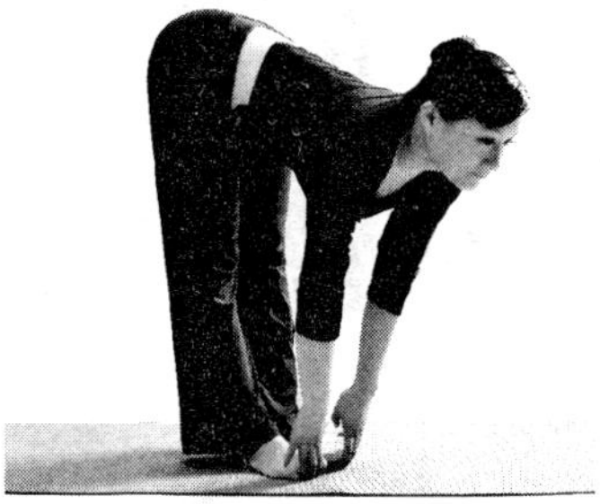

图 5.112

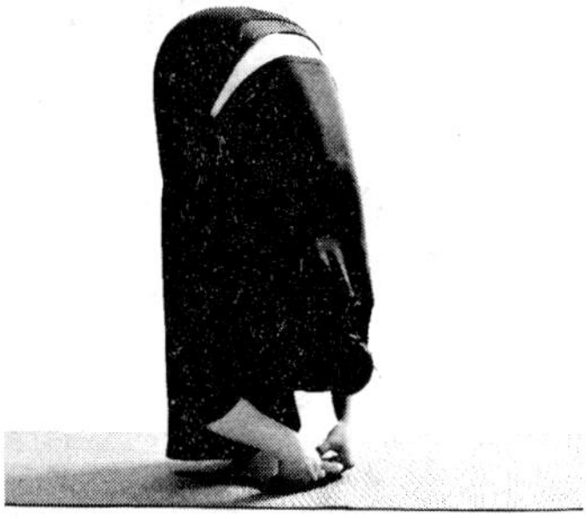

图 5.113

2. 功效

补养和增强腹部器官；滋养消化系统，消除胃气胀和肠胃不适；滋养肝和脾。

（二十九）抱膝压腹式

1. 体位法练习要点

(1) 仰卧，双腿伸直（图 5.114）。

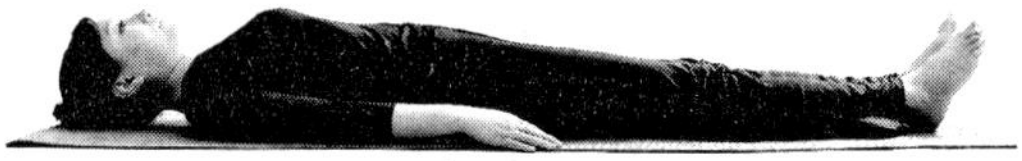

图 5.114

(2) 吸气，屈左膝，双手抱住左小腿，呼气，大腿尽量靠近胸腹部（图 5.115）。

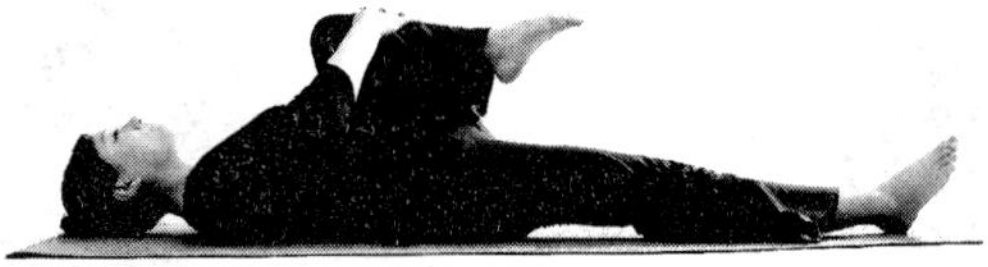

图 5.115

(3) 同时抬起上半身，用下巴去碰膝盖（图 5.116）。

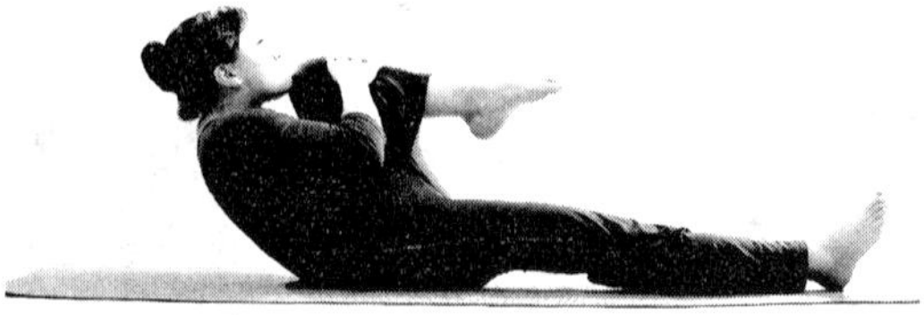

图 5.116

（4）吸气还原。换右腿。

2. 功效

补养加强腹部，伸展颈项肌肉；有助于减轻便秘，对腹部胀气有极好疗效。

（三十）半脊柱扭转式

1. 体位法练习要点

（1）坐立，右脚跨过左膝平放在垫子上（图 5.117）。

（2）伸出左臂环绕右大腿外侧，右手向后放在背后的垫子上，吸气，腰背挺直，呼气，上体向右后方转动（图 5.118）。

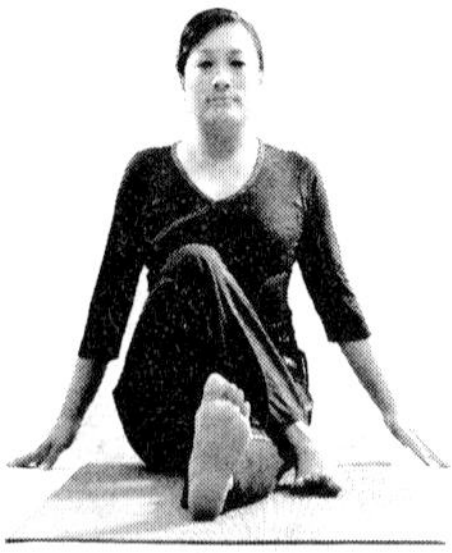

图 5.117

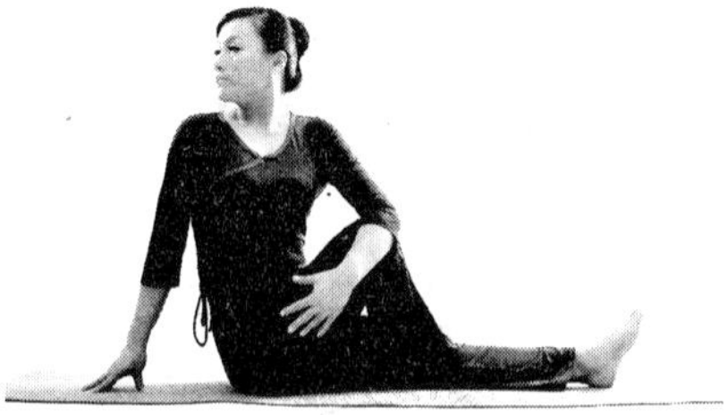

图 5.118

2. 功效

使背部肌肉群更富弹性，从而预防驼背和腰部风湿痛等问题，促进消化与排泄。胰脏活动增强，对轻微的脊椎关节错位有益。

（三十一）三角转动式

1. 体位法练习要点

（1）站立，双脚并拢（图 5.119）。

（2）双脚左右尽力分开（图 5.120）。

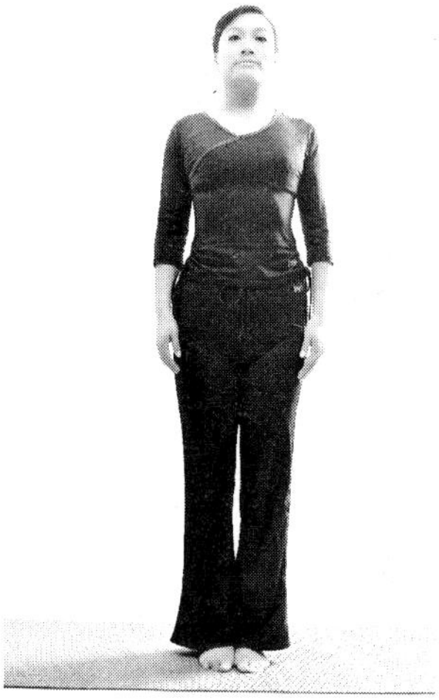

图 5.119

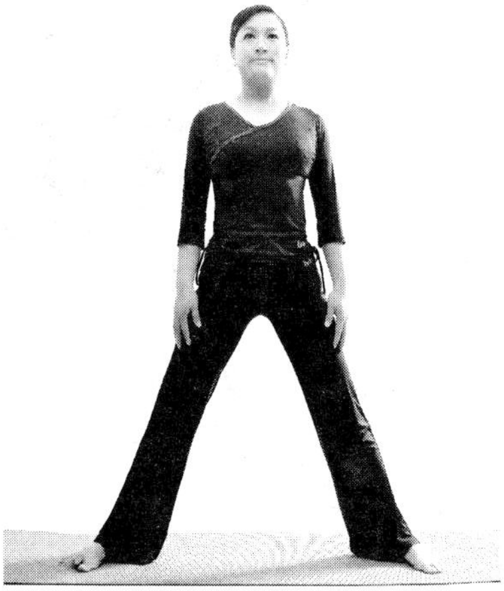

图 5.120

(3) 吸气，双臂侧平举（图 5.121）。

(4) 呼气，上半身转向右侧，上体向前、向下弯腰，左手放在右脚外侧，面朝后上方，右臂向上打开，眼睛看右手，保持双臂、腿、上身仍在一个平面上。(图 5.122)。

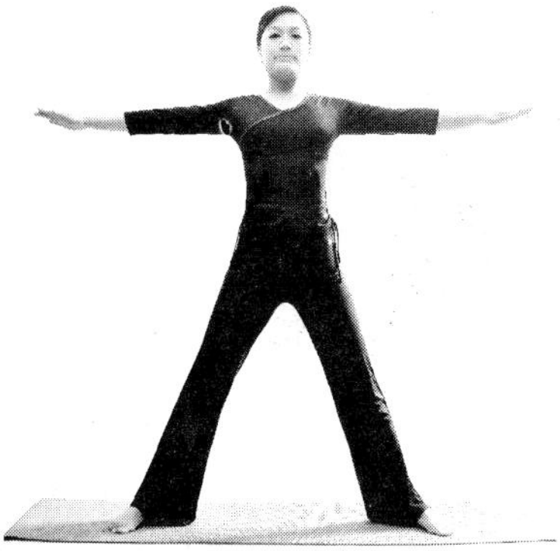

图 5.121

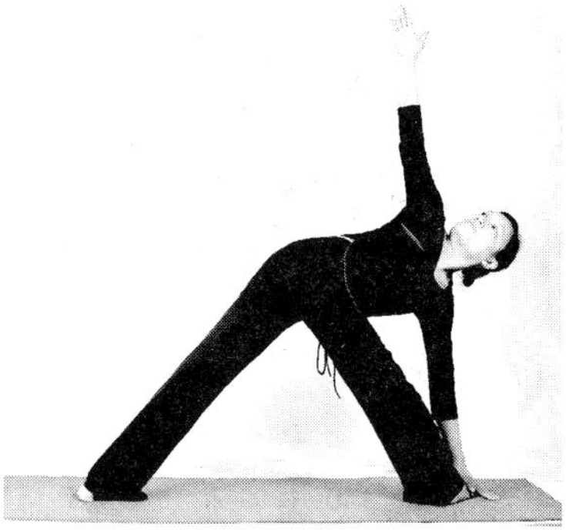

图 5.122

2. 功效

消除由神经紧张引起的身心疲劳。滋养脊柱神经，强健背部肌肉，消除背痛。扩张胸部，按摩腹部器官，减少腰围脂肪，伸展和补养髋部、腿部肌肉。

(三十二) 剪刀式

1. 体位法练习要点

(1) 仰卧，双手掌心向下放在身体两侧的垫子上，吸气抬高双腿，与身体成直角（图 5.123）。

（2）自然呼吸，双腿成剪刀状由上至下摆动（图 5.124，图 5.125）。

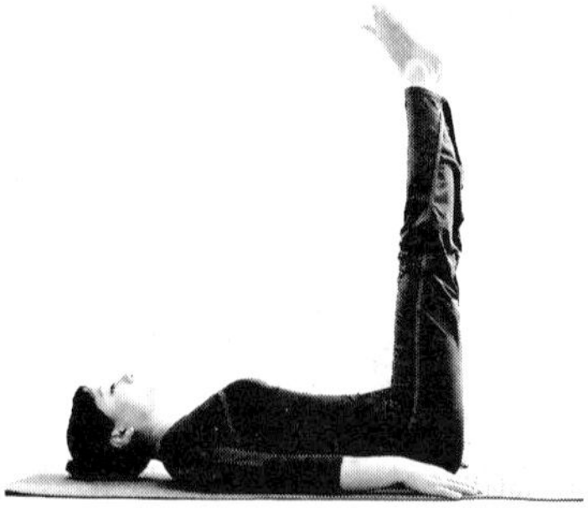

图 5.123

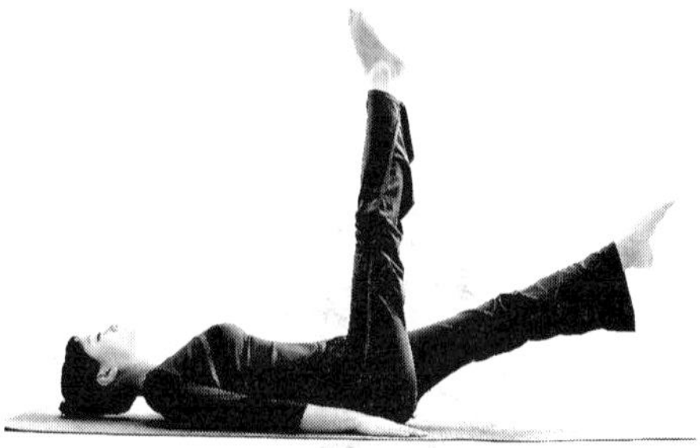

图 5.124

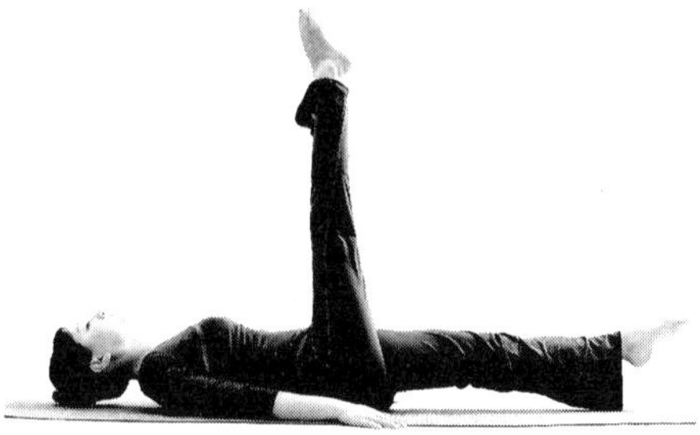

图 5.125

2. 功效

可锻炼腿部力量，纤细双腿。

（三十三）敬礼式

1. 体位法练习要点

（1）下蹲，双脚脚尖左右尽力分开，脚后跟不要离地（图 5.126）。

（2）双掌合十，用双肘推双膝向外侧打开（图 5.127）。

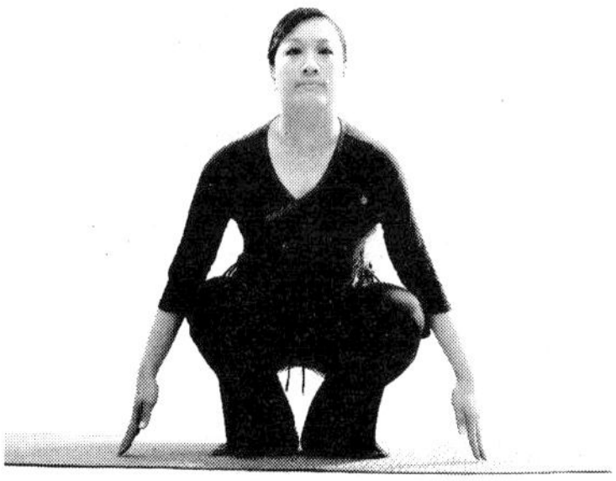

图 5.126

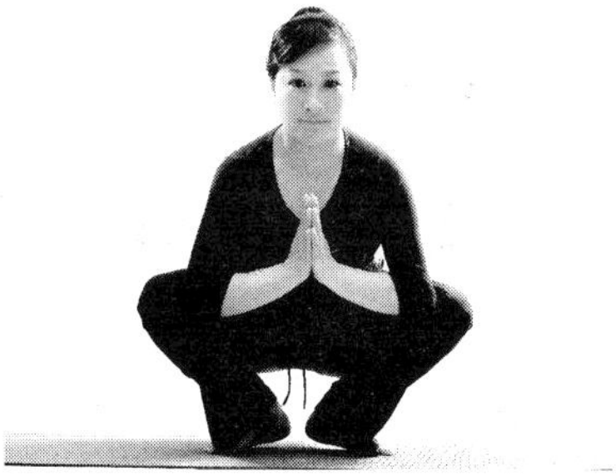

图 5.127

(3) 吸气，抬头向后伸展颈项，眼睛向上看，再把两肘向外推，借此力量将双膝向外打开（图 5.128）。

(4) 呼气，双臂向前向下伸直，上体躯干向下弯（图 5.129）。

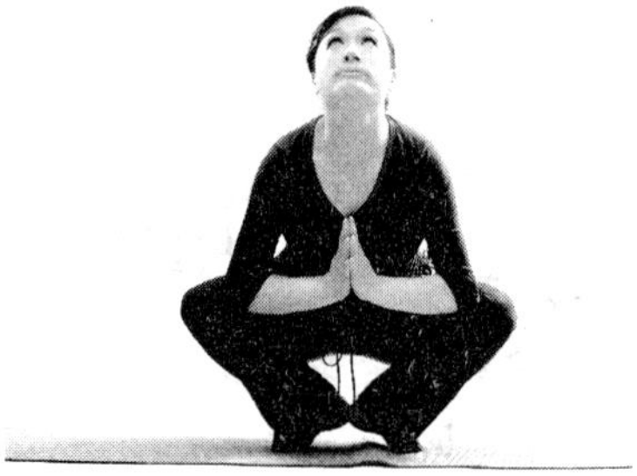

图 5.128

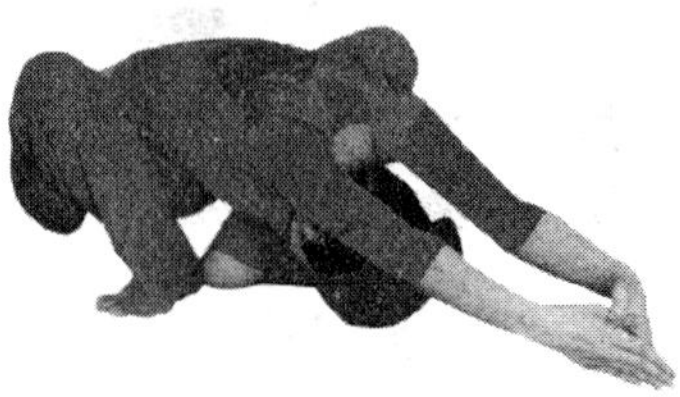

图 5.129

(5) 吸气还原。

2. 功效

双肩和双膝关节、颈部区域都会在这个姿势中直接受益。练习者的体态和平衡感也会在这个体式的练习上得到改善。

(三十四) 动物放松功

1. 体位法练习要点

(1) 坐立（图 5.130）。

(2) 左脚脚跟收至右大腿跟部。右大腿向外侧打开。右膝指向前方（图 5.131）。

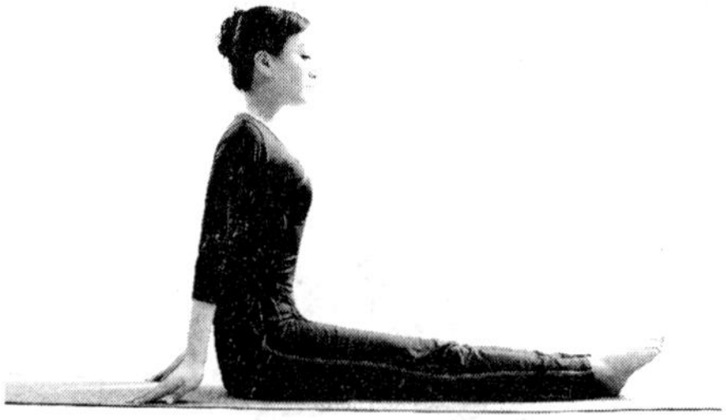

图 5.130

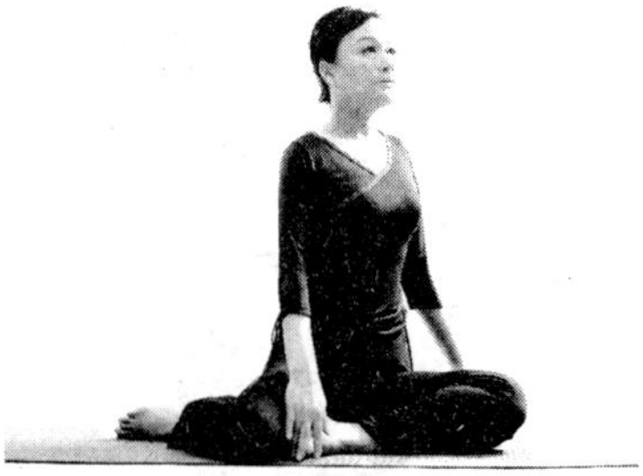

图 5.131

(3) 吸气，双臂高举过头顶（图 5.132）。

(4) 呼气，尽量将上半身贴在大腿上（图 5.133）。

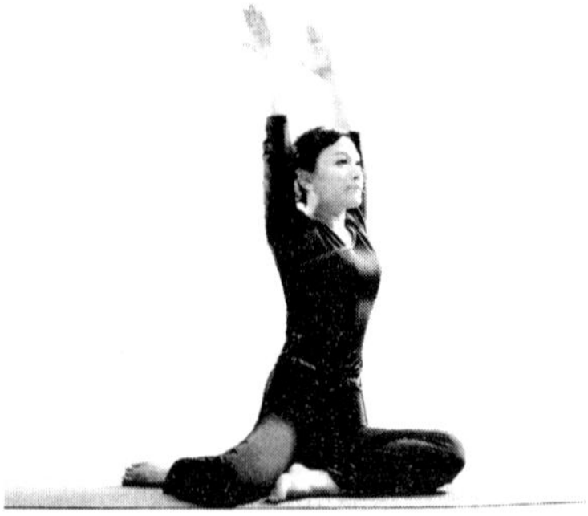

图 5.132

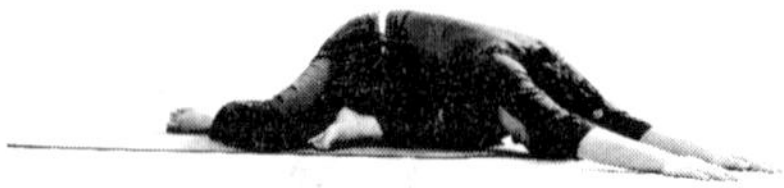

图 5.133

2. 功效

这种放松姿势滋养、强壮神经系统，增强腹部肌肉群，放松肩、髓和膝等各关节。人们常常把它用作冥想前预备功。

（三十五）幻椅式

1. 体位法练习要点

（1）直立站姿（图 5.134）。

（2）吸气，双臂高举过头顶，双手合十，大拇指相扣。双臂向上夹紧双耳，以打开双肩（图 5.135）。

（3）呼气，屈膝下蹲，大腿尽量与地面保持平行、腰背挺直（图 5.136）。

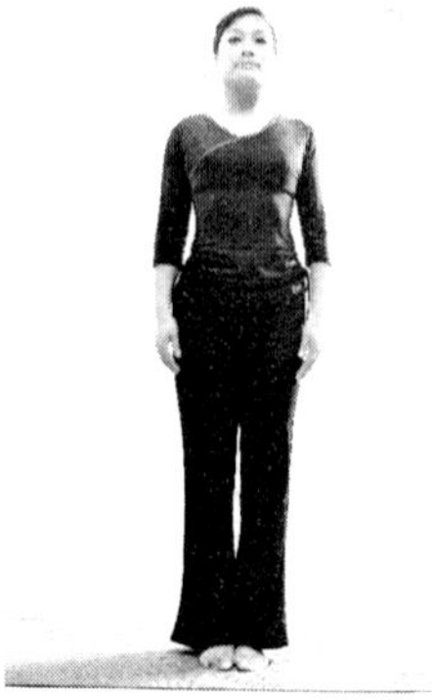

图 5.134

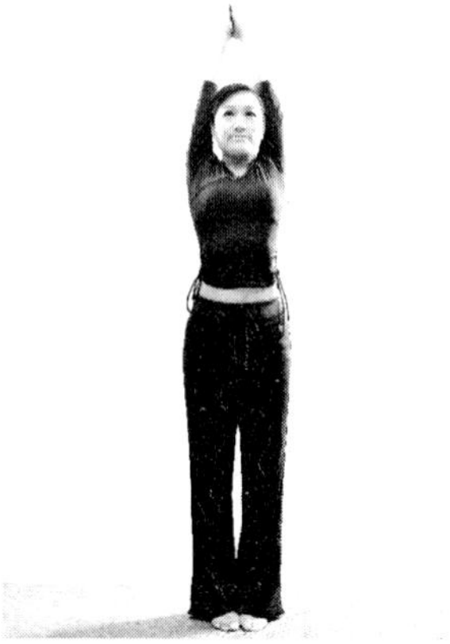

图 5.135

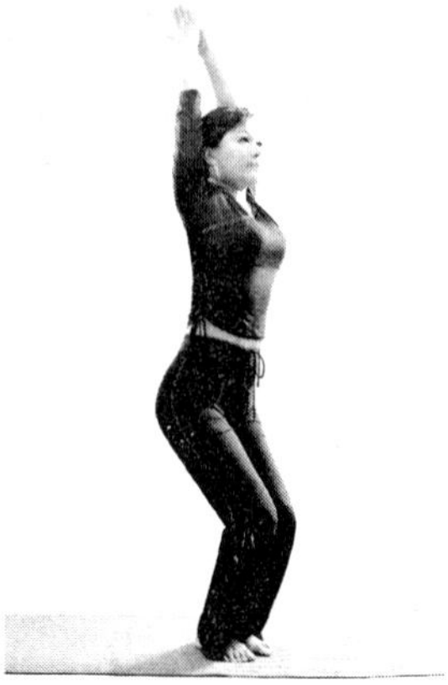

图 5.136

2. 功效

这个姿势也使两腿更强健，增进体态平衡稳定，并矫正不良姿势。它增强脊柱，强壮背部肌肉群。它消除肩膊酸痛、僵硬不灵，给予心脏柔和的按摩。

幻椅式也扩展胸部、增强双踝和强壮腹部器官。

(三十六) 摇摆式

1. 体位法练习要点

(1) 仰卧，自然呼吸，弯曲双膝，双手抱住双腿 (图 5.137)。

(2) 吸气，向前 (图 5.138)。

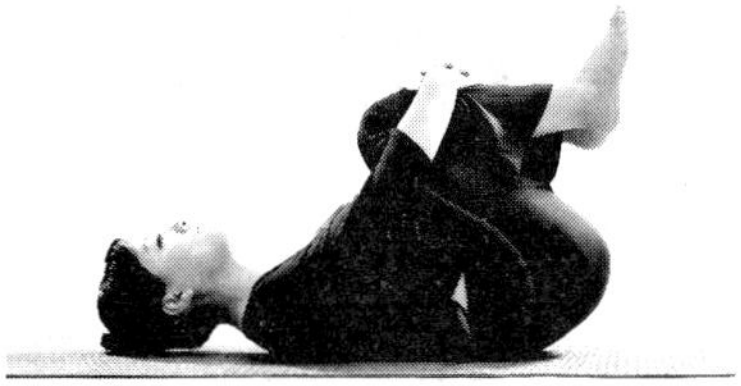

图 5.137

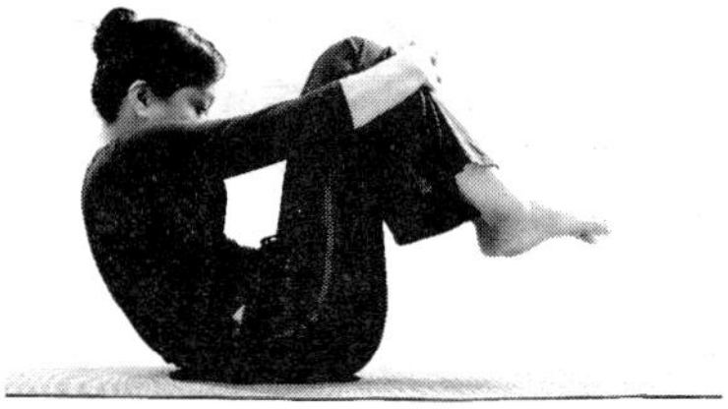

图 5.138

(3) 呼气，向后 (图 5.139)。

(4) 吸气，向前 (图 5.140)，自然呼吸，前后摇摆。

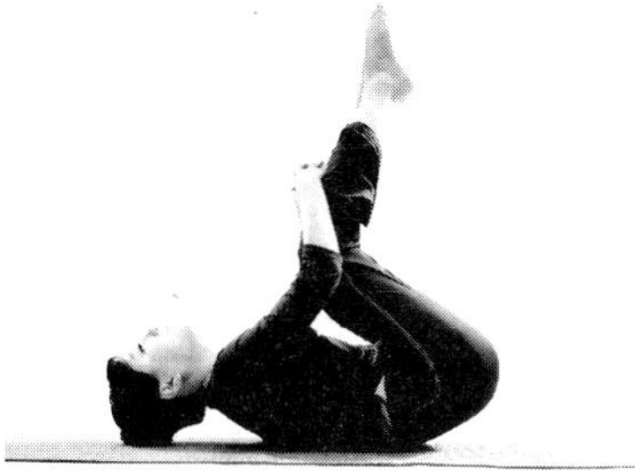

图 5.139

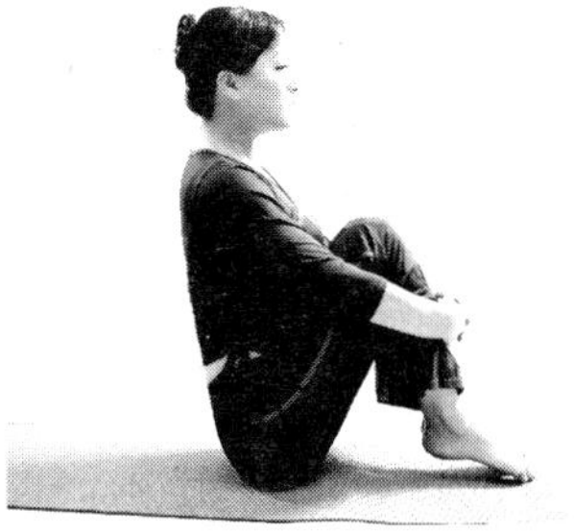

图 5.140

2. 功效

这个练习按摩和强壮双髋、双臀和背部。对于放松僵硬强直的背部和增加血液循环，有极好功效。它有助于放松胃部和腹部区域，有助于消除腹中气体。

3. 注意事项

为了避免脊骨损伤，建议你躺在一张毛毯上做这个练习。

(三十七) 船式

1. 体位法练习要点

(1) 仰卧，双腿并拢伸直，双臂放在臀部两侧，掌心向下 (图 5.141)。

(2) 吸气，头部、上身、双臂、双腿同时抬起。双掌心相对，双臂与双腿在一个平面上 (图 5.142)。

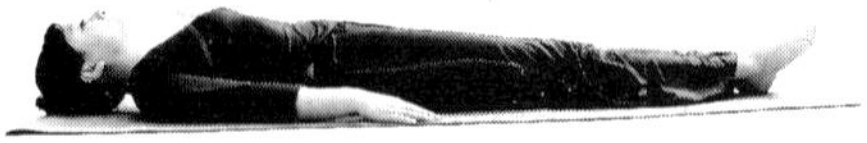

图 5.141

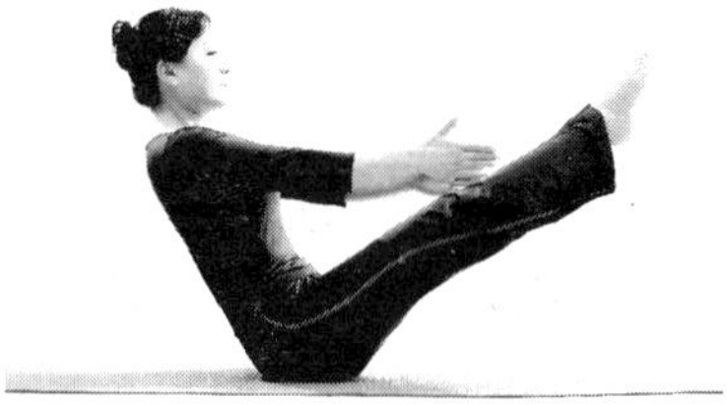

图 5.142

（3）呼气慢慢还原，双臂尽量与地面平行，放松颈部（图 5.143）。

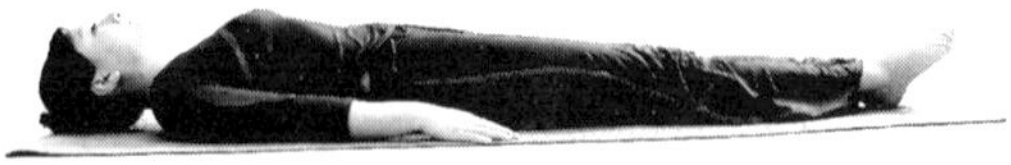

图 5.143

2. 功效

对于腹部器官来说，这是一个极好的姿势。它促进肠胃蠕动，改善消化功能。最重要的是这个姿势有助于加强背部、腹部、大腿力量。

3. 注意事项

（1）哮喘，腹泻，孕妇慎做。

（2）颈部受伤者，可将后背靠在墙上，或头靠墙来练习。

（三十八）桥式

1. 体位法练习要点

（1）仰卧（图 5.144）。

（2）屈膝，双脚跟尽量靠近臀部，双手抓双脚脚踝（图 5.145）。

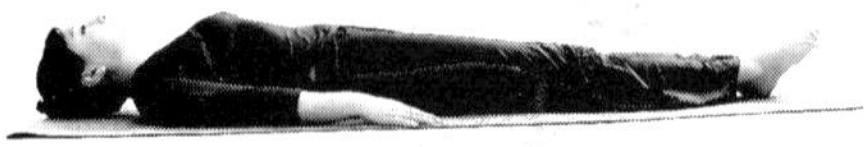

图 5.144

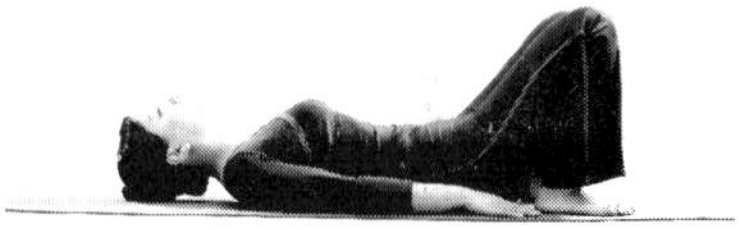

图 5.145

（3）深深地吸气抬起上半身、臀部及大腿（图 5.146）。

（4）用双肩和双脚撑地（图 5.147）。呼气，一节一节放下脊柱。

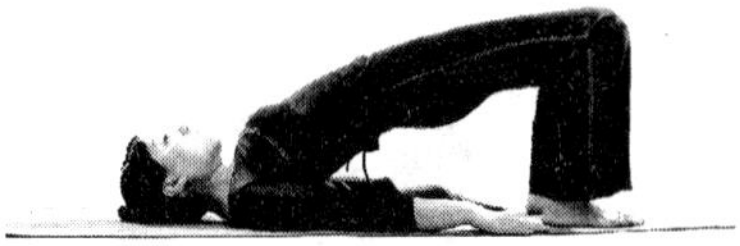

图 5.146

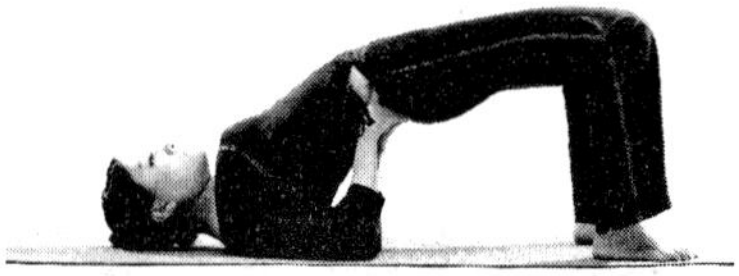

图 5.147

2. 功效

经常练习可有效地改善垂臀，除此之外还可以收塑腰部，舒展腹部，增强脊柱的柔软度及弹性。练习桥式还可以很好地按摩到内脏器官，刺激血液循环。

3. 注意事项

（1）如果初次练习时感到背部僵硬，可稍稍提起脚跟，量力而行。

（2）此时下巴贴紧胸脯，保持15～30秒，正常地用鼻子呼吸，重复2～5遍。

（三十九）叩首式

1. 体位法练习要点

（1）跪坐，臀部放在两脚脚跟上，脊柱伸直，双手抓住脚踝，抓不了脚踝的抓小腿亦可（图5.148）。

（2）呼气，上身向前弯曲，前额尽量着地（图5.149）。

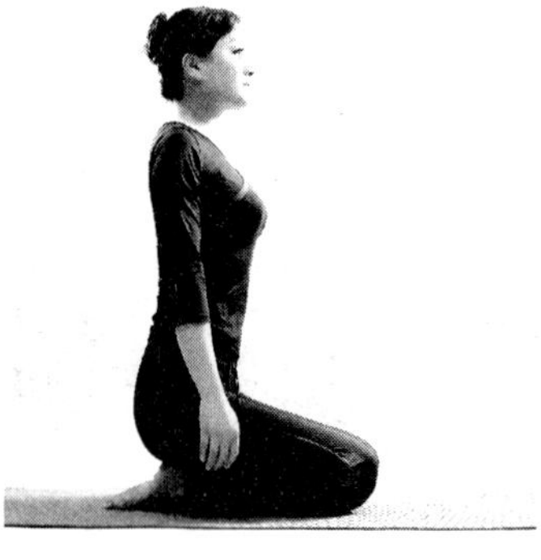

图 5.148

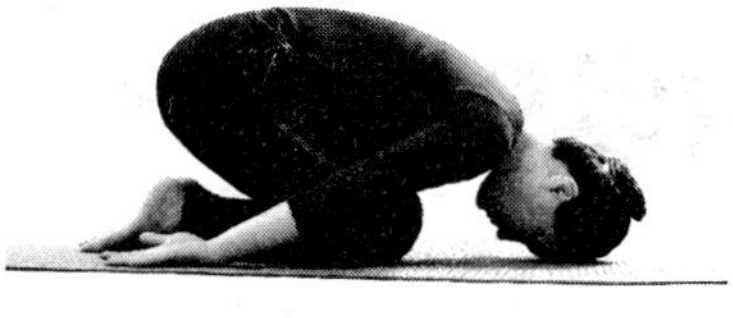

图 5.149

（3）抬起臀部，头顶落地，两大腿垂直于地面（图5.150）。

（4）吸气，还原到原始坐姿（图5.151）。

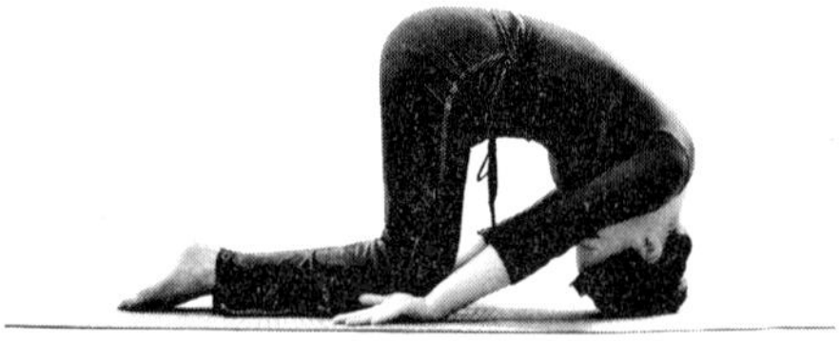

图 5.150

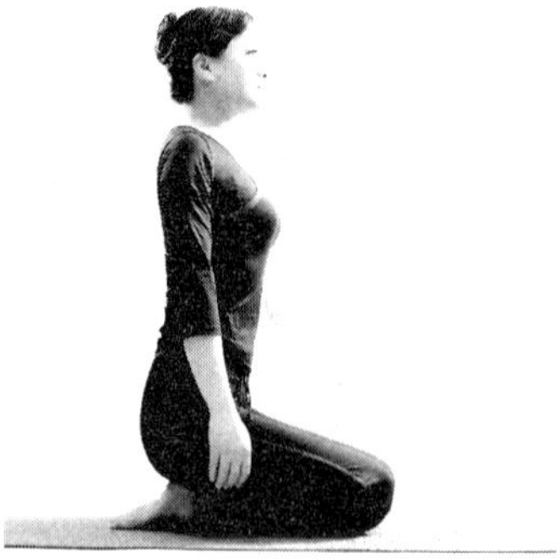

图 5.151

2. 功效

这是一个逐步增加头部血液循环，以适应慢慢增大的血流量，为头倒立练习做准备的姿势。有助于改善失眠、记忆力衰退等症。对便秘、痔疮等亦有疗效。

3. 注意事项

患有高血压或眩晕病的人不应做这个姿势。

（四十）鱼式

1. 体位法练习要点

（1）长坐在垫子上，上身向后仰，用前臂和肘部按地，支撑住身体（图 5.152）。

（2）深深吸一口气，一边呼气，一边拱起背部，将头顶放在垫子上做此姿势（图 5.153）。

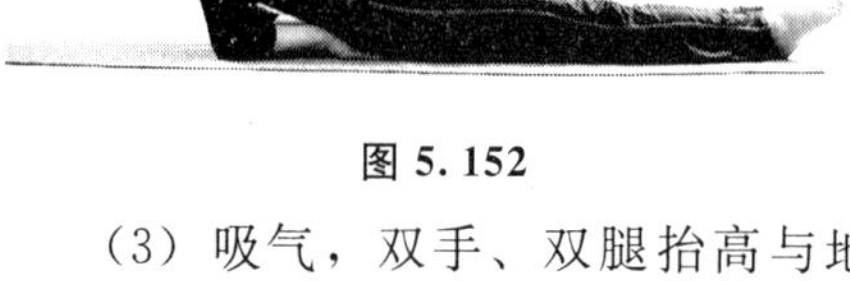

图 5.152

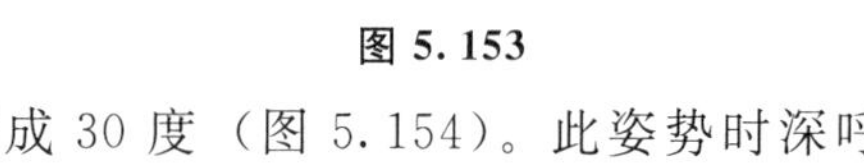

图 5.153

（3）吸气，双手、双腿抬高与地面成 30 度（图 5.154）。此姿势时深呼吸，胸膛尽量扩张，呼气缓缓还原。

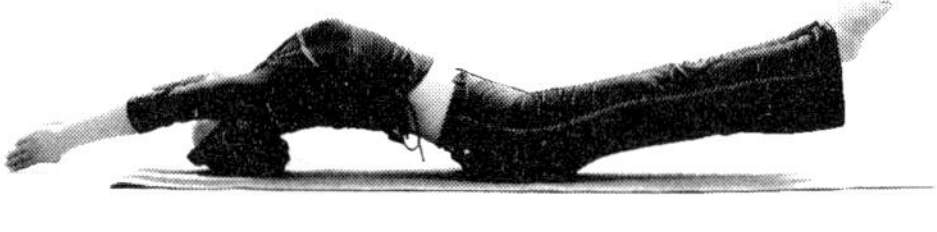

图 5.154

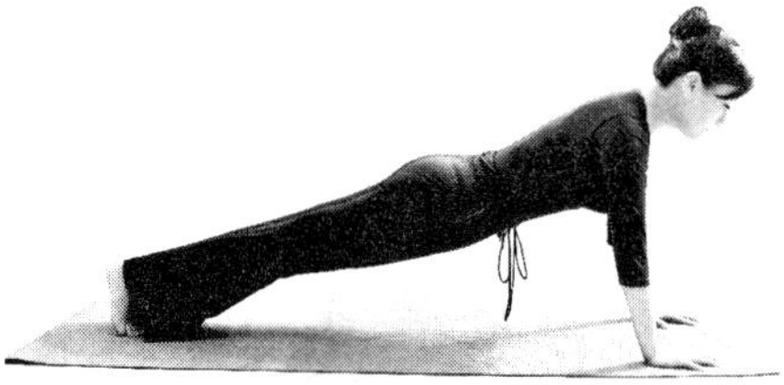

图 5.161

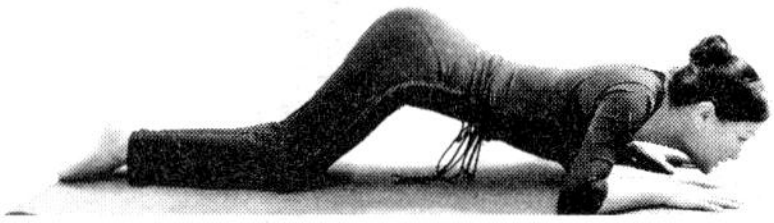

图 5.162

（7）吸气，上半身尽量向后弯，可以让手臂稍微弯曲。由于这个姿势会挤压腰部区域，所以在练习时一定要多加注意。让你的瑜伽老师帮助你。（图 5.163）。

（8）呼气，把身体向上供，就像初级版本中描述的那样（图 5.164）。

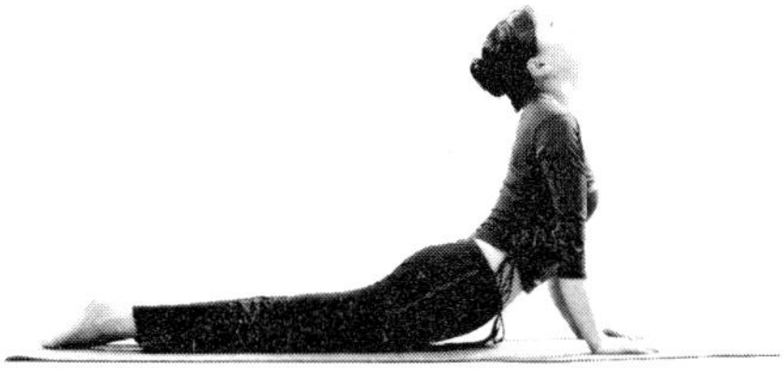

图 5.163

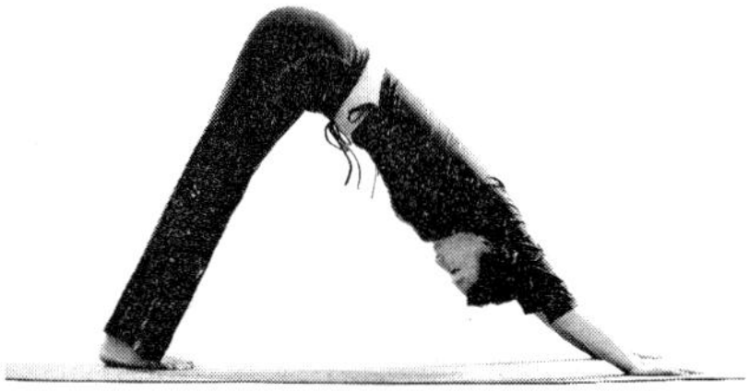

图 5.164

（9）吸气，弯曲你的右腿，往前放到两手之间，你就回到步骤 4 姿势了，不过放在前面的脚与步骤 4 不同，让左腿伸直，脚趾点地（图 5.165）。

（10）呼气，把左脚放在右脚旁边。两腿站直，上半身向下，双手放在双脚旁，支撑地面同步骤 3 的姿势（图 5.166）。

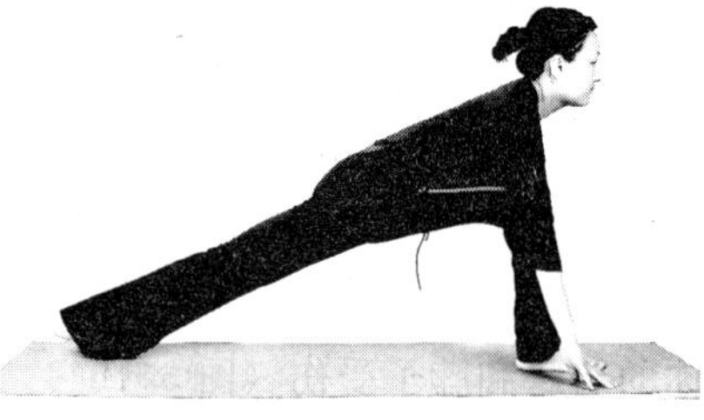

图 5.165

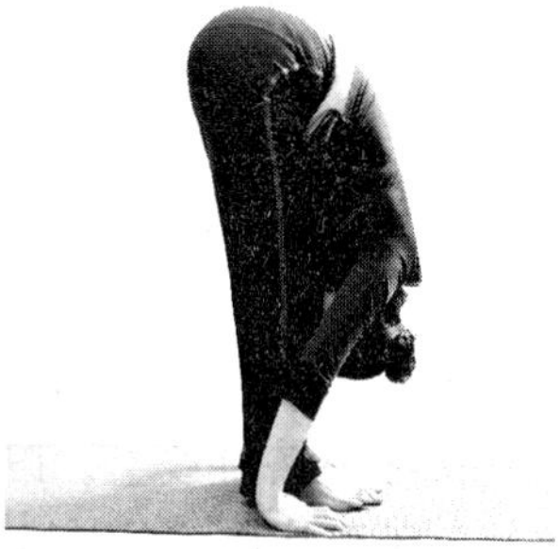

图 5.166

（11）吸气，把手臂前伸，并保持在耳朵旁边，然后恢复到步骤 2 中站直向后弯的姿势。在整个过程中双臂一直都要紧贴耳朵，这样你的脖子和头部才能与脊椎形成一条直线，背部才能挺直（图 5.167）。

（12）呼气，回到步骤 1 中的双手合十姿势（图 5.168）。

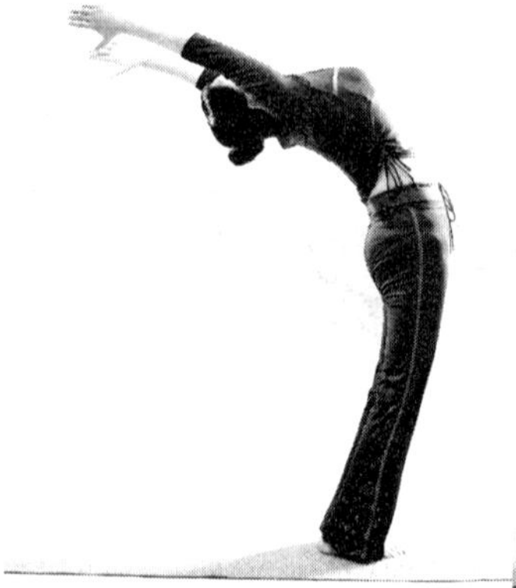

图 5.167

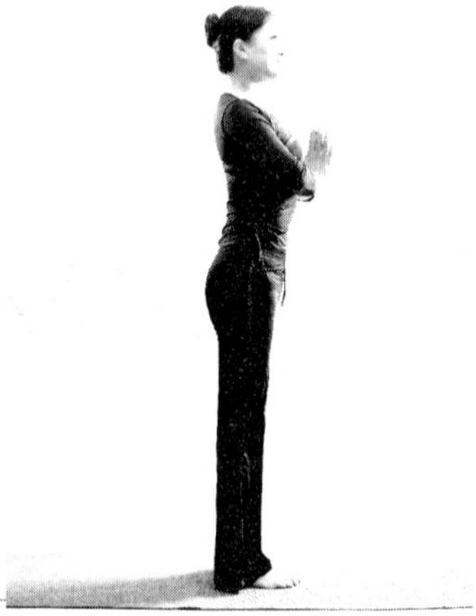

图 5.168

2. 功效

稳定身体、松弛筋骨、促进全身的血液循环；预防各种神经系统、内分泌系统疾病以及各种慢性疾病；增强身体的抵抗力及改变体质，增强心肺功能。

3. 注意事项

从步骤 3 到步骤 10，你的手都应该保持在相同的位置。重复地在步骤 4 和步骤 9 使用左腿，步骤 5 和步骤 10 使用右腿。如果想要增加向太阳致敬式这一系列动作的难度，在进行 12 个姿势中的一个接一个的姿势时，你可以每个都保持两到六个呼吸的时间。

（二）榻式

1. 体位法练习要点

（1）双膝并拢，双脚分开。臀部坐在两脚之间的地面上，双手放于腿侧（图 5.169）。

（2）吸气，双肘撑地，身体后仰（图 5.170）。

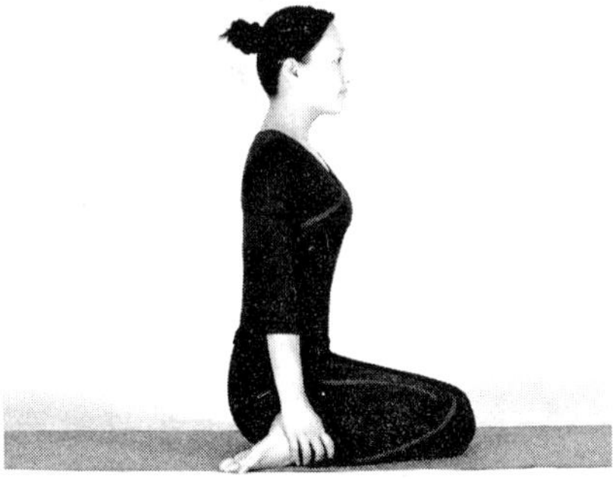

图 5.169

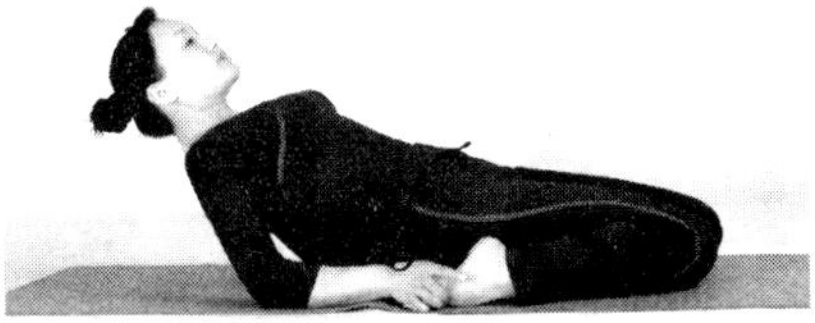

图 5.170

（3）呼气，背部上拱，头顶着地；均匀呼吸，尽量保持 50 秒以上。还原时，双肘撑地起身，双脚向前伸展放松（图 5.171）。

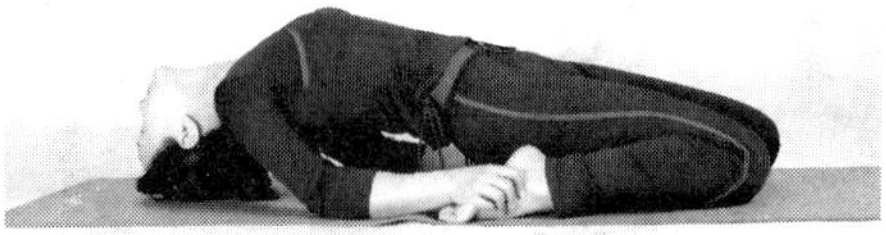

图 5.171

2. 功效

此练习有助于调理甲状腺或甲状腺旁腺的分泌，伸展颈项前侧和前腹肌肉，增强双腿和两踝肌肉，并有养肺的功效。

3. 注意事项

此法不宜饭后立即练习。

（三）战士第一式

1. 体位法练习要点

（1）直立，双脚并拢。呼吸 1～2 次（图 5.172）。

（2）吸气，双手自胸前慢慢尽力向上伸展，呼气（图 5.173）。

（3）吸气，两脚分开（图 5.174）。

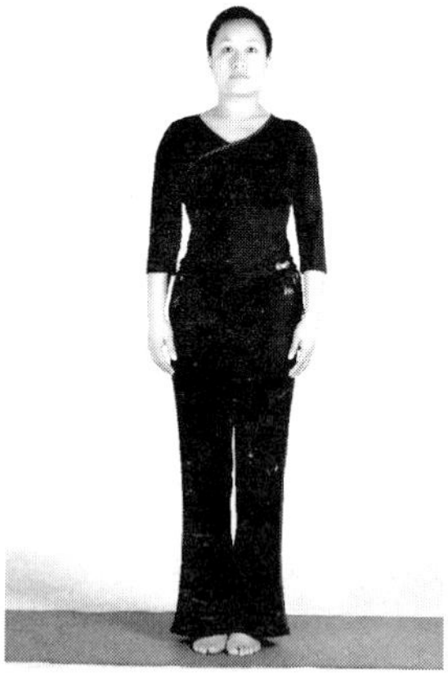

图 5.172

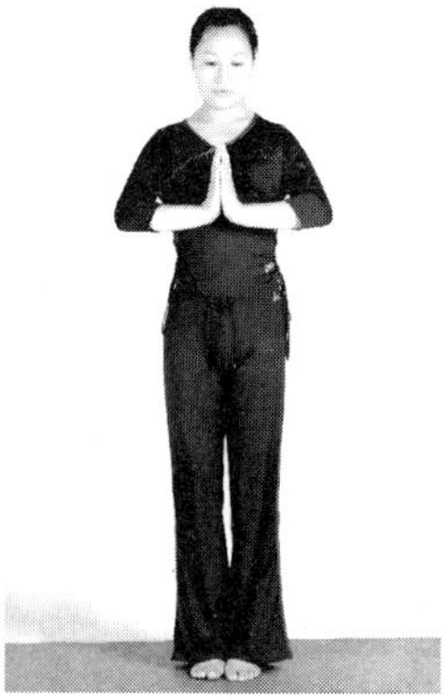

图 5.173

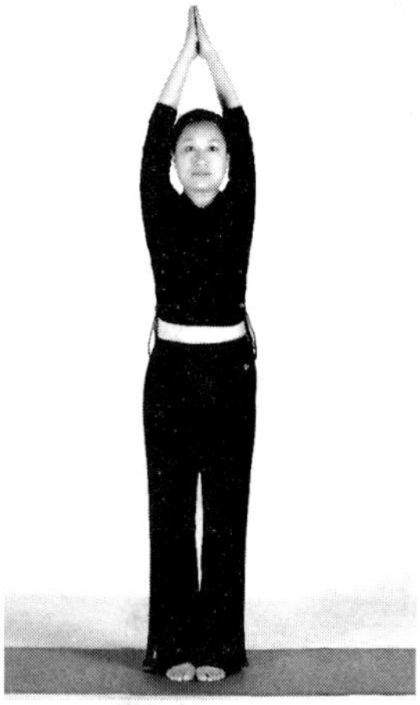

图 5.174

（4）呼气，左脚及上半身向左转 90°，右脚亦向左稍转（图 5.175）。

（5）吸气、左腿屈膝成弓步，大腿与地面平行，小腿与地面垂直。右腿向后伸、膝盖要直。仰头、眼睛凝视双手、努力伸展脊柱。保持这个姿势呼吸 2～3 次（图 5.176）。

（6）慢慢回到起始姿势（图 5.177）。

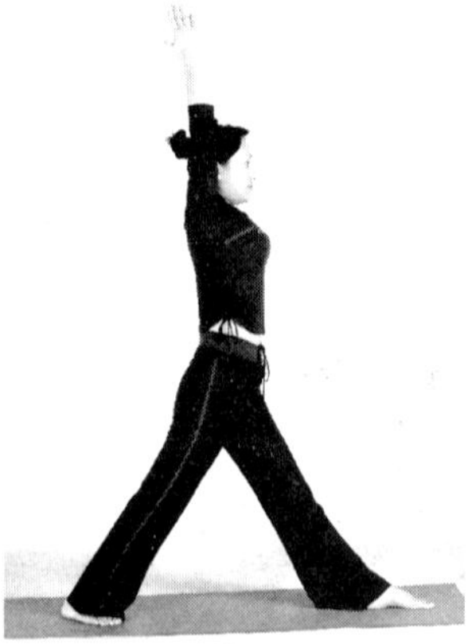

图 5.175

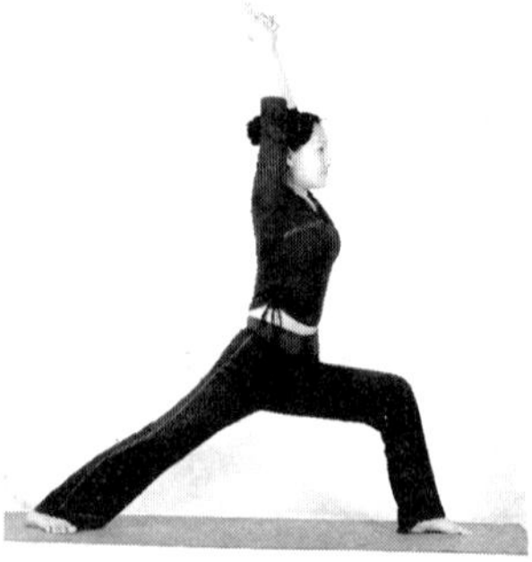

图 5.176

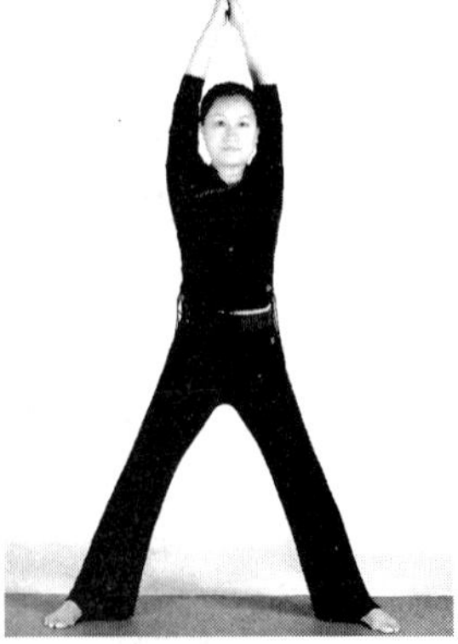

图 5.177

（7）反方向重复。

2. 功效

锻炼双踝、双膝、双肩及股直肌、侧腰肌、背肌，扩展胸部，减少腰部脂肪，改善形体，增强体质。

3. 注意事项

这是一个强度较大的姿势。要完成这个姿势可能会非常累。练习者可根据自己的身体状况来选择是否完成这个姿势。心脏衰弱者最好不要尝试练习这个姿势。

（四）战士第二式

1. 体位法练习要点

（1）直立，双脚分开。呼吸 1～2 次（图 5.178）。

（2）吸气，双手侧平举（图 5.179）。

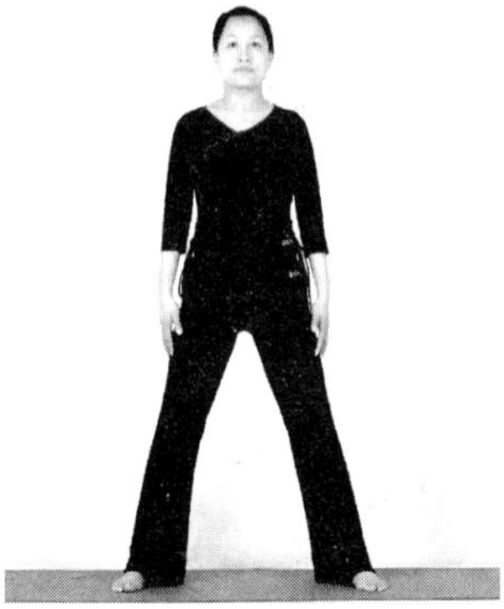

图 5.178

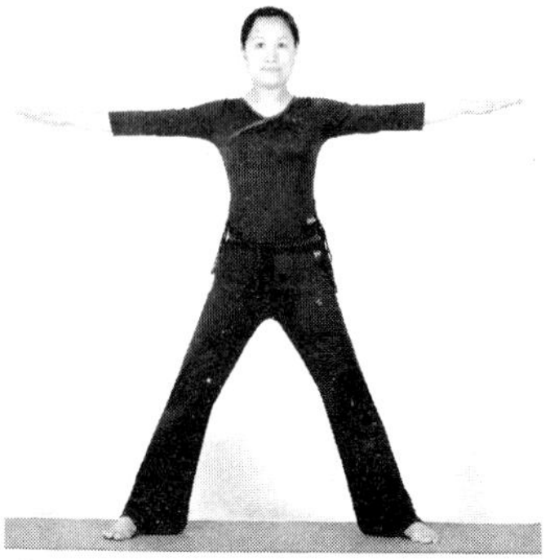

图 5.179

(3) 呼气、左脚向左转 90°，右脚亦向左稍转（图 5.180）。

(4) 屈左膝，成弓步，左大腿与地面平行，小腿与地面垂直。头转向左方，眼睛凝视左手指尖，呼吸 3 次（图 5.181）。

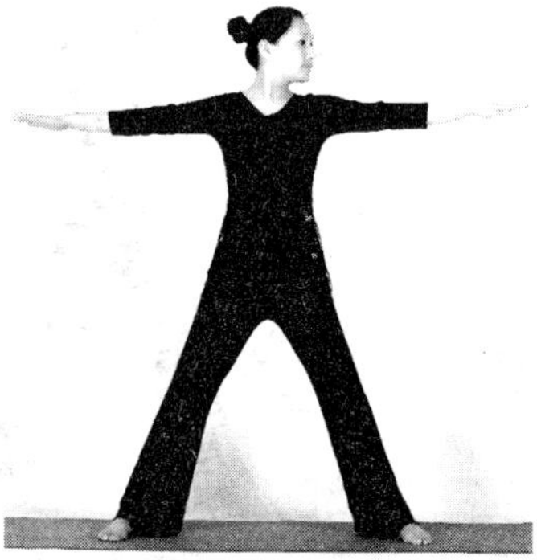

图 5.180

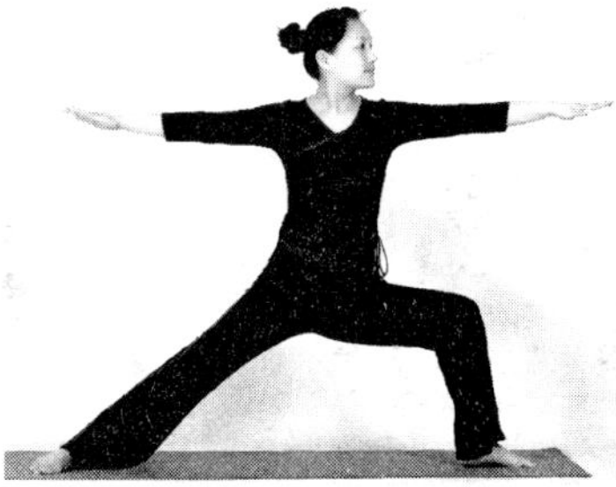

图 5.181

(5) 吸气，回复到两脚分开，双臂侧平举。

(6) 反方向重复。

2. 功效

锻炼腹部、背部肌肉，塑身瘦体；增进深呼吸，改善肺部功能，促进消化；缓解肩周疼痛；使腿部肌肉柔韧，改善腿部曲线，可提升气质。

3. 注意事项

初学者或腿部肌肉力量薄弱者，先不要将大腿与地面平行，待一段时间后，尽量按照此图练习。

（五）战士第三式

1. 体位法练习要点

(1) 两腿大大分开，手臂高举过头，手指交握（图 5.182）。

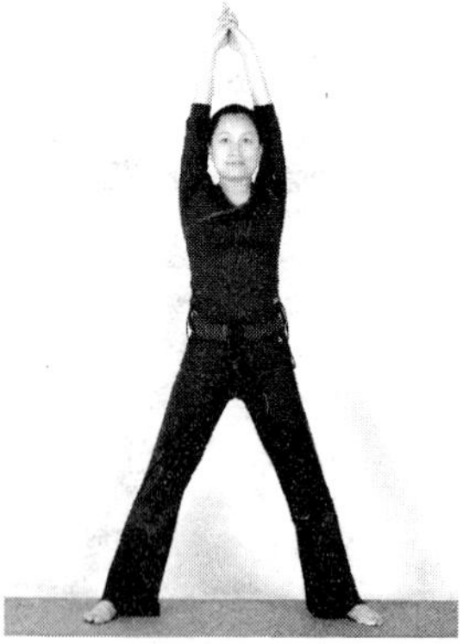

图 5.182

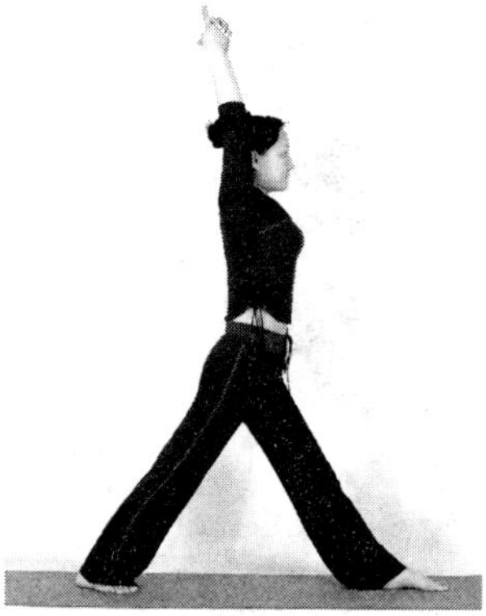

图 5.183

（2）吸气，左脚向左转动90°，右脚朝着左方稍稍转动，使身体正面朝向左方（图5.183）。

（3）呼气，屈左腿，直到大腿与地面平行，膝盖不超过脚尖，抬头，眼睛注视双手。停留1次呼吸，以稳定身体（图5.184）。

（4）呼气，身体向前倾斜，胸部逐渐靠近左大腿（图5.185）。

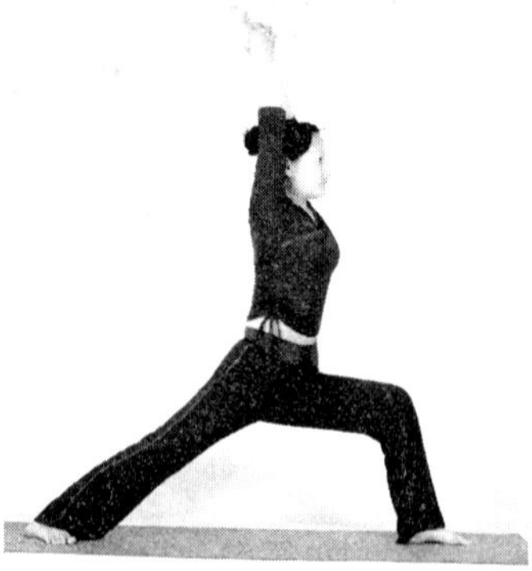

图5.184

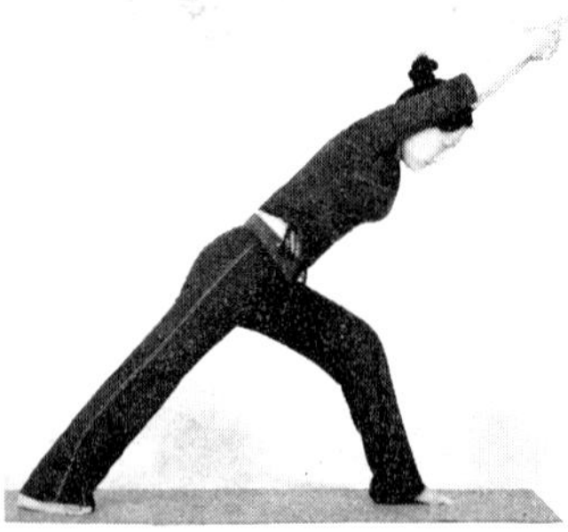

图5.185

（5）右腿完全伸直，手臂、上身和左腿形成一条直线，与地面平行（图5.186）。

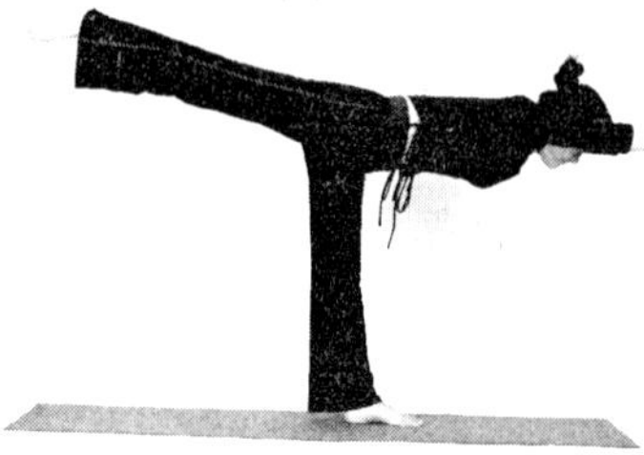

图5.186

（6）还原后换另一侧重复。

2. 功效

收缩、按摩并强化腹部器官，促进注意力的集中，保持脊柱的弹性，帮助人们达到体态的平衡与内心的平和。

3. 注意事项

初学者可依靠着墙练习，以免摔倒，集中注意力，以保持平衡。

（六）前伸展式

1. 体位法练习要点

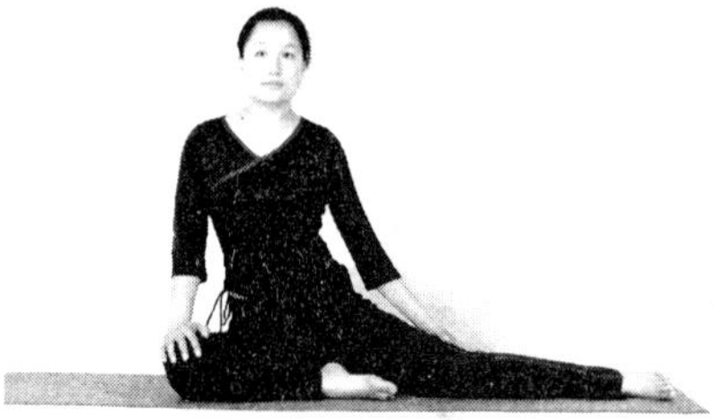

图 5.195

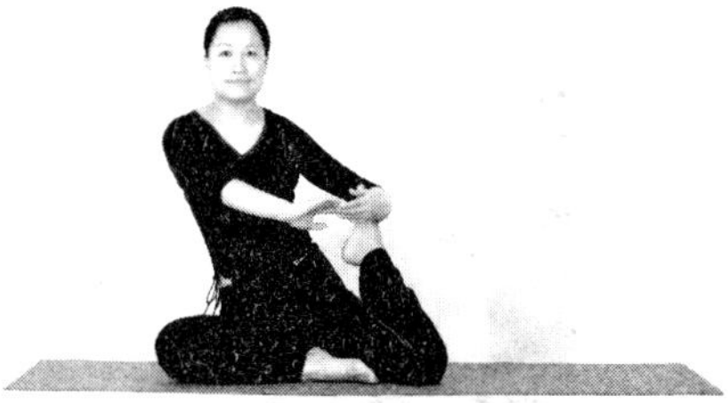

图 5.196

(3) 呼气，右手越过头顶，与左手勾住，左腿向左侧蹬展，眼睛看向右上方。均匀缓慢地呼吸，保持 30 秒，吸气还原。呼气，整个身体放松，随后完成对侧练习（图 5.197）。

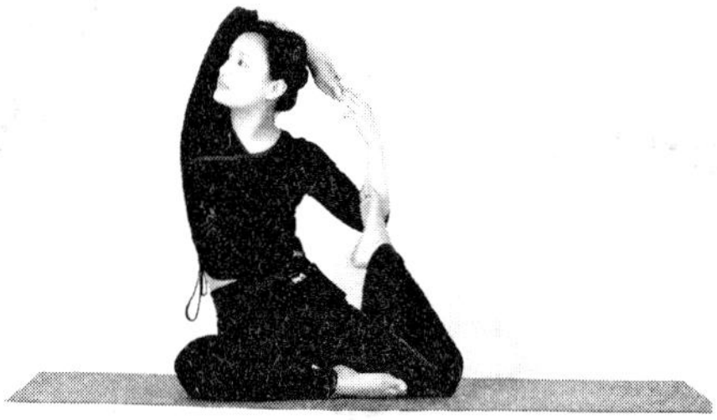

图 5.197

2. 功效

伸展大腿前侧肌群、侧腰、前臂；挤压对侧腰腹、内脏；强化大腿、腰腹、前臂线条。这是都市女性非常喜爱的塑形体位之一。

3. 注意事项

双膝弯曲打开时，应保持成一直线。

（九）回望式

1. 体位法练习要点

(1) 坐立，双腿左右尽力分开，吸气，双臂侧平举（图 5.198）。

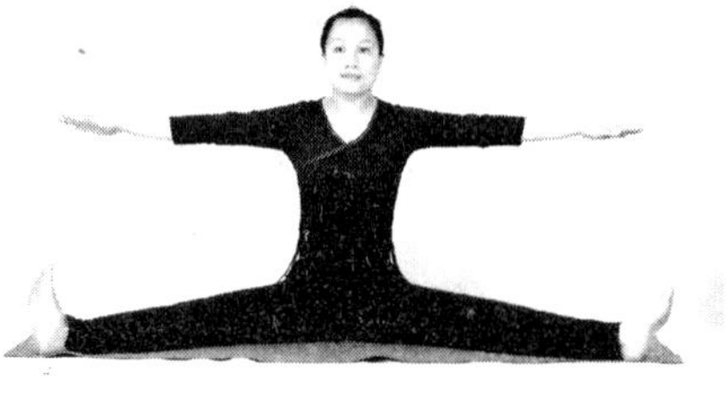

图 5.198

(2) 呼气，身体略向右弯腰，左手抓住右脚脚踝，伸出右手向身后打开(图 5.199)，吸气起身。

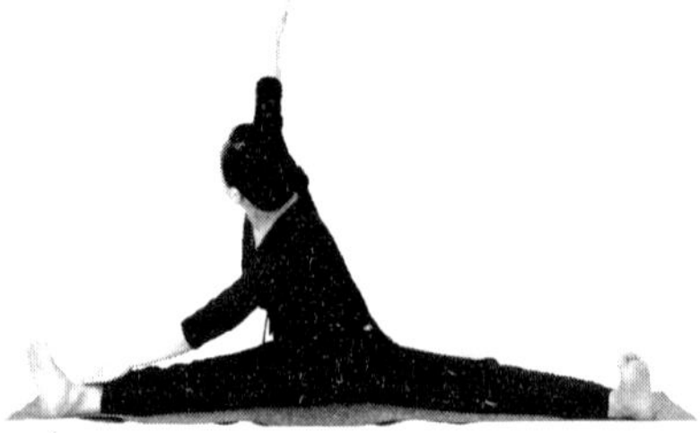

图 5.199

2. 功效

拉伸大腿韧带和肌肉群，扩展胸部，伸展双臂。

(十) 舞者式

1. 体位法练习要点

(1) 站立，双脚并拢，向后抬起左脚(图 5.200)。

(2) 吸气，右臂伸直向上伸展并抬高左腿(图 5.201)。

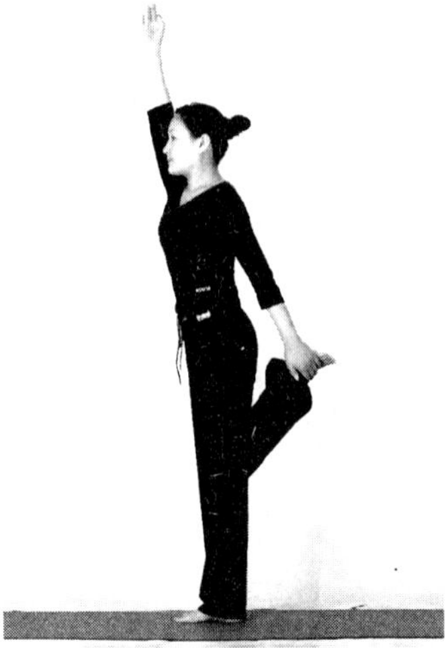

图 5.200

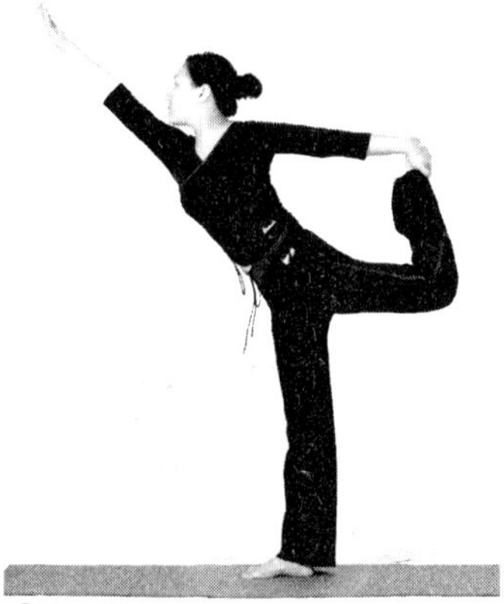

图 5.201

(3) 呼气还原。做反方向练习，双膝尽量向上，身体尽量伸直，眼睛看伸展的手的方向。

2. 功效

使侧腰得到挤压，收紧腰、腹、臀部肌肉，强化腿部力量，提高平衡能力。

2. 功效

(1) 它是发展平衡和协调感的一个极佳姿势，可按摩腹部器官，补养和加强两踝、两膝和腿肚子肌肉。

(2) 按摩腹部器官，消除腹部脂肪，缓解便秘。

(十三) 单、双腿背部伸展

1. 体位法练习要点：

(1) 坐立，右腿折回，腿贴地，脚跟靠近会阴部，双臂尽量上举（图 5.209）。

(2) 身体向前向下伸展，胸部贴在左大腿上，双手扶左脚（图 5.210）。

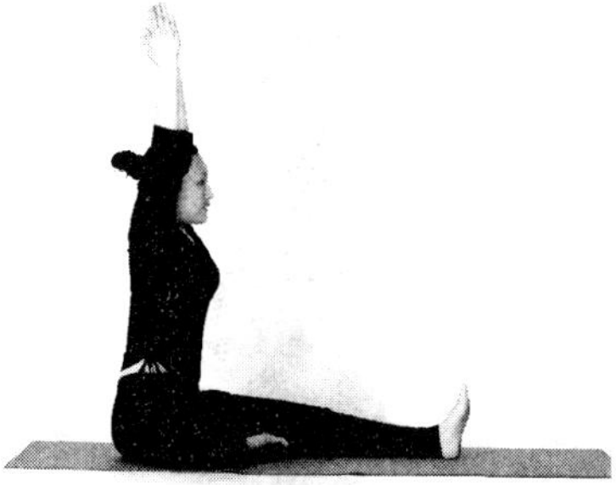

图 5.209

图 5.210

(3) 坐立在垫子上，吸气，两臂伸直向上抬高，同时向前伸直双腿（图 5.211）。

(4) 呼气，身体向前向下伸展，尽量用你的腹部贴近你的双腿，双手尽量抓住双脚（图 5.212）。

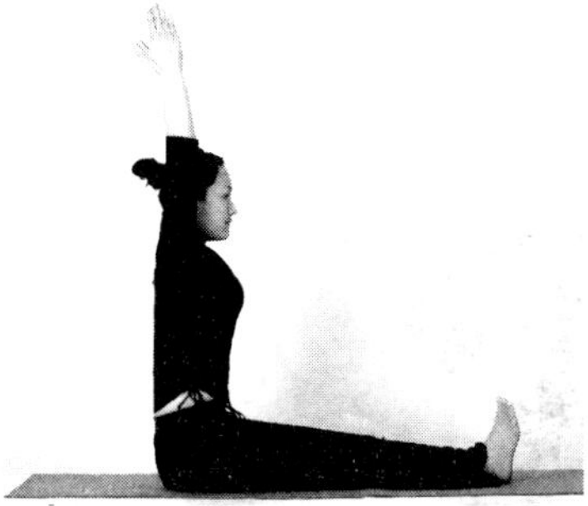

图 5.211

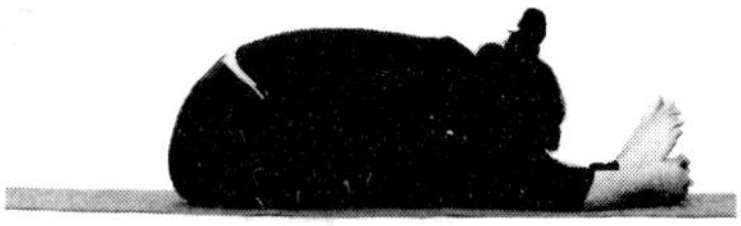

图 5.212

2. 功效

滋养背部脊柱神经，改善消化和排泄系统；促进骨盆区血液循环。

（十四）骆驼式

1. 体位法练习要点

（1）跪立，双腿分开与肩同宽，腰背挺直（图 5.213）。

（2）吸气，身体慢慢向后仰（图 5.214）。

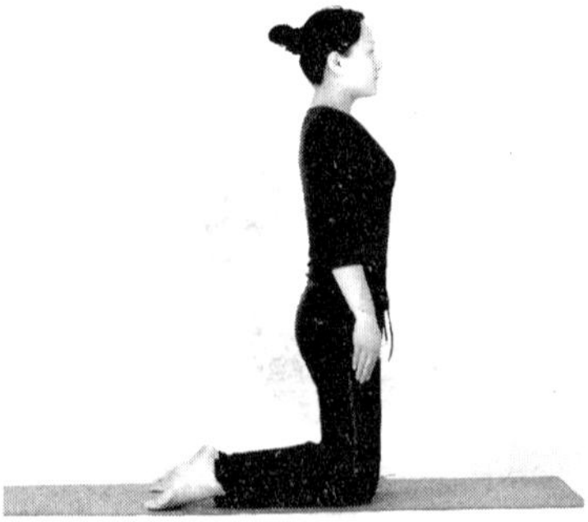

图 5.213

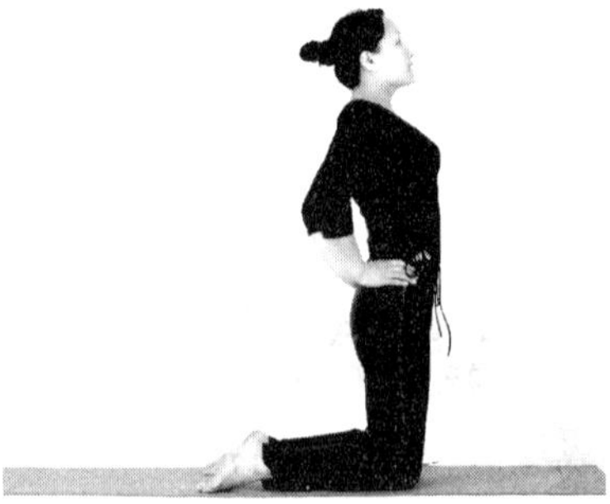

图 5.214

（3）呼气，双手扶脚跟，放松头部，头向后仰，髋部前送，脊柱向前推，尽量让大腿与地面垂直（图 5.215），保持数秒，自然地呼吸。

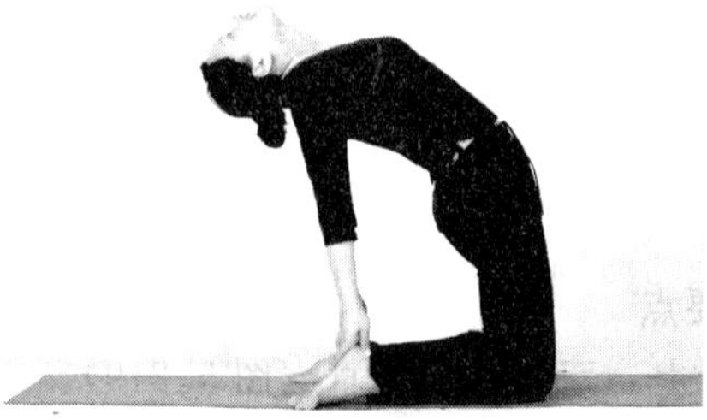

图 5.215

2. 功效

扩展胸部，预防乳房下垂，矫正驼背，柔软肩关节。

3. 注意事项

患高血压或者低血压、偏头痛、腰椎和颈椎疾病不建议练习此式。

（十五）弓式

1. 体位法练习要点

（1）俯卧（图 5.216）。

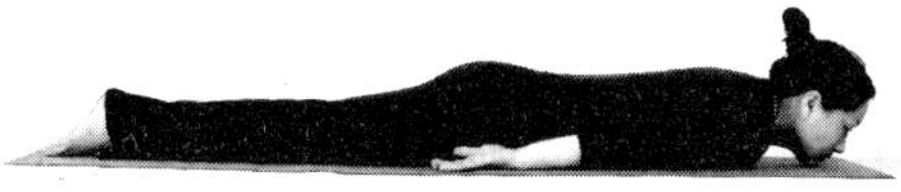

图 5.216

（十八）顶礼式

1. 体位法练习要点

（1）双腿左右尽力分开，吸气，双臂高举过头（图 5.224）。

（2）呼气，弯腰，双手着地把头顶在垫子上，并和双脚在一条直线上（图 5.225）。

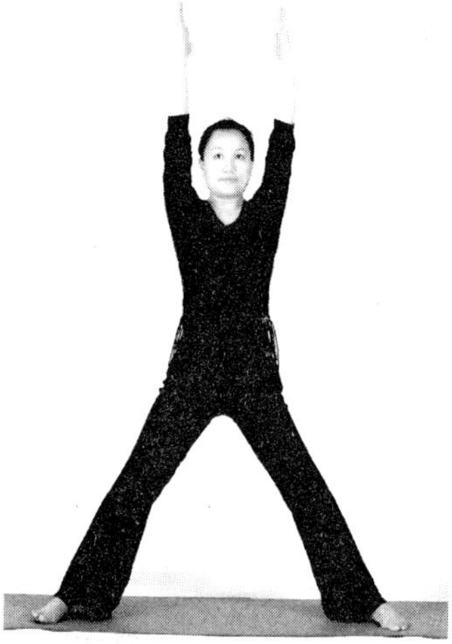

图 5.224

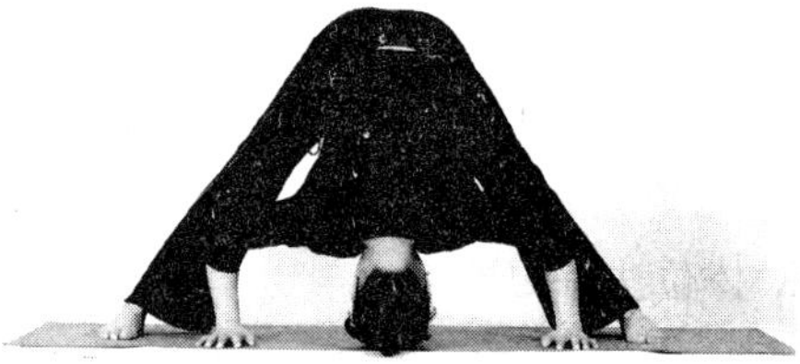

图 5.225

（3）双手掌背后合十。指尖指向头顶方向，头部、双脚在一条直线上（图 5.226）。

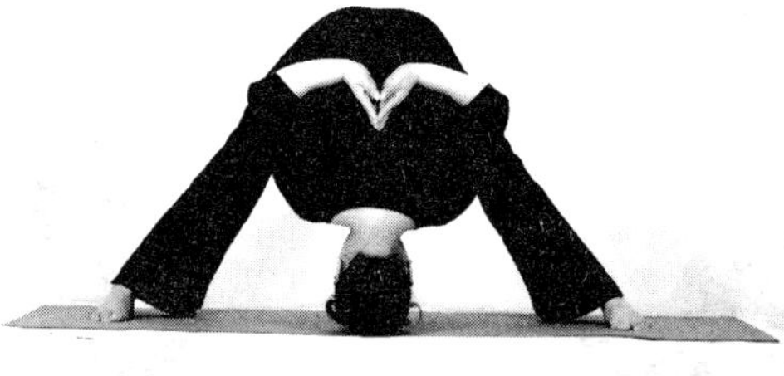

图 5.226

2. 功效

对做头倒立和其他倒立姿势有困难的人来说，此式是个好姿势。增加对上身躯干及头部的血液供应。伸展骨盆、腘旁腱和双腿肌肉群。

（十九）半莲花前伸展

1. 体位法练习要点

（1）长坐在垫子上，屈右膝，将右脚掌掌心向上搭放在左大腿根部，双手指尖朝前放在臀部后方的垫子上（图 5.227）。

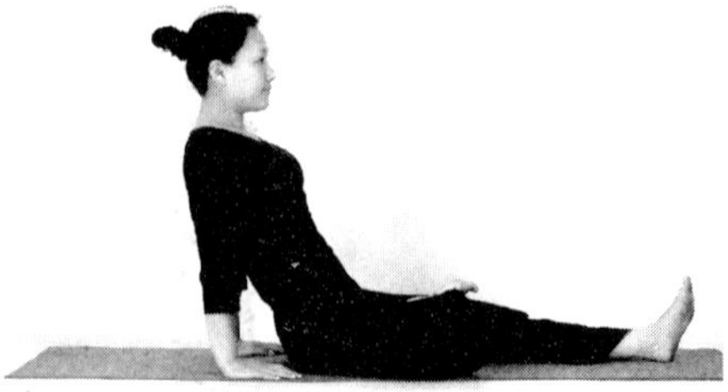

图 5.227

（2）吸气依次抬起右腿、臀部及腰部，头自然后仰（图 5.228）。呼气，慢慢地还原头部、腰部及臀部。

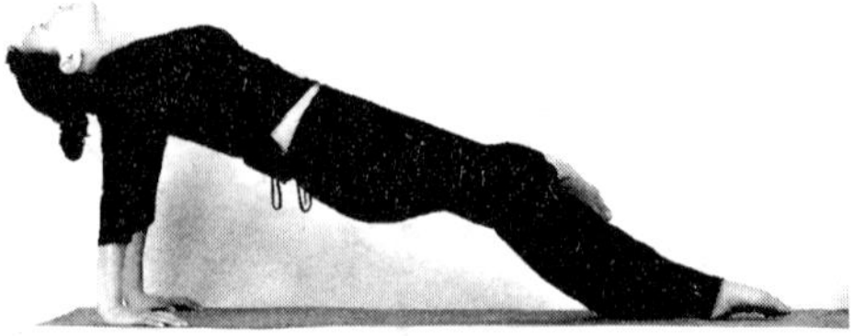

图 5.228

2. 功效

伸展颈部，打开胸部的同时可向骨盆输送新鲜血液。

（二十）犁式

1. 体位法练习要点

（1）平躺，全身放松，两腿伸直（图 5.229）。

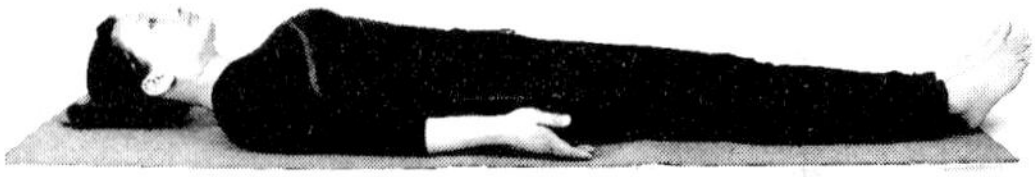

图 5.229

（2）吸气，两手向下用力，收缩腹肌，抬两腿直至与地面成 90°（图 5.230）。

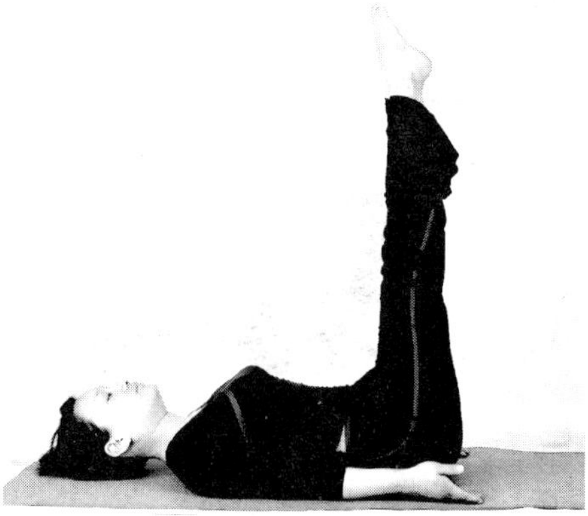

图 5.230

(3) 到达 90°角后呼气，双手托腰，继续将腿伸过头后，此时下背部与臀部已自然离开地面（图 5.231）。

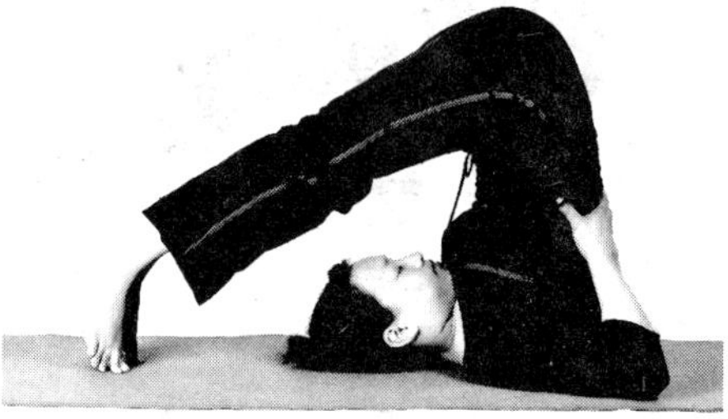

图 5.231

2. 功效

促进血液循环，除滋养脊柱神经外，也可养颜护肤。此外该动作还可消除背痛、腰痛，减除腰部、髋部、腿部的脂肪。同时对于内脏各器官也十分有益。

3. 注意事项

回位过程中，应尽量缓慢，让脊柱一节节触地，整个过程中，头部始终不离开地面。女性在月经期避免做这个姿势；患有坐骨神经痛的人禁做该姿势；有高血压的人应在教练员指导下练习此式。

三、高级课程

（一）高级拜日式——太阳式 A

1. 体位法练习要点

(1) 站立在垫子的前一端，双脚脚尖与脚跟并拢（山式站立），脊柱伸直，收腹、收臀、下颌微微内收（图 5.232）。

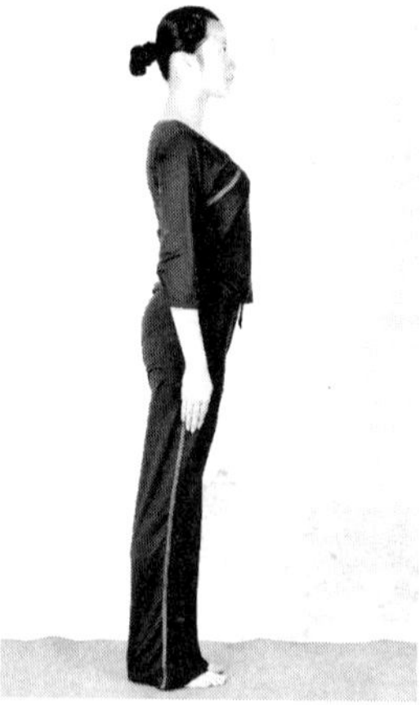

图 5.232

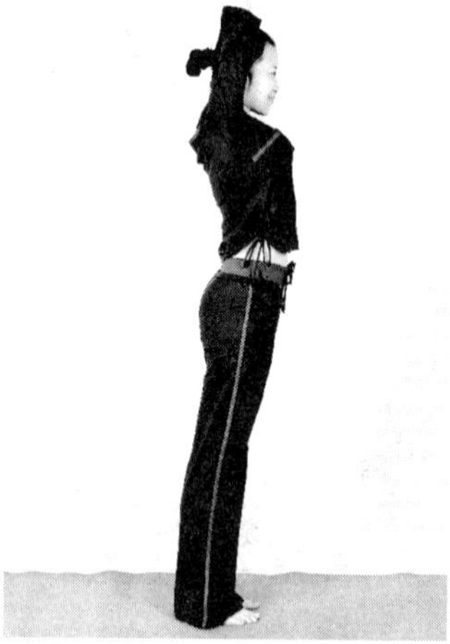

图 5.233

（2）吸气，双臂从身体两侧向上展开，双手置于头顶，掌心相对，抬头眼睛看向天花板（图 5.233）。

（3）呼气，从身体两侧打开双臂，以髋部为折点上体向前向下，将身体靠近双腿，双手放在脚两侧垫子上（图 5.234）。

（4）吸气，抬头伸展背部，弯曲双膝（图 5.235）。

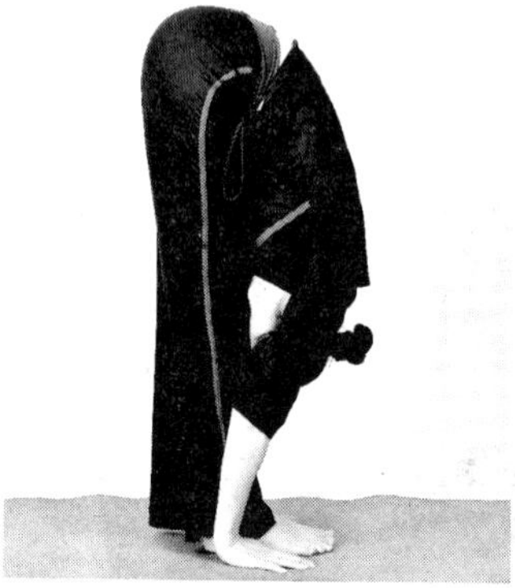

图 5.234

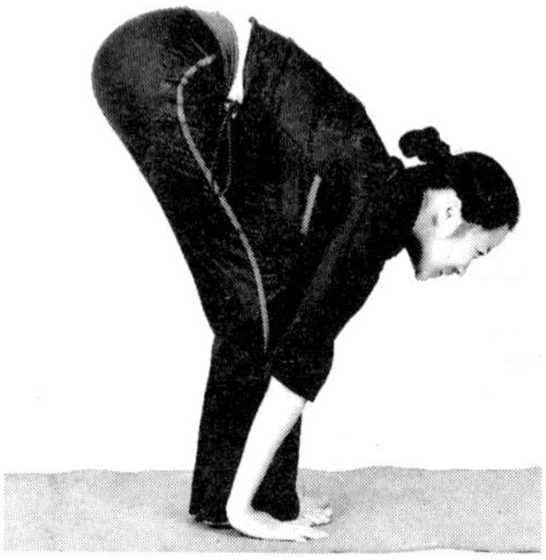

图 5.235

（5）呼气，走或者跳回斜板式（双脚是并拢的），屈肘木板式（图 5.236、图 5.237）。

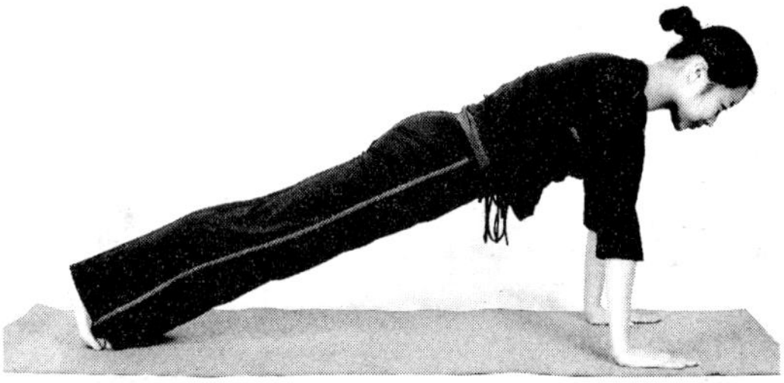

图 5.236

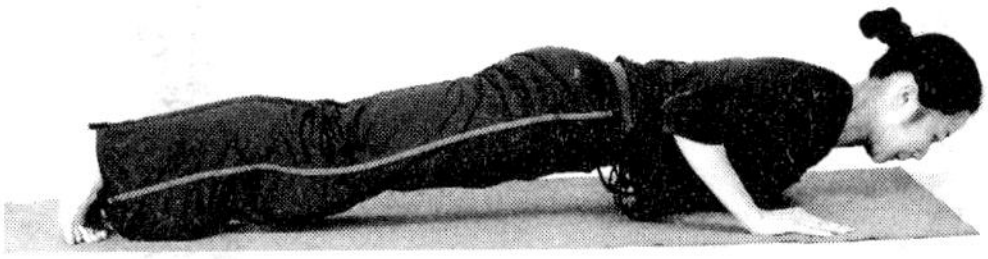

图 5.237

(6) 吸气，打开双脚与肩同宽，脚背着地，抬头、上犬式，支撑点在双手和双脚脚背上（图 5.238）。

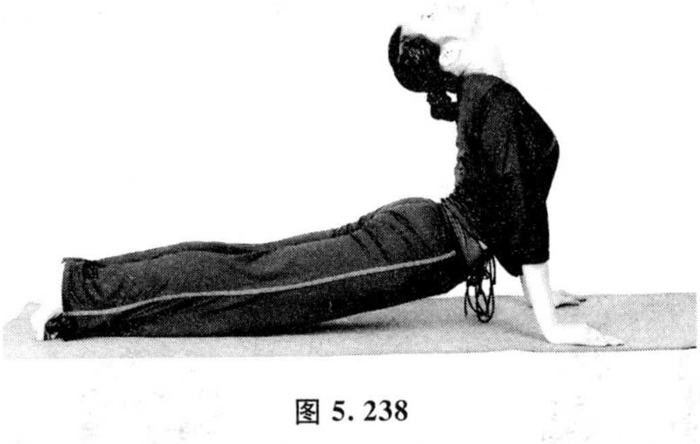

图 5.238

(7) 呼气，双脚掌心着地，还原下犬式（图 5.239）。

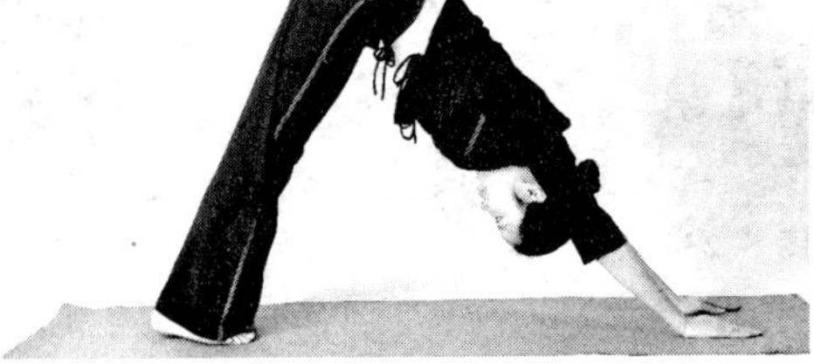

图 5.239

(8) 吸气，抬头，弯曲双膝，双脚走或跳回双手之间（图 5.40）。

(9) 呼气，伸直双腿，将腹部贴近双腿。

(10) 吸气，抬头，双臂从身体两侧打开，带动上体向上伸展(图 5.241)。

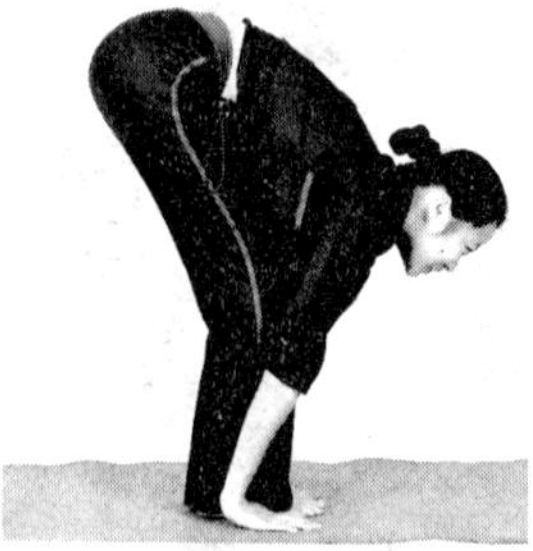

图 5.240

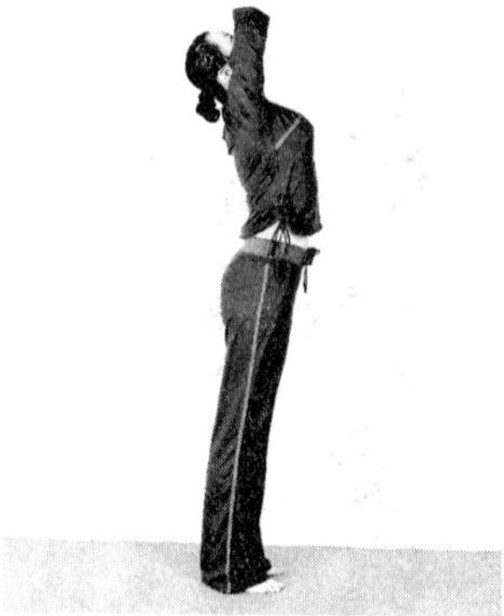

图 5.241

(11) 呼气，双臂还原身体两侧，头回正中，调整呼吸。

2. 功效

与拜日式（初级、中级）相比，这组动作加强了对脊柱的练习，能够使脊柱变得更柔软、可以更充分地刺激脊柱的神经系统。

（二）高级拜日式——太阳式 B

1. 体位法练习要点

(1) 站立在垫子的前一端，双脚脚尖与脚跟并拢（山式站立），脊柱伸直，收腹、收臀、下颌微微内收（图 5.242）。

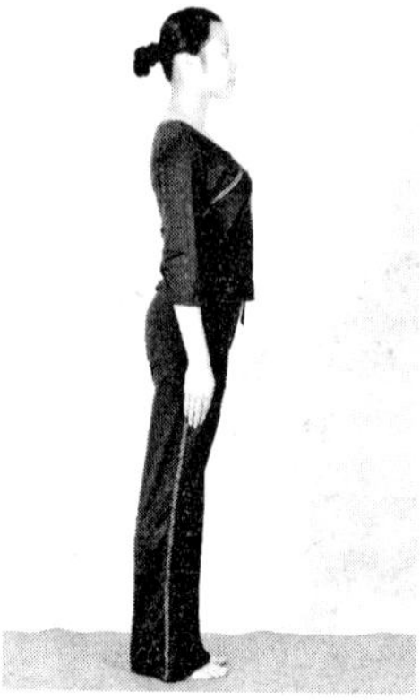

图 5.242

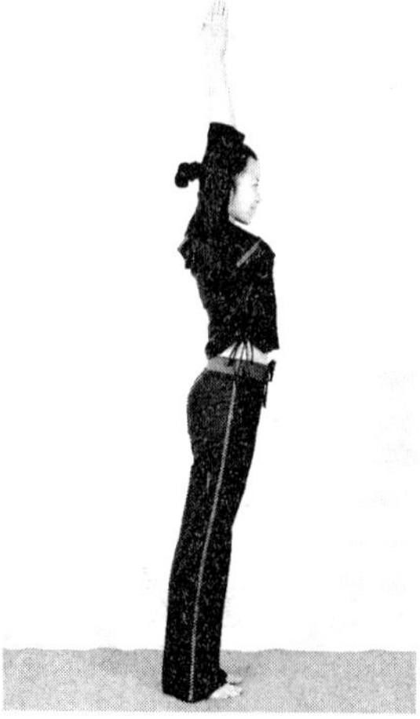

图 5.243

（2）吸气，双臂从身体两侧向上伸展，双手置于头顶，手掌心相对，抬头，眼睛看向天花板（图 5.243）。

（3）呼气，以髋部为折点上体向前向下，将身体靠近双腿，双手放在脚两侧垫子上（图 5.244）。

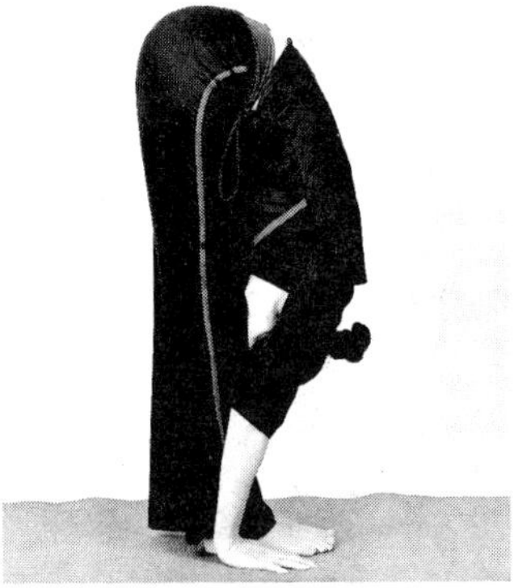

图 5.244

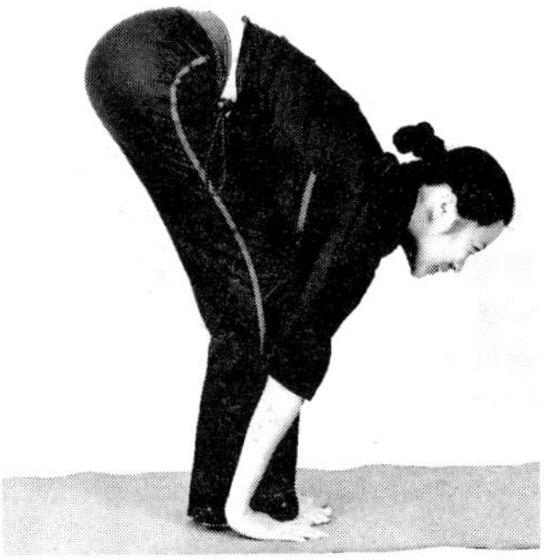

图 5.245

（4）吸气，抬头伸展背部，弯曲双膝（图 5.245）。

（5）呼气，走或者跳回斜板式（双脚是并拢的），屈肘木板式（图 5.246）。

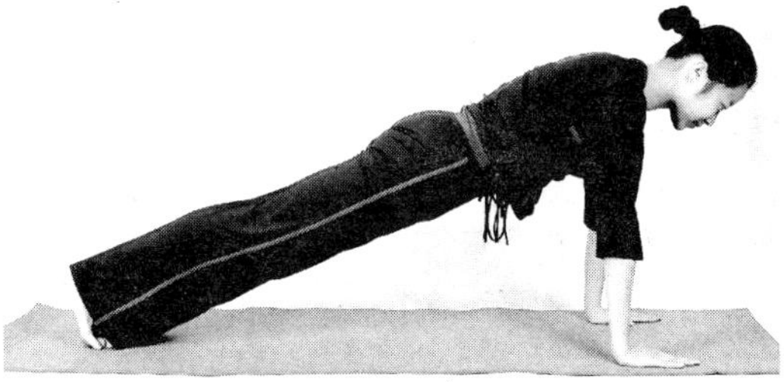

图 5.246

（6）吸气，上犬式（图 5.247）。

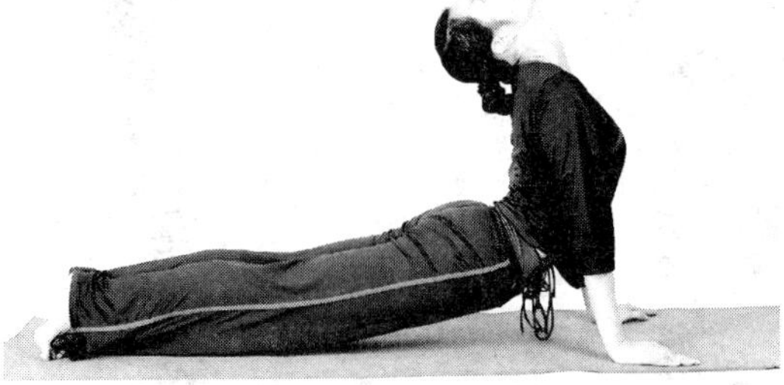

图 5.247

（7）呼气，下犬式，调整5个呼吸（图5.248）。

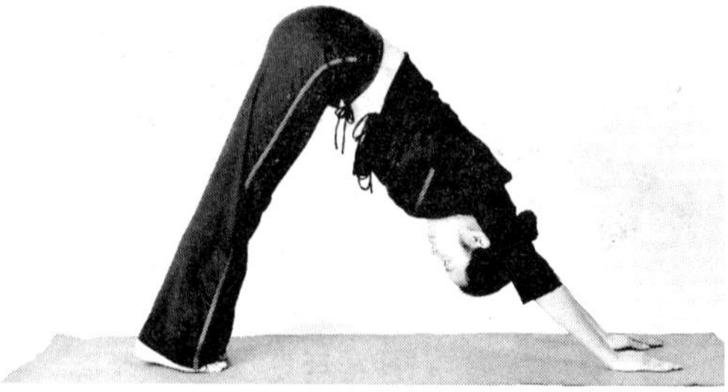

图5.248

（8）吸气，左脚侧转，右脚向前跨一步到双手之间（图5.249）成战士一式（图5.250）。

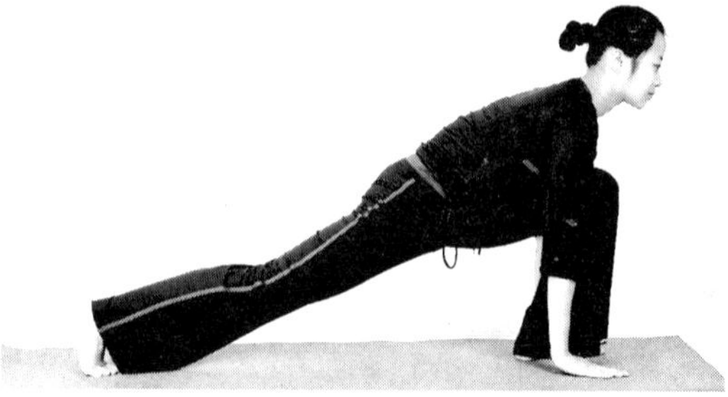

图5.249

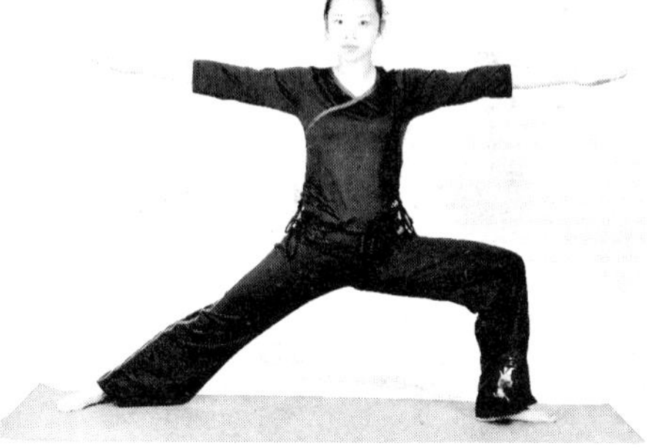

图5.250

（9）呼气，手还原放在脚两侧垫子上，右脚后撤（双脚并拢）成斜板式（图5.251）和屈肘木板式（图5.252）。

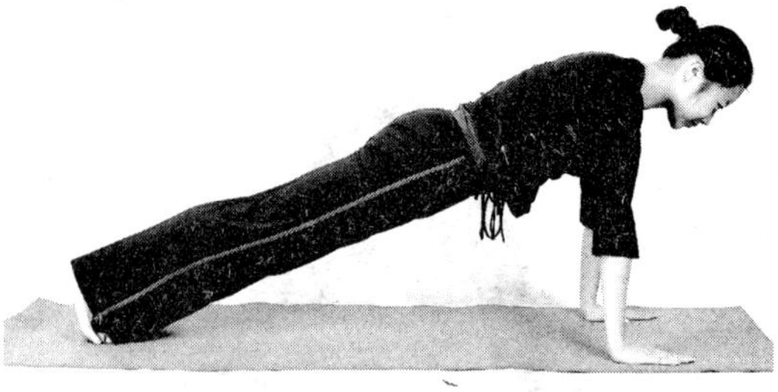

图 5.251

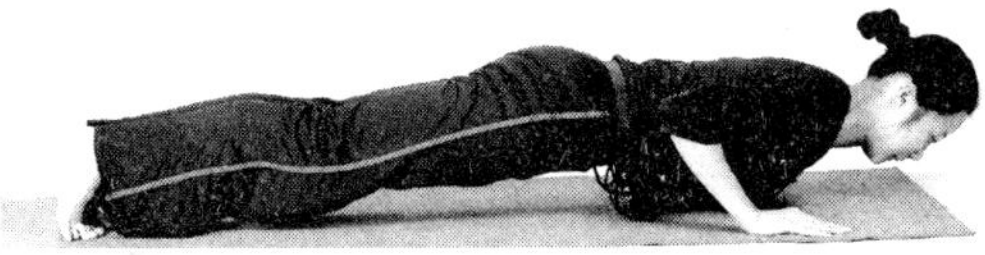

图 5.252

2. 功效

伸展颈部，扩展胸部的同时可向骨盆输送新鲜血液。

（三）前伸展式

1. 体位法练习要点

（1）侧卧，双腿伸直（图 5.253）。

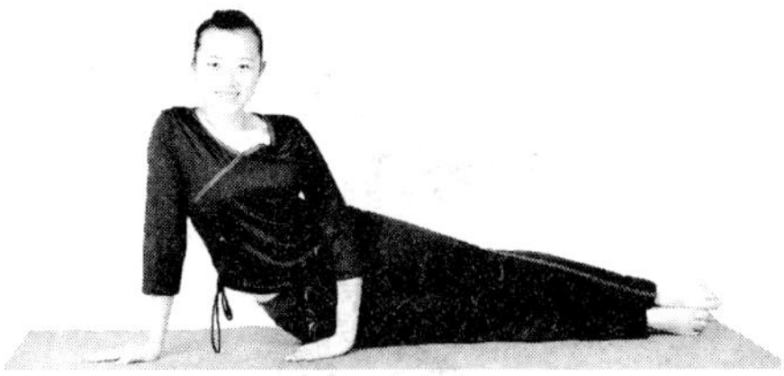

图 5.253

（2）左腿抬起，左手抓左脚尖，身体侧打开，尽量向上伸直（图 5.254）。

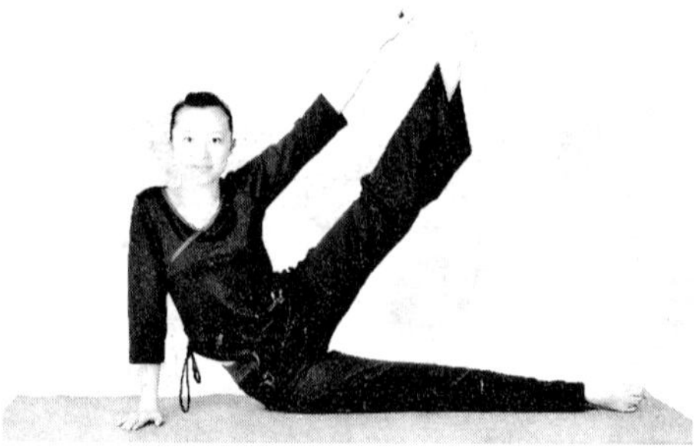

图 5.254

（3）右手臂用力支撑住身体，头、胯、脚、脚尖在同一个平面，双腿伸直（图 5.255）。

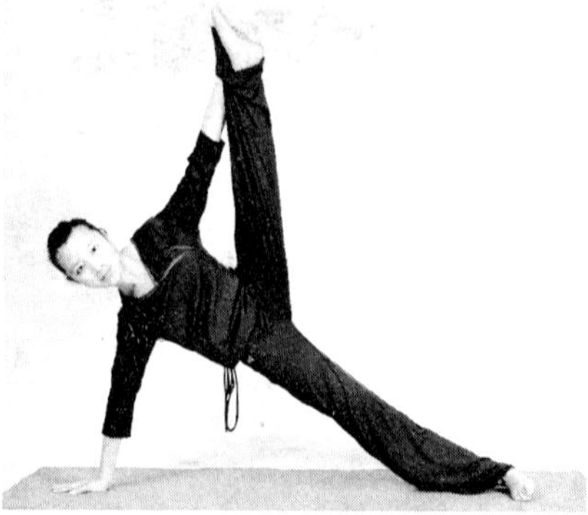

图 5.255

2. 功效

强壮手臂力量，加强平衡能力，消除腹部脂肪，拉伸大腿内侧韧带。

（四）蛙式

1. 体位法练习要点

（1）俯卧（图 5.256）。

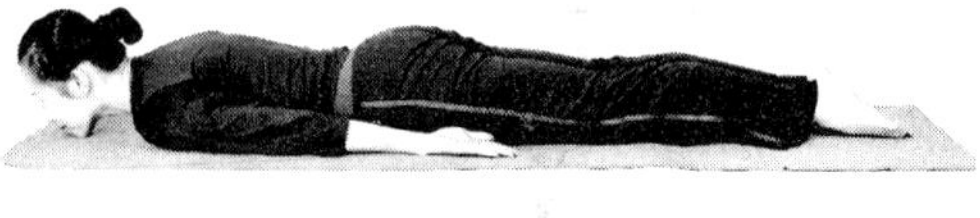

图 5.256

（2）屈双膝，双手抓住脚背，指尖向下（图 5.257）。

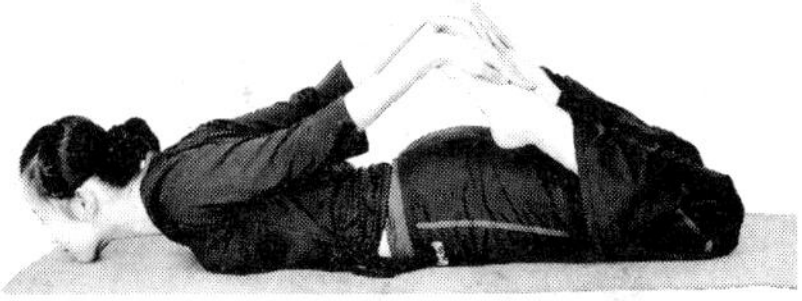

图 5.257

（3）头、肩、胸向上抬起，旋转手腕，指尖向前，双手尽量将双脚压向臀部外侧的地板上（图 5.258）。

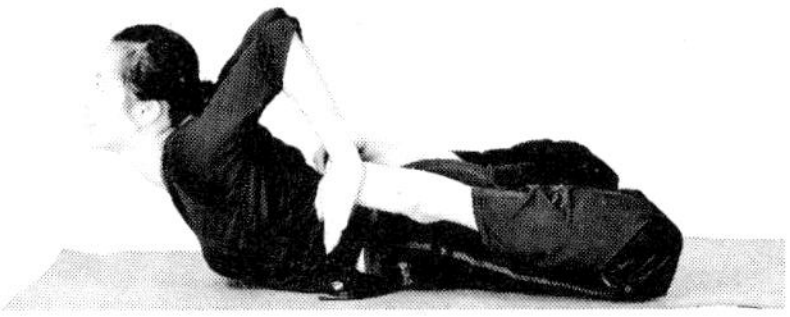

图 5.258

2. 功效

按摩胸、腹部器官，保养卵巢。强壮膝关节及脚踝。

（五）侧腿平衡

1. 体位法练习要点

（1）站姿（图 259）。

（2）右腿抬起，右手抓住脚跟外侧、向右侧方向伸展（图 5.260）。

（3）左手向左上方伸展保持平衡，并将右腿向上伸直，上身尽量伸直，整个身体尽量保持在一个平面上（图 5.261）。

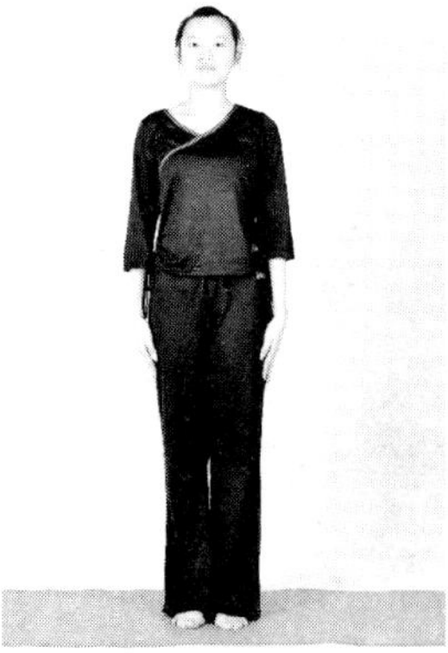

图 5.259

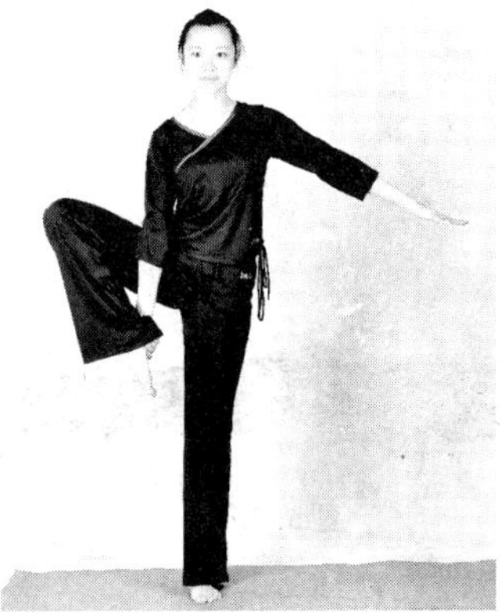

图 5.260

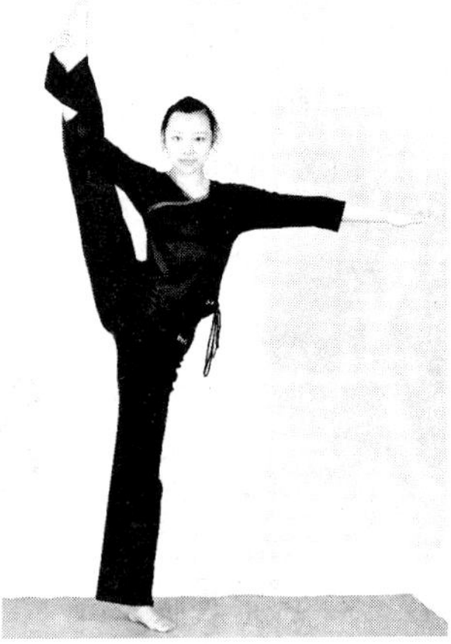

图 5.261

2. 功效

增强腿部肌肉，消除大腿多余脂肪。平衡身体，集中注意力。

（六）头倒立

1. 体位法练习要点

（1）跪在地板上。交叉你的手指并把前臂放在地板上，肘部与肩同宽。轻轻地动摇上臂向外，但把内侧的腕关节坚固地压向地板。把头顶放在地板上。假如你是刚开始练习这个体式，把掌根压在一起，让你的头后偎依着紧握的手（图 5.262）。

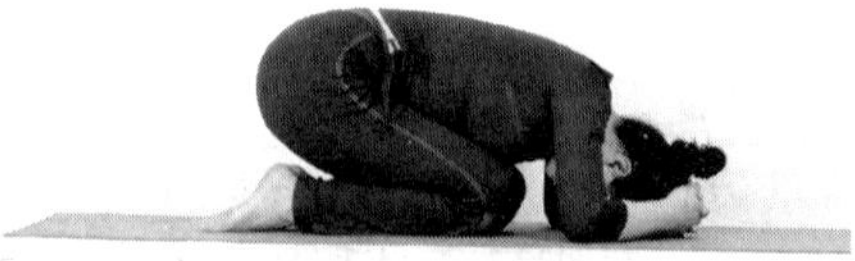

图 5.262

（2）吸气并从地板处提起膝盖。脚警惕地向肘关节方向走，脚跟抬高。从大腿高处积极提起，形成倒“V”形。固定肩胛骨在背部并向尾骨的方向提起它们，这样躯干前侧尽可能保持长。这可以防止肩膀的重量塌陷到你的脖子和头部（图 5.263）。

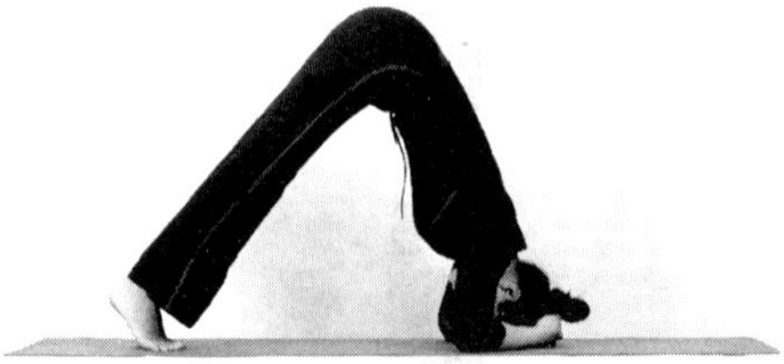

图 5.263

（3）呼气，从地板提起你的脚。在同一时间提起你的脚，即使这意味着弯曲你的膝盖并轻轻地跳离开地板。当脚（或者大腿，假如你的膝关节是弯曲的话）举起垂直地板时，稳定尾骨防止骨盆向后。把大腿上部轻轻向内旋转，积极地向天花板的方向压脚跟（伸展膝关节，假如你是屈膝的话）。足弓的中心应该和骨盆的中心顺位，使它们对着头顶并顺位（图 5.264）。

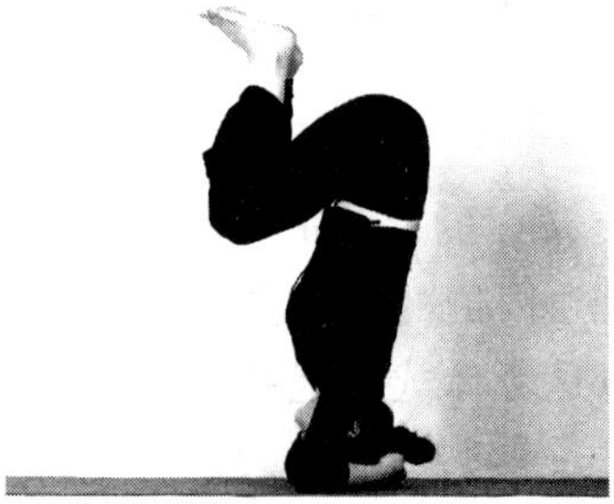

图 5.264

（4）加强外侧手臂向内，并放松手指。持续把肩胛骨压进背部，拓宽它们，拉它们朝向尾骨的方向。双臂的重量保持平衡。你的尾骨持续向脚跟的方向提起是非常必要的。一旦脚后通过脚跟完全伸展，保持这种伸展并通过压大脚球向上，这样腿内侧就比腿外侧长（图 265）。

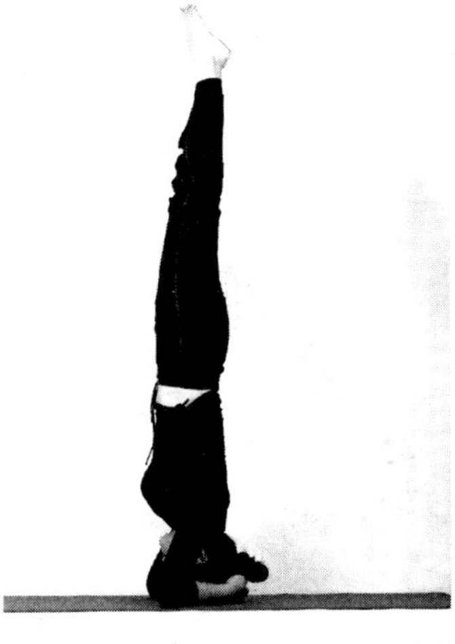

图 5.265

2. 功效

使肩膀、背部变得结实，强壮颈部，缓解由于地球引力造成的身体器官压迫。向头部、上半身输送健康的血液，使头脑清醒。

3. 注意事项

请在教练的指导帮助下完成，患有高血压的人不能练习此式。

（七）束脚式

1. 体位法练习要点

（1）坐姿，双脚掌相对，脚跟靠近身体（图 5.266）。

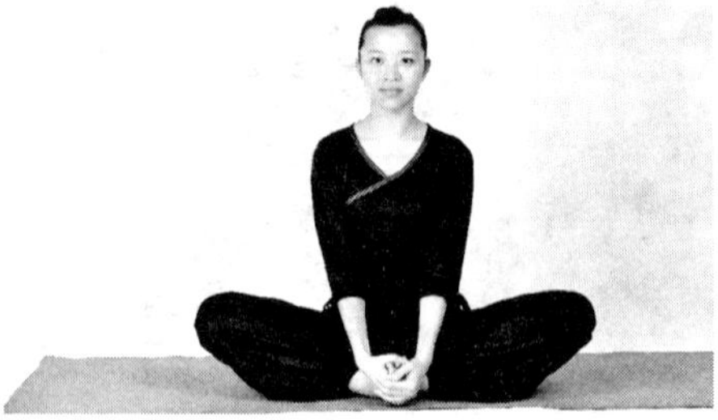

图 5.266

（2）双手抓住双脚身体向下压，前额接触地板（图 5.267、图 5.268）。

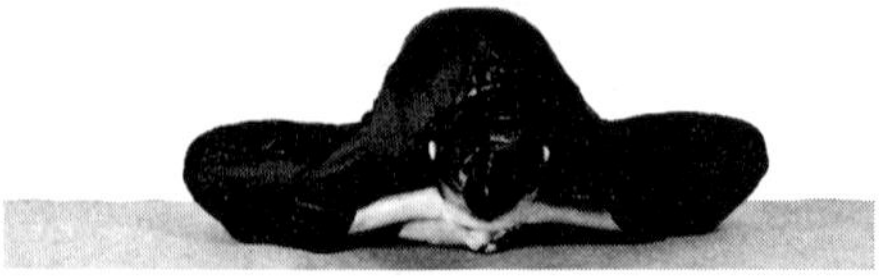

图 5.267

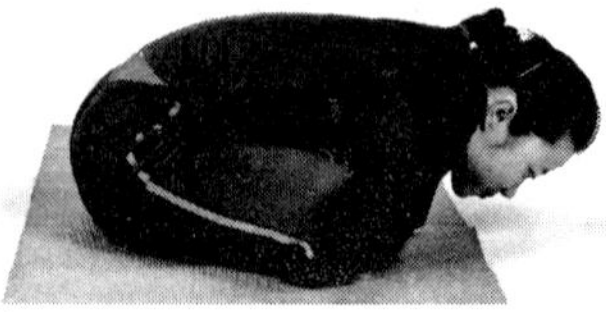

图 5.268

2. 功效

防止静脉曲张。可增加背部、腹部、骨盆的血液循环，可调整女性的月经不调，保养卵巢。促进膀胱、双肾、前列腺的健康。按摩腹部器官，灵活髋部。

（八）鸽王式

1. 体位法练习要点

（1）如鸽子般双臂向上向后抓住脚（图 5.269、图 5.270）。

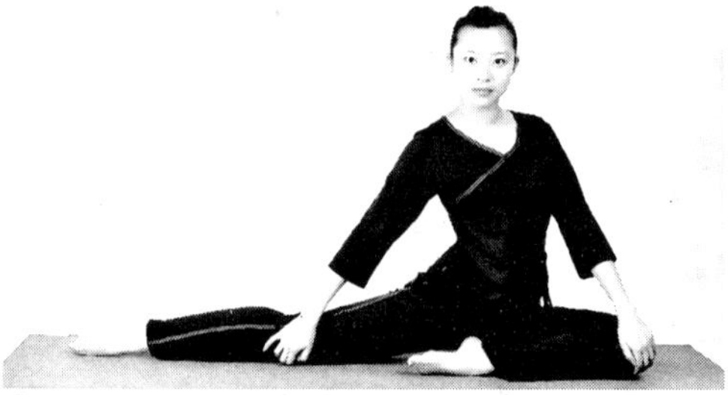

图 5.269

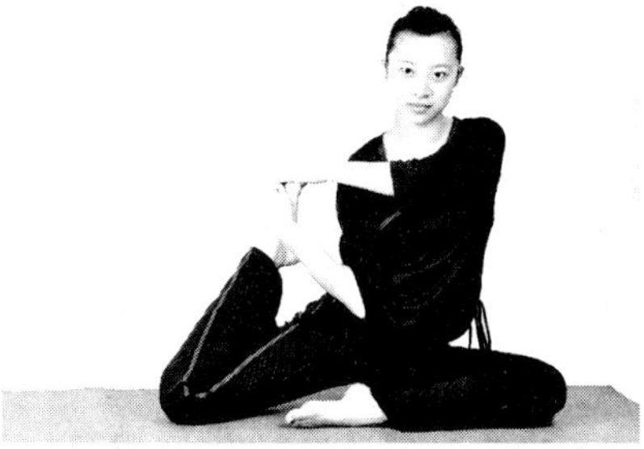

图 5.270

（2）头后仰，脊椎充分向后弯。大腿贴近地面。胸向前抬起，像鸽子一样（图 5.271）。

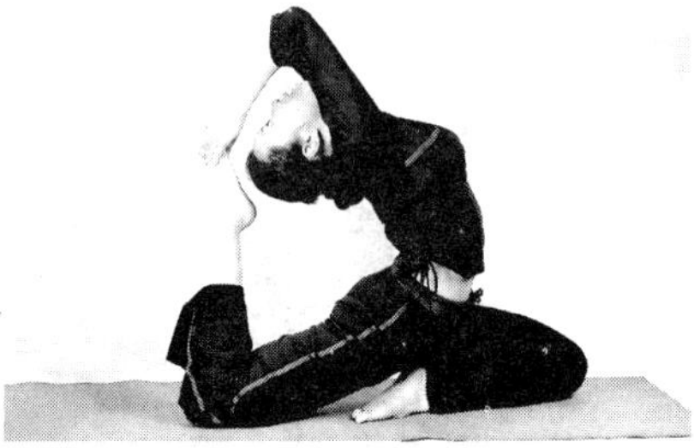

图 5.271

2. 功效

促进脊椎的血液循环，可强壮腿部及脊柱各关节，燃烧腹部脂肪。

（九）全舞王

1. 体位法练习要点

（1）直立站姿，右腿弯曲，右手抓住右脚踝（图 5.272）。

（2）将右脚拉向头顶上方，身体微前倾（图 5.273）。

（3）然后左手也从耳后抓住右脚，左腰伸直，颈部放松（图 5.274）。

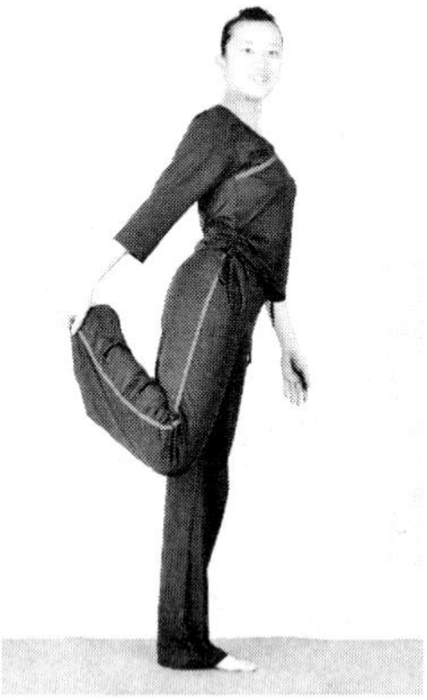

图 5.272

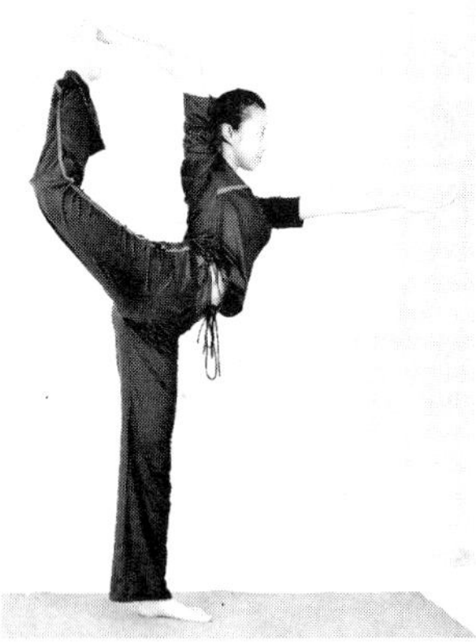

图 5.273

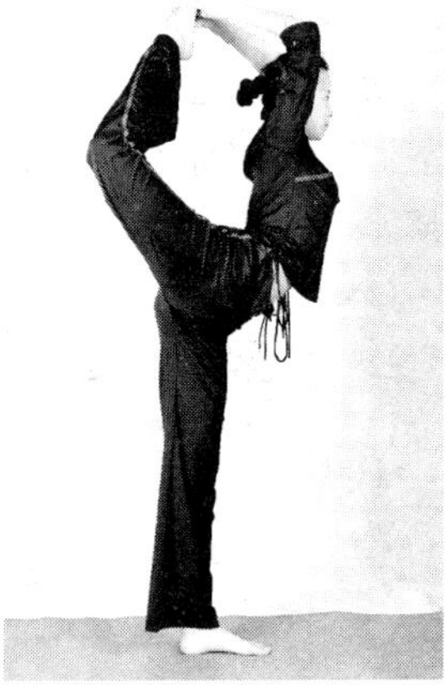

图 5.274

2. 功效

柔软腰部、肩部、腿部，锻炼身体平衡能力。

3. 注意事项

练习时，可以面对墙站着，把朝向前方伸出的那只手放在墙上，走近，使胸部逐渐展开。舞王姿势练习及变体练习可能有一定难度，可以先练习这个单腿弓式强化腰背柔韧性。

（十）蛇王式

1. 体位法练习要点

（1）俯卧（图5.275），双手掌心向下置于胸部两侧。

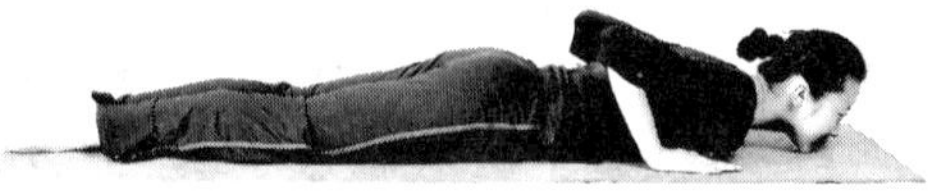

图 5.275

（2）双手撑起来，双腿弯曲（图5.276）。

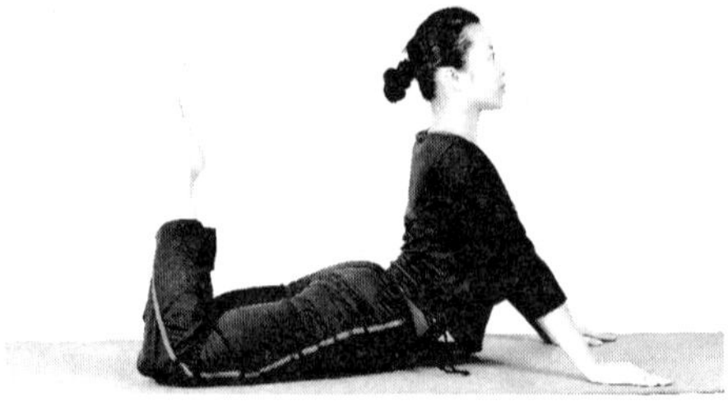

图 5.276

（3）头、胸向后仰，脚尖接触头顶，腹部可以稍微离地（图5.277）。

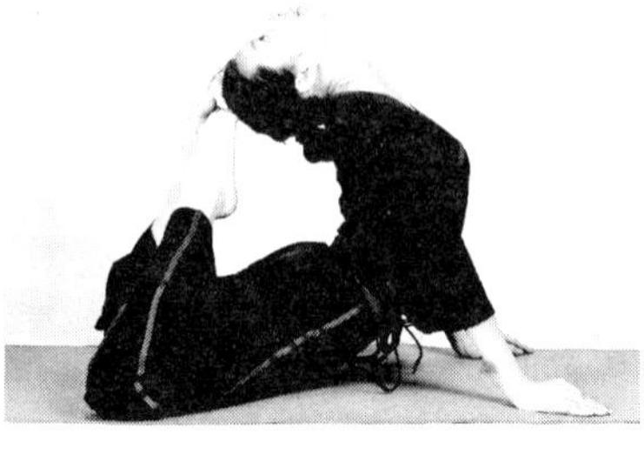

图 5.277

2. 功效

增强脊椎柔软度，强化背部肌肉群，增强肺活量。

练习与思考

1. 瑜伽常用坐姿有哪些?
2. 简述蝴蝶功体位练习的要点、功效和注意事项。
3. 简述眼镜蛇扭转式体位练习的要点、功效和注意事项。
4. 简述向太阳致敬体位练习的要点、功效和注意事项。
5. 简述高级拜日式——太阳式A体位练习的要点和功效。

第六章　调息法

本章概要

本章共两节，主要介绍了瑜伽调息的基本常识和常用的呼吸练习。通过瑜伽呼吸法的练习，可以洁净呼吸系统，排出身体毒素，从而达到思想纯净的状态。

瑜伽调息法是用来洁净身体的瑜伽呼吸练习。呼吸是人最重要的机能。瑜伽认为，人的呼吸量是有一定限度的，缓慢绵长的呼吸是长寿的关键，正如鹤与龟以缓慢温和的长息呼吸法而长寿。瑜伽呼吸法是瑜伽修习方法中最简单也是最深奥的方法，是一切修养的基础。呼吸就是生命，如果没有食物和水，人的生命还可以维持好几天；但是如果没有了呼吸，我们就可能在几分钟之内失去宝贵的生命。在瑜伽理论中，瑜伽学者们常常形容呼吸就是吸取生命之气。

第一节　调息基本常识

正如瑜伽所言：改变你的呼吸，就改变了你的身体；改变你的呼吸，就改变了你的心灵；改变你的呼吸，就改变了你的命运。

我们仔细观察过婴儿睡觉时的呼吸，就会发现婴儿吸气时肚子会鼓起来。这是因为婴儿把新鲜空气吸入体内；婴儿吐气时肚子会扁，这是因为婴儿把浊气呼出体外。瑜伽呼吸正是按照这种原则进行的，这是最原始、最自然的呼吸方法。

对于瑜伽练习者来说，呼吸具有两大功能：供给头部和血液足够的氧分；摄入生命之气，控制意识。通过瑜伽呼吸法的练习，可以洁净呼吸系统，排出身体毒素，从而达到思想纯净的状态。练习此呼吸法，要充分地利用横膈膜做完全的呼吸，通常用鼻子做吸气和呼气的动作，因为鼻子有温暖和过滤空气的作用。瑜伽理论认为，通过呼吸人们可以获得一种叫作 Prana（普拉那）的东西，这种东西不是物质的，但它无处不在，空气中、食物里、阳光里和水中都可以获取。这种被瑜伽学说称为“生命之气”的东西就是精气、精力，你看不到但能时时刻刻感觉到。

十分惊心动魄的“SARS战役”引发了人类太多的思考，这也是对人类的一次警示——“到了该关心健康的时候了!”虽然SARS真正源于何处还是一个有待研究的课题，但人们应该了解90%以上的传染病是通过呼吸道迅速传播的，因此增强体质应从呼吸开始。生命就在于一呼一吸之间。通过瑜伽，让我们重新认识呼吸，重新学习正确的呼吸，真正地最完全地摄入更多的“生命之气”。

练习呼吸之前的准备：

(1) 练习的地点可以在室内或者室外，应选择透风性好、空气清新的地方。

(2) 必须在空腹的状态下练习，饱餐之后做瑜伽呼吸有害健康。

(3) 选择一个十分稳定的姿势，保持身体自然、正直、放松。可以根据具体的呼吸练习采用不同的姿势——坐姿、站姿、仰卧，有些练习甚至可以在走路的过程中完成。

(4) 保持脸部、嘴唇和牙齿的放松，除非有特殊要求，否则一律通过鼻子吸气和呼气。鼻息的方法可以过滤和温暖空气。

(5) 保持有节奏的呼吸，除非有特殊要求，否则不要做悬息（屏气）的练习。

(6) 特殊人群，如孕妇、经期妇女、高血压患者、心脏病患者等应仔细阅读每个呼吸的注意事项，不做或少做瑜伽呼吸练习。

(7) 练习之前清空肠胃和膀胱、清洗鼻腔、牙齿和舌头。

第二节　常用的呼吸练习

在开始瑜伽练习之前，让我们先学习正确的呼吸法。呼吸是瑜伽练习中的精华和关键。不正确的呼吸方法有害身体，甚至会导致疾病。你一定感到疑惑：“从我来到这个世界的第一刻就开始在呼吸，为什么还要学习怎样呼吸?”

也许，在你还是婴孩的时候，你还会平静地、正确地呼吸；但随着年龄的增长，人的思维意识变得越来越复杂、越来越混乱，瑜伽理论认为，人的呼吸受意识的影响，复杂、混乱的思维意识会导致呼吸失去平衡，慢慢地我们就会忘记怎样才是最自然、最正确的呼吸。大部分的成年人都会有呼吸不完全的现象，也就是没有充分利用和发挥肺部的作用。人们可能只用了肺部的三分之一或者二分之一。生活中大部分的人们似乎很习惯做胸式呼吸，也就是说只用肺的上半部来做呼吸，如果长期用这种方式来呼吸，造成的后果就是胸部、肩部的肌肉紧张、脊柱僵硬，大脑供氧不足，出现头晕、头痛等不良现象。

瑜伽呼吸由三部分组成——吸气、悬息、呼气。人们常常认为吸气是呼吸中最重要的部分，但事实上吐气才是最关键的部分。吐出去的废气越多，你才有机会吸入更多的氧气，所以在许多的瑜伽呼吸法中，吐气比吸气时间长，悬息会让氧气停留在体内的时间更长。

一、横隔膜呼吸法

横隔膜呼吸是横膈膜向下降的运动，横膈膜呼吸不同于浅短的呼吸，能使宇宙能量充满整个肺部，供应身体充足的氧气。横膈膜呼吸将体内的废气、浊气、二氧化碳呼出体外。横膈膜上下移动，犹如温和的按摩，促进脏腑的血液循环，增强其机能。

练习时要确保自己的姿势稳定，你可以选取站姿、坐姿或仰卧姿势。对于初学者，建议选择一个舒服的坐姿：简易坐，双盘腿，莲花坐，单盘腿（半莲花坐）。最好能在你的臀部下面放一个垫子，让身体更稳固。练习横隔膜呼吸是学习瑜伽呼吸法的基础。

具体方法：想象你的身体像一个气球，随着深深的吸气，横隔膜下沉、让空气充满整个肺部，先让腹部鼓起，然后让胸部最大限度地扩张，你可以感觉肩膀微微上抬；深深吐气时，横隔膜上移，先放松肩膀、胸部，然后放松腹部，最后收缩腹部肌肉，让所有的废气排除体外。这种呼吸是借助横膈膜的收缩和下压形成吸气动作。每天练习 3～5 次，每次 3～5 分钟。

二、胸式呼吸法

仰卧或伸直背坐着，深深吸气，但不要让腹部扩张；代替腹部扩张的是把空气直接吸入胸部区域。在胸式呼吸中，胸部区域扩张，腹部应保持平坦。然后，当吸气越深时，腹部向内朝脊柱方向收入；吸气时，肋骨是向外和向上扩张的，接着呼气，肋骨向下并向内收。

三、完全呼吸法

完全呼吸可以说是由胸式呼吸和腹式呼吸结合而成的一种呼吸法，呼吸应平缓、深长、稳定。瑜伽理论指出：当呼吸不稳定时，人的思想也会游离不定；当呼吸平稳时，人的思想也会稳定。学好这种呼吸这是体会瑜伽调息法（Pranayama）的基础。有经验的瑜伽师建议：瑜伽调息法是瑜伽练习中非常重要和严格的一项内容，它不但有清理呼吸管道的作用，也有洁净“意识垃圾”的功效，因此在练习瑜伽调息法之前都应先做简单的冥想练习（如做语音冥想50次），让自己身心放松，这样练习的效果会更好。当然你可以根据自己的时间和需要来安排冥想时间的长短。

具体方法：跏趺而坐，臀部略微垫高二寸左右，保持身躯端直而且心念清明警觉。两手舒适地放在膝上，两眼轻闭或微开一线，凝视鼻端。把心意专注于你的呼吸：照平时一样的一呼一吸，丝毫不要用力，只是将心意集中在这呼出、吸入上，保持对呼吸的警觉，心中须明了知道这些是深呼吸，这些是浅呼吸，对呼吸的动作变化无不了然于心。忘掉你周围的环境以及其他一切事物，不可抬眼视物或东张西望。

四、交替呼吸法

这种单鼻孔呼吸的练习可以交替地清理左右呼吸通道，通过一个鼻孔吸气，然后悬息，最后通过另一鼻孔呼气，其呼吸时间的比例是1∶4∶2。先盘腿坐好，用Visnu手印（置右手于鼻子旁，把中指和食指卷起来，呼吸时，用大拇指按右鼻孔，无名指按左鼻孔）。呼吸模式：左鼻孔吸气——悬息（屏气）——右鼻孔呼气——右鼻孔吸气——悬息——左鼻孔呼气。

这种呼吸法能够帮助清理经络，排出毒素，洁净身体，给身体更多的氧气供应，使人精神更加焕发，内心更加安宁、清澈，获得更多的生命之气。这种呼吸每天可以练习3到4个回合，每一个回合可以练习20次左右。

由于瑜伽呼吸练习是相对比较强烈的练习，所以在做完所有的呼吸练习后，应采用仰卧彻底放松身体。

五、喉式呼吸法

这是一种通过鼻子吸气、然后通过喉咙后部发出类似“打鼾”的声音，也就是一种20%气流通过鼻子80%气流通过喉咙呼吸方法。这种喉式呼吸法被广泛地运用到各种类型的瑜伽练习当中。这种呼吸法可以更加稳定姿势，稳定神经和降低血压，让人体摄入更多的Prana（生命之气）。

完成每个姿势练习之后，用有相反作用力的姿势或仰卧、站立等姿势放松身体各部位，放松时仍然用呼吸来调节、带动身体放松至最佳状态。如放松时，把注意力集中在紧张过的部位，吐气时冥想身体的这些部位得到了放松。

六、光洁呼吸法

这是一种快速的腹式呼吸练习，主要以强调吐气的动作来完成，通过有意识的吐气的动作，消除肺的底部所有的残留空气，然后让更多的新鲜氧气通过自然、不强迫的吸气动作进入肺部，达到清理整个呼吸系统的作用。这也是初学者学习瑜伽呼吸法十分有效和重要的一种练习。Kapalaphati 的字面意思是“发光的、闪亮的头脑”，人们通过这种特殊的呼吸方法，能给大脑和身体输送大量新鲜的养分，使头脑更加清醒、充满精力，还可以提高人的记忆能力及集中精神的能力；同时，快速吐气、收缩腹部肌肉的动作，使横膈膜上抬，达到按摩腹部内脏和心脏、消除腹部脂肪的作用。

具体方法：选择简易坐或者莲花坐坐好，放松全身，做几次正常的呼吸、让身体稳定，然后吸气；吐气时快速收缩腹部，你可以听见气流通过鼻孔呼出的声音；然后吸气，自然地放松腹部，让空气自然地流进身体，使肺部充满空气，吸气是安静的，没有声音的。如此呼吸 20 次为一组，可重复 2 到 3 组。随着练习的时间增多，每组呼吸次数可增加到 30 次或 40 次。

练习与思考

1. 简述瑜伽练习呼吸之前的准备。
2. 阐述瑜伽常用的呼吸法。

第七章　冥　想

本章概要

本章共三节，内容包括瑜伽冥想中的基本要素、方法、注意事项、体位以及冥想课程设计方案。

第一节　冥想课程概述

一、冥想中的基本要素

在许多人的心目中冥想是十分神秘的。而有经验的瑜伽师却说：冥想就像睡觉，它是自发的，你就是你自己的老师，每一个人都能学习冥想，都能进入冥想状态。现代人的精神压力越来越大，冥想是一种很好的精神减压方式。冥想可以提高人集中精神、控制自身意识以及调节身心的能力，从而帮助人们实现内心更为平静、祥和的状态，因此，冥想是真正意义上的“寻找自我，认识自我”的方式。

人们在很多时候也能感受到内心的平静，但这种“平静”维持的时间总是很短，我们的思绪总是被“过去”和“将来”干扰，而忽略了最珍贵的“现在”，因此现代人总是觉得自己疲惫不堪，而不知道带走我们精力的正是我们现在无法把握和预测的“过去”和“将来”。人们总是被各种各样的烦恼困扰着，而这些无穷无尽的的烦恼来自人们无穷无尽的各种欲望，人们总在想尽办法让自己得到快乐、得到享受，但一旦这种快乐和享受实现之后，就又产生了新的欲望和新的烦恼。例如，你一直渴望买一辆自己喜爱的车子，终有一天你拥有了这辆漂亮的车子，体会到风驰电掣的快乐感觉，你觉得满足而骄傲，可是随着时间的推移，这种快乐感会变得越来越少，随之而来的是新的烦恼：你担心车子被损坏。甚至是你想得到更高的位置，你的各种烦恼又随之而来，没完没了。因此，只要人们的欲望没有终止，就会有数不尽的烦恼，内心便无法得到安宁。冥想能带给人内心的平和与安宁，它能让我们用心体会“现在”，感受“现在”，珍惜“现在”。闭上眼睛，你会发现一个全新的世界，你将洞察、探索自己内心深处最真实、最奥妙的一面。许多人认为瑜伽冥想是瑜伽练习中最高级的部分、是一般人很难达到的境界。但只要你真正开始最初瑜伽冥想的练习，你就会发现冥想并不神秘，你能找到内心最平静最幸福的感觉，好好珍惜和过好现在的每一分每一秒。

在进行瑜伽冥想时应遵循以下原则：

(1) 选择一个专门的地方来练习，这样可以帮助你找到安宁感。易于进入瑜伽冥想的状态。

(2) 选择一个固定的时间——清晨和傍晚比较理想。

(3) 利用相同的时间和地点，让精神更快地放松和平静下来。

(4) 坐下来后，让背部、颈部和头部保持在同一条直线上。

(5) 在冥想的过程中，保持身体温暖（天凉时你可以给身体围上毯子），引导你的意识保持平静。

(6) 让你的呼吸有规律地进行——先做5分钟的深呼吸，然后让呼吸平稳下来。

(7) 建立一个有节奏的呼吸结构。

(8) 当你的意识开始游离不定，不要太在意，也不要强迫自己安定下来。

(9) 安静下来之后，让意识停留在一个固定的目标上面。

(10) 利用你选择的冥想技巧进入冥想状态。

(11) 在非常纯净的冥想状态到来之前，不要强迫，让游离的状态继续自然地存在。

(12) 经过一段时间的练习，游离的思想状态会慢慢消失，最终进入纯净三摩地（最高意识的知觉状态）。

二、冥想的方法

一切瑜伽冥想体系中最主要的共同点就是把注意力集中到某一特定对象之上的深思方法。这也是在冥想练习中唯一可以借助外力技术手段帮助练习者达成目的的可控制方法。也就是说，教练只能帮练习者做到集中注意力这一步，在以后的练习中教师做的只是将理论讲明，而无法以外力协助练习者。

根据达成冥想练习的共同点，可以给练习方法下一个定义。当眼、耳、鼻、舌、身、意任何一个部分在主流意识引导下，专注于被吸引，也就是当意识在真实自我可控制的前提下持续不断地向一个方向流淌，冥想就形成了。

下面介绍几种常用的冥想方法：

（一）呼吸意识冥想法

也可称之为“意识呼吸冥想法”，是学习冥想中很基础的必不可少的一部分，是人们进入高级冥想法的基础，也是初学者进入冥想学习的第一步。每天进行呼吸意识冥想法可以缓解精神和身体的压力，建立良好的身心状态。

练习方法：

(1) 选择一个舒适的姿势让自己放松下来，放松全身，双手做 Vishnu 手印或自然地放在膝盖上，放松脸部肌肉、眼睛、鼻子、嘴唇、舌头，闭上眼睛，把注意力放在呼吸上，用鼻子呼吸。先不用刻意调整呼吸，只须观察自己呼吸的状态——呼吸的节奏、快慢、深浅或者静静地体会呼吸时的紧张与放松。观察自己呼吸的声音。

(2) 让呼吸的状态自然、平静。如果你喜欢这种冥想的方法，尽可能地放松自己，几分钟之后，你的呼吸状态就会慢慢地变得平稳下来，你会变得越来越平静。继续观察自己的呼吸，继续体会呼吸的节奏和状态。吸气和吐气会比之前更安静、平稳，体会吸气和吐气之间的平和。你可以用心地告诉自己：我正在慢慢吸气，我正在慢慢吐气。吸气时，想象自己正在感受大自然给予身体的能量；吐气时，感觉所有的紧张、浊气排出体外。

(3) 当注意力从呼吸上跑开时，不要着急，只是静静地观察着这种“游离”、然后慢慢地把意识引回到自己的呼吸上。随着练习时间的加长和次数的增多，随着对这种冥想方法的熟悉和适应，你一定会变得越来越舒适、越来越平静。

(4) 你可以根据自己的状态来调节冥想时间的长短。开始时，时间可以稍短，5 分钟左右，然后慢慢增加到 10 分种、15 分钟，以至更长。

(二) 简易语音冥想法

语音冥想法（Mantra）是在瑜伽体系里利用十分广泛的冥想方法，它是一种引导心灵纯净的简单而有效的冥想方法。语音是人体内精力的一种特殊表现形式。人们发现，瑜伽语音有着十分特殊的力量和作用，它可以缓解人们的精神压力，治疗精神疾病，甚至能帮助人们达到最高、最纯净的意识状态。瑜伽语音被称为 Mantra（曼特拉），它是由梵文音节组成的词组或者简单语句。它是精神的，能让人在这不断重复的词组和语句中找到无穷的力量和精力。它不是现代人随意可以创造、编排的，也不可以被随意篡改或取消。真正的瑜伽语音冥想应当具有以下特点：

(1) 真正的瑜伽语音冥想是由实现了自我最高意识状态的瑜伽上师传承下来的。

(2) 这些语音有着一定的韵律、节奏，它代表着特定的人格化的神的精神和力量。

(3) 它是有着特殊力量的、有根基的语音，具有超人的宇宙力量。人们通过不断重复这些语音，增强精神的集中力，缓解压力和紧张，让思想慢慢进入纯净状态。

(4) 经过一段时间非常真诚的练习之后，在人的思想里会形成一个语音冥想的特定模式。语音冥想能引导人们进入真正的冥想状态。

在这里，我们推荐一种最古老、最常用也是最有效的 Niguna 语音冥想：OM (ohm)。这个语音是一个最古老的语音，也是一切语音冥想的根基。印度瑜伽师们解释说：这个语音就像我们闭上嘴巴发“HOME”(家)的音，人们常常念诵这个语音就会有归属感。

练习方法：选择一种自由的、轻松的坐姿，让身体慢慢放松下来，调整好呼吸。深深地吸气、吐气，同时唱诵或者念出这个语音，让“O”内然地从小底发出，然后慢慢转到“M”音上，让这个声音延长并通过整个身体和头部，让身心完全地放松。你可以在刚开始时做 5 分钟“OM”语音冥想，以后增加到 10 分钟、20 分钟或者更长的时间。

在最初练习语音冥想的时候，应当唱出或者念出这个语音。随着集中精神的能力以及对于这种语音的吸引力的提高，你就可以在心里默念或者默唱这个语音。慢慢地这些语音会常常出现在你的心里，甚至在你工作、学习、休息的时候，它都会出现在你的心里，你一定会感觉到这种神奇的梵文语音的神奇力量。它不是宗教的，也不是神秘的玄学，但它真的可以给你的内心带来意想不到的平静。

(三) 烛光冥想法

烛光冥想是一种非常好的睡前冥想的方法，有助于放松精神，调节睡眠，提高睡眠质量，治疗失眠现象。这种冥想方法还可以改善和调整视力，这也是备受眼科专家们关注的，事实上，很多人在使用这种烛光冥想法治疗各种眼睛疾病。

练习方法：

(1) 选样一种舒适的坐姿，在身体前方的凳子或小桌上放一支蜡烛，让蜡烛火焰与眼睛在同一高度或略低于视线。让呼吸自然放松，睁开眼睛，让眼睛凝视蜡烛火焰的中心，保持尽可能长的时间，尽量不要眨动眼睛。

(2) 闭上眼睛，试图长时间地在脑海中抓住这个烛光的影像。一旦这个影像慢慢消失，不要沮丧，不要着急，试着集中精神，重新找回这个影像，同时保持有规律的呼吸。

(3) 当烛光的影像从渐渐模糊直到消失的过程大约在 2 分钟左右以后，再睁开眼睛，利用刚才的技巧重新凝视蜡烛烛光，渐渐地加长时间的长度，闭上眼睛内视烛光影像，也是同样尽可能长的时间来抓住这个影像可以是 5 分钟、10 分钟，甚至更长的时间。

（四）蓝图冥想法

这种冥想法从某种意义上来说，是一种发挥想象、让人的心灵在美好的事物里找到安宁、平静的一种练习。这种想象是一种自我精神引导的方式。它是简单冥想法中比较广泛利用的一种。你可以充分地发挥想象，根据自己的需要和想象力来组织心中的蓝图。重要的是：那一定是一幅让你身心愉悦的、积极的、美好的蓝图。它能帮助你在困境中找到自我，找到内心平衡的感觉。

练习方法：

（1）选择一种舒适的坐姿或躺姿，闭上眼睛，放松脊柱，放松脸部，放松呼吸，你可以十分放松地、面带微笑地、愉悦地想象着这幅图画，慢慢地、稳定地、有规律地呼吸。

（2）从头到脚地放松你的身体，然后想象：你正躺在或者坐在一个美丽的湖边，微风轻轻地吹拂你的脸庞、你的身体，你的皮肤正在呼吸着这湿润的空气，你的身心非常地放松，你在这里吸收着大自然给你带来的能量。

（3）继续让你的身心感受这种轻松、感受美丽湖水的轻盈。风轻轻吹过来的时候，湖水被轻轻地拨开，轻轻地荡漾开去；一只美丽的大鸟飞过湖面，顽皮地从嘴里扔下一颗小石子，湖面又被石子撩拨开去，一圈又一圈，然后湖面慢慢地平静下来，平静的湖水清澈见底，想象着你的身心就如这湖水一样平静、安宁。

（4）想象温暖的阳光照在湖面，一切变得温暖起来，你的身体也变得温暖起来，让你的身心感受着这种温暖与平和。

（5）把你的注意力慢慢转移到你的呼吸，平静地、深长地呼吸。每一次吸气时想象你自己正在吸收着阳光、温暖和大自然的精力；每一次吐气时，想象着你的身体慢慢变重、下沉，你的所有紧张、疲劳都消失于你的整个身心，就像你周围的环境一样安宁、祥和。

（6）保持这种状态5～10分钟或更长时间。

当你处在各种紧张和压力的情况下，你也可以选择仰卧或舒适的坐姿，想象着自己解决完各种问题之后的状态或者成功时候的状态。

想象是现代人走向成功的一种心理调节方法。许多成功人士都有丰富的想象力，这种想象力在事业上起到十分关键的作用，这也是积极乐观和自信的表现。所以，试试这种冥想法，你一定会有不一样的清心感觉。

三、冥想的两种主要境界

当达到冥想状态后可能会经历以下状况：一种叫做禅悦认识，又叫做非人格入定，这种状态无法加以描述。借用伟大的商羯华师的比喻，这种状况下的禅定者就像“一滴水融入海洋”。海是水的家，回家的感觉当然好，可在这里有千千万万滴水，一滴回到家的水已然不知个体为何物了，只有安详与喜悦。伟大的柴坦尼亚将另一种禅定状态描述为“一致性与差别性同时并存”，又叫做人格入定。如果一位瑜伽者已然很好地认识到了真实的自己，那他将在禅定状态下充分自觉到个体精神的存在，罗摩奴伽师把这种状态比做一条鱼回到海洋。

冥想是一种古已有之的锻炼身体与心灵的方法，也是许多宗教所采用的修炼方式。在冥想的过程中，个人把自己意识中的内容印入无意识的层面，使思维中潜伏的能量运作起来。冥想的主要境界有以下两种：

（一）心灵远足

许多人在生活中都有一个极大的误区，那就是自觉不自觉地画地为牢，自我限制自己的行动，从而使你不能有所作为。有一个猎人，他非常喜欢吃鹿肉，所以便以猎鹿为主要目标。可是，在一群又一群的鹿中，他猎杀最小的鹿。有一位朋友奇怪地问：“你这人真怪，虽然吃鹿肉，却只杀小鹿。”那位猎人似乎生气地说：“你难道看不见我只有一个小锅吗？”

在你的生命中，经常会面临许多做不到的事情，不是因为别的，就是因为你画地为牢，自认为自己不行，使你无限的潜能只化为有限的成就。有时候，你也接受别人给你的限制，从而成为受别人控制的人。请问：你经常自限和受别人限制吗？从现在开始，你应该怎么办？一直以来，你认为自己最不能做的一件事是什么？请你大胆地去做。

请你安坐在沙发上，先来一次“心灵远足”吧，它会帮助你走出限制自己思维的小圈子。你引导自己的心灵来到一个地方，那里到处都是树木、栅栏、高墙，到处是你从没见过的景象。那种景象如此美妙，你一下子不知道该不该相信。在那里，空间的距离好像就是时间的距离，100公里之遥，仿佛就是未来。你会在心灵深处这样说：“我不知道这是怎么回事，这些全都太奇怪了！我要回到我原来的地方，坐在我的老位子。你能不能带我回到自己的地方。我要想想看这是怎么回事？走这一趟实在很有趣，很庆幸一路平安，我没走丢，也没受伤。或许下礼拜可以再来一次。我可能会再爬这山头一次，可能会到远处那山谷里面去。但在我没办法下定决心以前，请让我回到我自己那安逸的小世界里，我个人的框框里，静静地想一想。”

这一趟跳出思维框框的想象远足，是要测验你投入实验式思考各个阶段的意愿有多强。这方法有助你自在运用“框框外”的思考。首先，由你的想象力带领穿过框框，进入刚才的那个陌生地方，任由你的心灵探索这辽阔的空间，任你的幻想随意驰骋几分钟，直到觉得安逸自在为止。现在，再回想过去是否有一件事需要你运用框框外的思考，你那时却做不到。回想一下那次的经验，只是这次要跳出框框——为那件事找个新的结局或新的可能。

当今日本有位中松义郎，是个发明大王，堪称是当今最大，也最有钱的发明大王，他已有2000多项专利了。中松博士有两座工作室，一座叫“静屋”也叫石屋，另一座叫“动屋”。在构思新创意时，他就到“静屋”去，一边听音乐，一边进入“心灵远足”的状态，不久新创意就会喷发而出，接着再到“动屋”去，把刚才的创意付诸实施。中松先生每天早上8时上班，一直到深夜4时才入睡。他认为夜深人静时正是“心灵远足”的好时光，也是创意爆发的时刻。

（二）自我交谈

冥想的另外一种境界就是“自我交谈”，即自己对自己说话。因为你的发展、你的变化，都遵循着你所想的。你当前的思维决定着你未来的命运。进行自我交谈时，反复对自己说的任何话语都会决定你的观念和自我形象，从而对行为发生影响，你不可能改变行为，除非进行自我交谈，以改变头脑里贮存的观念。

假定老板解雇了你，你对自己说：“没有这份工作，我身无分文。我不想活了。”你可能选择自杀，直接或间接地。谁对你的行为负责——老板还是你？现在将剧情作一下改变。被解雇后，不要对自己说：“我不名一文。我不想活了。”而是想想：“我在那儿根本无法发展。现在我可以找一份更好的工作了。”于是你去寻找别的工作。谁对你的行为负责——老板还是你？是你。

因为不是这一事件——解雇——引起了你的行为，而是你选择用来解释事件的方式。“我不名一文”正是你对所发生事情的解释。“我不想活了”是自我交谈层面的“现实”。立刻，最驯服的奴隶，你的创造性潜意识说：“好吧，你究竟要怎样？”——即使这意味着自我摧毁。

18世纪的后几十年，只身探险航海之风席卷欧洲。几年里，有100多名德国热血青年，先后加入横渡大西洋的冒险行列。但是这100多位青年均未生还。人们当时普遍认为，独舟横渡大西洋是完全不可能的。而一位精神病专家林德曼却宣布，他将独身横渡大西洋这一死亡之海。理由是在医学实践中他发现许多精神病人常常都具有在外界压力下逐步丧失勇气和信心，进而精神崩溃的特点。林德曼想用自己做个实验，看强化信心对人的机体和心理会产生什么样的效果。在看到的全都是失败和死亡的事实的前提下，毅然作出这种选择，如果没有为科学献身的巨大勇气，简直是不可思议的。

在林德曼独舟出航的十几天后，巨浪打断了桅杆，船舱进水。林德曼精疲力尽，周身像被撕成碎片一样疼痛。又由于长期睡眠不足，开始产生幻觉，肢体渐渐失去感觉，在意识中经常出现死去比活着舒服的念头。但他马上对自己大喊："懦夫，你想死在大海里吗？不！我一定能成功！"在整个航行的日日夜夜，他不断地在心灵中对自己说"我一定能成功！"这句话成为控制他意识的唯一意念，从而引发出源源不竭的潜能。结果怎样呢？被人认为早已遇难的林德曼奇迹般地到达了大西洋彼岸。事后他回忆说：以前100多位先驱者遇难的原因，不是船体的翻覆，不是生理能力到了极限，而是由精神上的绝望导致的勇气和信心的熄灭。他更加确信，人可以通过"自我交谈"即自我鼓励来开发内在的潜能，使之产生无限的勇气，这种勇气可以战胜肉体上抵御不了的困难。

四、冥想的注意事项

冥想是一种使身心变得纯净的方法，它会让你变得更加年轻、健康。通过实践和研究，人们发现冥想可以推迟更年期的来临，它甚至可以辅助治疗很多疾病，比如心脏病、癌症和一些精神疾病。越来越多的医学界人士开始关注冥想对于治疗各种疾病所起的不可忽略的作用，因为人类的许多疾病都是由精神原因引起的，高血压、心脏病、肠胃病甚至癌症都可能是因为长期精神紧张、压抑、不安而使身体各系统紊乱所引起的。许多医学专家描述冥想状态是一种"放松状态下的警觉"或是"警觉下的放松"，这看起来是比较矛盾的，而这又是最能体现瑜伽本质的状态——当你的身体越放松，你的意识和思想会越清晰。

但是没有哪种简单的瑜伽冥想方式是适合每一个人的最佳选择，你可以选择其中一种你认为最自然、最放松的方式来进入瑜伽冥想。别犹豫，试试吧！只是你会发现人们控制自己的思想要比控制自己的身体困难得多，所以在开始学习瑜伽冥想之前，我们建议你先做一些简单的、伸展的瑜伽姿势，如：三角伸展式、树式、简易的扭体式、束角式、跪立前弯式等，这些姿势有利于冥想时放松身体，不会因为身体僵硬而影响冥想效果。接下来你也可以做一些瑜伽呼吸练习，如横膈膜呼吸法或者单鼻子交替呼吸法，这样可以加强你集中精神的能力，从而让冥想达到更好的效果。在进入正式冥想阶段前，还应注意以下几点：

（1）选择一个你感觉很舒服、放松的姿势来练习，如果可以的话，用莲花坐的姿势；但如果你不能做这样的姿势，你可以选择简易坐来练习。正确、稳定的坐姿是冥想成功的关键，因为不稳定的姿势会使思想、意识也变得不稳定。

（2）尽量不在冥想前进食，因为这会影响你集中精神的状态。

（3）开始时试着每天做一次冥想，以后可以增加到每天两次。冥想的时间由5分钟慢慢增加到20分钟或者更长，但不要强迫自己长时间地静坐。

(4) 如果你利用一种冥想方式练习几次都感觉不舒服，那么你可以放弃这种方式而选择另外一种更适合自己的方式。

第二节 冥想体位

冥想的时候，你需要长时间舒适的坐着，所以，选择舒适的坐姿很重要。当你静坐时，你可以观呼吸，可以修四念住观、慈悲观、不净观，任选其一。只要你方式得当，冥想状态将会自然而然的出现，你会感到能量在体内流通，你开始体验到深层的自我。无须想象，无须幻想，无须有所期求。下面介绍几个常见的冥想体位：

一、双莲花坐 (Padmasana) (lotus pose)

(1) 双手抓住右脚踝，弯曲右膝，右脚放在右大腿上。

(2) 双手抓住左脚踝，弯曲左膝，左脚放在左大腿上（脚跟靠近盆骨，脚背贴紧大腿）。

(3) 双手结瑜伽手印，放在膝盖上，或结印置于腹前，或平放在大腿上。挺直背部和颈部。放松双肩，轻柔地闭上双眼。放松面部表情，面带微笑，舒展两眉。

(4) 上下牙齿相触，舌抵上腭。

禁忌：只要没有难以承受的疼痛或异样感受，长时间的保持。

益处：双莲花坐有助于意识平和，思维迟缓，能量向头部流动。随着你禅定的深入，你将感到气息在整个身体的流通，逐渐触及身体的内部和意识的深层。

二、金刚（霹雳）坐 (Vajrasana) (thunderbolt pose)

(1) 慢慢地向后弯曲右腿，右脚跟坐在右臀下。

(2) 慢慢地向后弯曲左腿，左脚跟坐在左臀下（双脚跟分开，脚趾相触)。臀部坐在两脚跟中间，保持背部和颈部正直。

(3) 双手放在大腿上，轻柔地闭上双眼。在舒适的情况下，尽可能长久的保持。

禁忌：关节炎、膝关节或踝关节疼痛者不宜练习此坐姿。

益处：有益于意识平静，专注，平衡体内气息流通和能量循环。刺激脚踝处霹雳纳地（vajra nadi）（消化系统神经）。增强踝关节灵活性，放松大腿和小腿肌肉，增强肺活量，纠正平足。饭后练习此体位可促进消化。

三、至善坐（Siddhasana）（perfect pose）

（1）慢慢弯曲右腿，双手抓住右脚踝，右脚放在左脚下（右脚跟接触会阴区域）。

（2）慢慢弯曲左腿，双手抓住左脚踝，左脚跟放在右脚跟上，左脚脚趾放在右腿小腿和大腿之间（右脚的所有脚趾接触左大腿内侧，双膝放松，放在地面上）。

（3）双手结瑜伽手印，右手放在右腿上，左手放在左腿上（脊柱和颈部挺直放松，放松双肩，放松面部表情，轻柔地闭上双眼）。

益处：具有莲花坐和至善坐的所有好处。这种坐姿舒适且容易做到。

四、简易坐（Sukhasana）（easy pose）

（1）慢慢弯曲右腿，右脚放在左大腿下。

（2）慢慢弯曲左腿，左脚放在右大腿下。

（3）右手放在右腿上，左手放在左腿上（脊柱和颈部挺直放松，放松双肩，放松面部表情，轻柔地闭上双眼）。

简易坐看似简单，但是效果很多。它有助于能量和气息快速在体内趋向平衡，可以达到与其他坐姿同样的效果。

第三节　冥想课程设计方案

随着社会压力的日渐增大，人们越来越对瑜伽的冥想课程青睐有加，但要让学员一节课整堂坐下来，可能很多人都会打退堂鼓。那怎样才能上好一堂冥想课呢？首先我们知道，冥想并不是简单地坐在这里就可以了，要想开始冥想，就要有身体和心灵的准备。在这里，我们将冥想须走过的路程浓缩在一节1.5～2小时的课程中，希望能对大家有所帮助。

一、课程分为五个阶段

（1）体位；

（2）呼吸；

（3）自我认知；

（4）特拉他卡；

（5）冥想。

二、推荐冥想前体位设计

（1）太阳（月亮）礼。

(2) 树（其他平衡功）。
(3) 三角（其他左右弯）。
(4) 花环。
(5) 扭背，双腿背部伸展。
(6) 脊柱扭动。
(7) 半莲花背部伸展。
(8) 动物放松。
(9) 束角。
(10) 坐角。
(11) 半弓。
(12) 半蛙。
(13) 侧抬腿。
(14) 桥（肩倒立、犁）。
(15) 拱背（鱼、弓、轮）。

练习与思考

1. 简述进行瑜伽冥想时应遵循的原则。
2. 简述在进入冥想阶段前应注意的事项。

第八章　瑜伽休息术

本章概要

本章共两节，内容包括瑜伽休息术的练习方法，瑜伽休息术练习中的注意事项以及瑜伽休息术课程引导词等。

第一节　休息术课程概述

瑜伽休息术是一种奇妙的古老瑜伽松弛功法。通过短短的十几分钟时间，就快速放松身体的各部位和神经的紧张，让自己在休息术后，没有疲劳，只感到舒畅、轻松和精力亢沛。瑜伽休息术，是任何一个人都可以做的，是一帖简单而有效的放松身心的良方。

休息术包括：瑜伽语音冥想、放松身体各部位、瑜伽场景冥想、充沛精力后起身。瑜伽休息术在日间进行，比如工间或午休时间。大家的目的大多是想快速消除疲劳，恢复精力，此时进行的休息术时间往往较短，可以做放松身体各部位、瑜伽场景冥想、充沛精力后起身这三部分，其中的瑜伽场景冥想时间也可由自己掌握。

在短时间内如果睡着又醒过来，会有焦躁和不满足感，我们在日间进行休息术时，最好保持清醒的状态，注意力集中到放松和场景冥想上，以达到放松的最佳效果。瑜伽休息术在夜间进行，目的在于能帮助人的身心尽快放松，消除失眠的痛苦。临睡前躺在床上，进行全套的瑜伽休息术不必从头至尾保持清醒的状态，自然而然地做着休息术直到睡着。如果能做到放松全身各部位后再睡着就更好了，这样次日早晨醒来会轻松、舒畅，神采奕奕。相信失眠者和接触过休息术的人都会深深地喜欢上瑜伽休息术。

一、瑜伽休息术

瑜伽休息术的练习方法非常简单，下面就给大家介绍两种常用的技法：意境法和休息法。练习者可以根据情况来选择放松的方法。

（一）意境法

通过想象某种境界达到放松的目的，如静卧后，自我意念想象：心里出现一幅国画，一片绿油油的草地，或金光灿烂的太阳跳出地平线；湖面平静清澈安宁；蓝天上团团白云飘浮……在这些诗情画意中，自然会感到心旷神怡，身心舒适和轻松愉快，内心平静极了。

（二）休息法

休息法是几种放松法的综合。通常是由一位老师或教练员诵读引导词，习者则根据引导词做练习。

二、瑜伽休息术练习中的注意事项

（1）如果是你给别人朗诵瑜伽休息术的引导词，你要注意在你朗诵的过程中，必须连续不断、没有太长停顿地朗诵下去，只有在诵读到画图引导词的时候才能有一定时间的停顿，予以想象的时间，也不能太长，约 2—3 秒即可。

（2）当然，朗读也不能太快了，你不要让练习者很费劲地去听你的语音，因此你的发音应该很清楚，尽量保持柔和，富有情感。

（3）如果在练习过程中，有练习者入睡了，并且还打起鼾来，这时，正确的方法是让一个助手轻揉他的颅顶百会穴位，他就会自然而然地醒过来，或轻轻地摇醒，以免感觉受到惊吓。有条件的话，加盖一条毯子随他去好了。

（4）作为一个练习者，你可以选择自己舒适的姿势来练习，比如坐着来练习。

（5）如果是在白天练习，你只想快速地恢复精力，在整个练习过程中你必须尽力保持不要让自己完全睡着，以免感到类似睡眠不足的疲倦。如是晚上练习，你就可以练习到自然而然地睡着了为止。

（6）练习时，尽量保持身体放松。

（7）在记熟了引导词后，可以不用老师或教练员，自己就可以练习了，或根据需要，重点放松身体的某一部分即可。

第二节　休息术课程引导词

下面是瑜伽休息术的引导词，练习者可以按照引导词自我诱导，也可以请家人、朋友帮助朗读。以下为两组引导词：

仰卧，准备好做瑜伽休息术。

第一组

我们很舒服地躺下来，让身体与内心进入最轻松舒适的状态。

两手放在身体两侧，身体完全放松，整个身体的骨头全部开始放松，肌肉开始放松，直至每一个细胞都完完全全地放松。

我们现在躺在一个绿草如茵的山谷中，大地长满了鲜嫩的绿草，每一根草都是柔柔软软的，我们深深地陷入草中，内心是那么舒适、那么喜悦。

阳光普照大地，蔚蓝色的晴空万里无云。

我们将身体彻彻底底地放松下来。

一股清泉从山间涌出，流入大地，与绿草如茵的山谷完全融合在一起。

身体消失在如茵的绿草中。

现在整个宇宙就剩下绿草如茵的山谷和天上无云的晴空。

慢慢地整个如茵山谷开始消失了，消失在无边无际的蓝色晴空中。

现在整个宇宙就剩下一片蓝色的晴空，什么都没有了，就剩下蓝色的晴空。

我们的身体、心灵与天空慢慢融在一起，所有的紧张、疲劳、不适都消失在蓝天中。

这蓝色的晴空越来越亮、越来越透明了，我们的身体也随之化为透明的，整个心灵就像透明的水晶一样，无边无际的明澈、透亮。

所有物质的东西都消失了，此时我们的心念不再作想，我们的身心是完全轻松的，我们安住在这轻松里。

现在我们带着轻松的心轻轻抬起双手，将手搓热，直至手心发烫。

先将手捂住双眼。

再用双手轻柔地按摩面部、双耳。

双手胸前交叉，翻手掌举过头顶。

深吸气，全身充分地拉伸。

我全身充满了精力，慢慢睁开双眼。

第二组

让我们全身放松，像海绵一样柔软。把所有的身心压力放掉。让我们观想骨骼放松，如同海绵般把压力从身上移开。

所有骨筋从头到脚，一节一节地放松。

全身像弹簧、像海绵，所有的压力悄然无踪。

将皮肤与表皮肌肉放松。

将脑、内脏与肌肉放松。

从头部到身体到双足，所有压力都抽离了。

就像海绵一样恢复了弹性，彻彻底底地放松。

让全身的血管放松。

所有的循环系统、内分泌系统放松。

全身的经络、神经系统放松。

让呼吸彻底地放松，全身都充满了生机。

五脏六腑，所有细胞、毛孔都尽情欢快地呼吸。

无比的喜乐从心中生起。

每一个细胞都满足地微笑。

化为最最轻柔的雪花。

在无云晴空阳光的普照中欢唱成了清澈的净水。

我们从头到脚化成了洁净的水人。

阳光的照耀使净水吸入了无尽的能量。

于是欢悦地化成空气告别了所有的压力，化成了光明。

就像水晶般净适，完全成了光明本身。

我们现在将宇宙与自身的光明融合在一起，安住在这光明中。

接着把眼睛张开，重新看看这个全新而没有压力的世界。

注意：不要在大而软的枕头和软床上练习，最好在铺了地毯或软垫的地上或木床上练习，也不要在刚吃饱饭后练习。

练习与思考

简述瑜伽休息术练习中的注意事项。

第九章　瑜伽的健康生活方式

本章概要

本章共两节，主要介绍了瑜伽练习的组成部分，瑜伽所提倡的生活习惯，运动营养和瑜伽饮食，瑜伽的一周配餐以及一些简单瑜伽饮食做法推荐。

第一节　瑜伽的健康生活习惯与饮食

从远古时期的养生之道到如今的健康生活习惯，一直是人类追求健康长寿的一种主要方法。但在现实生活中，不健康的生活习惯总是伴随着人们的生活。

在我们的日常生活中，有很多司空见惯的生活方式方法，有些人已经形成习惯，有些人甚至认为是良好的生活习惯。但我们很少会想到，这些习惯对我们的身体健康会产生危害。不良的生活习惯会给我们的身体带来很多意想不到的不适反应，例如：疲劳、腰痛、严重头晕、耳鸣、掉头发、口臭、皮肤干燥等等。这些不适反应看上去很平常，其实它们是很多疾病的前兆症状。

一、瑜伽练习的组成部分

由于瑜伽流派不同，大家对瑜伽的组成各有见地。不同瑜伽各不相同，有的甚至差别相当大，但王瑜伽的八支为世人所公认。下面我们就以八支分法为例看一下瑜伽的组成。八支分法，又被称为“八支分行法”，认为瑜伽有八个组成部分，分别是：

（1）禁制 Yama（道德部分）；

（2）遵行 Nfyama（道德部分）；

（3）调身 Asana：（肉体部分）；

（4）调息 Pranayama（肉体部分）；

（5）制感 Pratyahara（肉体、心理的部分）；

（6）执持 Dharana（心理部分）；

（7）静虑 Dhyan（或禅定）；

（8）三昧 Samadhi（定境）。

这八个部分作为开发人的各种能力和实现幸福的方法，上一部分依次为下一部分修炼的准备阶段。

前两部分是道德部分，也是练好瑜伽的根本条例。瑜伽经典认为道德不好、心意不正，就不能达到瑜伽的最终目的。即使是侥幸功力有些进展，也很快会发生偏差，招来不幸。

思想是一切行为的源动力。任由思想牵引，任由思想不经过滤便发展为行为，称为放纵。放纵的结果是加强了潜在的业识与习气，将在下一次产生更大的欲念，心会动荡，不会沉淀静止下来。修心的第一步，就是要在思想手口行为上加一层过滤网，使思想行为有所规范，使思想行为都带来平安而非不安，所以《瑜伽经》便把禁制作为瑜伽的第一步功夫。道德部分中的第一部分“禁制”，是处理身外事情时必须遵守的戒律，包括下列五点：

（1）非暴力。

不对其他人施加暴力，不轻易伤害别人，这里所指的伤害包括身体上的和语言上的。

（2）不盗。

这一条除了告诉我们不要去偷窃别人的东西以外，还告诉我们不要盲目心生比较，进而做无谓的嫉妒。不要把不属于自己的东西放在自己的生命里。

（3）正直。

思想与言语、言语与行为达成一致，诚实守信，不口是心非。

（4）梵行。

意为清心寡欲，相当于佛教的“不邪淫戒”。这条戒律，与佛教一样，对一般人要求宽，对专门的修道者要求严。专门的修道者，是任何性行为都不许可的。这样的设定主要是使人不把精神放在感官享乐上。

（5）不贪。

类似中国文化的知足与惜福，常存感恩心于天地之间。

第二部分的“遵行”和“禁制”一样，不是对外界的，是专门为了保护自己的身心和提高精神修养而设的，有 5 条规定，详述如下：

（1）洁净（身心纯洁）。

身心始终要保持洁净。瑜伽所说的身体洁净，不仅指外部的清静，呼吸器官等内脏器官、体液、神经、心理、潜意识等的清洁也包括在内。这些器官组织及意识经常保持清洁，就可以保持无病和理想的健康状态。单练瑜伽操虽可防治一般的病症，但是，身体的健康和精神的健康是不可分割的，所以也必须同时保持内心的洁净。此项可借助瑜伽的洁净功来达成。

（2）知足（内心平和满足）。

不要总是对自己周围的人和物牢骚满腹，因为对所处环境无所抱怨，至少可以免去有害无益的烦恼。知足的好处并不仅限于这些消极的方面，它还是生活充实的基础。例如，当我们对自己的境遇和地位满足，认为足够自己生命所需时，自己的思想和爱的力量就会增大。如果违背了知足这条戒律，对现状总是不满，总是怨天尤人，就会得病或者失去立足之地。知足这种德行，与维持现状这种消极的想法并无直接联系。因为社会上的真正的进步，只有靠知足的人们的努力才能达到，野心家们本身缺点很大，即使在社会活动中一时得势，也终归要贻患世人。

（3）苦行。

这条要求人们练习吃苦。瑜伽经典规定：要能吃苦。养成耐寒暑、耐饥渴和坚持长时间静坐等耐力。不仅对练瑜伽，而且对确定好人生道路也是非常重要的。缺乏这种耐力的人，会渐渐变得怕困难，不能成就大事。如果从幼儿时起就娇生惯养，欲望不加节制，则成人时就会禁不住诱惑，招致不良后果。苦行的方法有多种多样，断食和持之以恒的苦修皆在其列。

（4）读诵（研经）。

指的是阅读经典或者朗诵经典名句。练瑜伽时都要喊“奥姆”，认为这是“神圣的声音”，此外还要朗诵各种“句”（佛教叫“真言”）或“神名”等。此外，阅读瑜伽经典，也属于这条规定。不过，著作的选择要以能磨炼知识、提高精神修养和使人向上为准则。

（5）自省。

每日回顾自己的行为，好则保持，不足之处随时修正。必须对自己所追求的目标有信心，方能克服日后一切困难与幻境。

上面说的都是道德部分，在道德部分的上面，就是调身（坐法）和调息。练好这两项，肉体可以得到健康。

从坐法、呼吸法再上去，就是“制感”了，即控制感官，内观自我。这是一种切断所有知觉器官与外界事物联系的办法。“制感”这部分功法主要有两种：一是闭上眼、耳的肉体的方法，一是不注意外界的心理的方法。另外，催眠术等也是制感功法的一种。

练到“制感”，当预备功法都练成以后，就要开始练最后的三部分心理功法了。这三部分全由心理过程组成，关系密切，不可分割，所以又统称为“总制”或“总御”。他们是从执持到静虑再到三昧（三摩地），也就是天人合一，就达到了瑜伽的最高境界。举个简单的例子来说，一天，我们漫步海边，发现了一只贝壳，当我们捡起它仔细看时，你会发现关于贝壳的很多性状，然后被它吸引，从而将思绪融入了大海深处。我们可以将那只贝壳理解成自我，当捡起它并开始注意它时，这个阶段就是制感。你开始研究它——执持；被它吸引——禅定；从而将思绪融入大海深处——三摩地。

二、瑜伽所提倡的生活习惯

在前面的部分我们已经知道，通过瑜伽练习可以带来身体、精神和心智上的健康。如果我们练习瑜伽的同时还以一种不健康的生活习惯生活，那就不很明智了。作为现代人，我们无须严格地遵守一些特定的瑜伽准则，事实上，当我们开始瑜伽之后，练习的过程会使一切（包括生活习惯）向好的方面发展，但好的生活习惯能让人迅速有效地调整好身体、精神、道德与心智等各个层面，这是毋庸置疑的。

在诸多的瑜伽生活习惯中，我们选择了施化难陀大师所做的二十条指引。现在将施化难陀大师所传的指引二十条译为中文，此二十条包含了所有瑜伽练习方法的要义，不必全部执行，按自己能力即可。

（一）清晨时段（Brahmamuhurta）

如果你有晨练的习惯，最好每天清晨 4 点起床，这个时段练习很有利。在这时段，即早上 4:00～6:00 或 4:00～7:00 进行瑜伽练习能获得迅速而又最大的益处。

（二）体位法（Asana）

选用莲花坐、至善坐、平常坐其中一种坐姿来进行唱诵或冥想，面向东方或北方，时间慢慢增加。修习倒立与肩立来保持健康与能量。经常做轻松的运动。做 20 个循环容易舒适的呼吸法，修习呼吸法时不要让自己过于疲劳。

（三）唱诵（Japa）

可持诵任何瑜伽语音，例如单纯“OM”声又或其他，这要视平日个人的喜爱与倾向。

（四）饮食（Diet）

本条在后面章节另有详细介绍。尽量进食新鲜、原始的食物，放弃过多的调味料。注意不要过饱（遵守食物份量守则）。每年一两次放弃自己最爱的食物 10 天。进食简单的食物，牛奶、水果有助冥想。进食的目的是维持生命，不要把进食视为享乐，不要浪费食物。非素食者可尽量减少吃肉，这对练习有很大的帮助。

（五）冥想（Meditation）

给自己一个可以独处的空间，养成冥想的习惯。

（六）研经（Svadhyaya）

每天给自己1小时读好书的时间。并用纯洁的心思来反思所学到的知识。

（七）提升内心（Elevate the Mind）

使用积极的语言，并可借助格言警句保持积极心态，这会有效提升内心状态。

（八）梵行（贞洁 Brahmacharya）

非常小心保存生命的能量，不可有不负责任的性行为。

（九）善行（Charity）

经常根据个人的能力做一些善事。

（十）结交良朋（Satsanga）

远离坏朋友、烟酒毒品、赌博与肉食，经常接近圣贤良善。

（十一）禁食（Fast）

如果可能，可以养成定期断食的习惯。

（十二）念珠（Japa Mala）

把念珠随身带着，随时提醒自己读书、唱诵。

（十三）禁语（Mouna）

每天自己禁语两小时，在禁语时不打手势及做表情。

（十四）言语纪律（Discipline of speech）

无论任何时候都讲真话。少说话，说甜言（正面的话）。经常说一些鼓舞的话，永远不要诅咒、批评或令人泄气。对小孩或下属永远不要疾言厉色。

（十五）知足（Be Content）

减少欲望。不贪婪、抱怨，过幸福知足的生活，避免不必要的忧虑，内心保持无所执著的态度。生活俭朴，思想崇高。

（十六）实践爱德（Practice Love）

不要以思想、行为和语言伤害任何众生。仁爱是最高的正法，以爱心、宽恕与慈悲来战胜愤怒，以仁慈爱心来侍奉贫困、疾病。

（十七）独立（Be self reliance）

不要倚赖别人，独立是最高的德行。

（十八）自我反省（Have self Analysis）

临睡前反省自己白天所犯的过错，但不要为过往的过失而自怨自艾。要以积极的心态去纠正不良做法。

（十九）承担责任（Do Your Duty）

对自己实行末日化管理，记着死亡会随时降临己身，不要逃避责任，敬业尽责。

（二十）牢记真理正途（Remember God A1ways）

每日忆及自己所奉的真理。

瑜伽经典《博伽梵歌》上讲，在饮食、睡眠、工作和娱乐等习惯上节制有度的人，凭着瑜伽体系的练习就能消除一切物质上的痛苦，但我们不可能人人做到将上述二十条放入日程表，或几近完人才开始练瑜伽。只要我们每天都在向好的方向进步，那生活就是美好而充实的。如果我们已经在瑜伽的道路上取得了一些进步，那我们要以宽容的心态建议周围的朋友走上积极健康的生活轨道，而不是抱着那种“我是为他好”的比别人高明的心态去批评和强迫朋友。让我们一起以柴坦尼亚的话共勉——“清除一切虚假的威信感，随时准备向别人致以全部的敬意。”

三、运动营养及瑜伽饮食

对于一个有意通过瑜伽或其他运动健身的人来说，首先要了解自己一天摄入了多少热量，食物中是否含有足够的各种营养素。热量摄入过量或不足会使你的体重增加或减少，营养素的缺乏将影响你的运动能力和运动健身的效果。大量的动物和人体临床研究证明，体育运动和营养在预防和治疗一些慢性疾病上有独特的联系作用，为此很多患有冠心病、糖尿病、肥胖病和骨质疏松症的人也加入到了健身的队伍。对于这些特殊的人群来说，营养的重要性更是不言而喻了。减肥是人们永远的话题，通过合理的膳食来减肥这一理念却较为新鲜。运动营养模块是我们所有瑜伽主要受众群体都非常关注的课程。在本节内容中，我们将学到营养素，如碳水化合物、脂肪、蛋白质、维生素，还有我们的食物纤维等，还要学到一点矿物质，学会如何在食物中均衡控制饮食。

首先来看一下各种食物的能量。碳水化合物，就是我们平常吃的精米、白面、糖，每克碳水化合物提供 4 千卡热量；每克蛋白质也提供 4 千卡热量；每克脂肪提供 9 千卡热量。现在很多朋友应酬多，难免喝酒，让我们看一下酒精，一克酒精提供 7 千卡热量。

我们明白了食物的能量，就可以自行计算摄入的热量了。

（一）碳水化合物

1. 碳水化合物的作用

营养学家推荐的每日碳水化合物摄入量为每千克体重 8～10 克。每日摄取的总热量 50％～55％来自碳水化合物，它是机体的主要热量来源。它可以避免蛋白质的分解，供给脂肪新陈代谢中所需要的热量，给中枢神经系统提供所需的热量。碳水化合物摄入不足会导致水分的流失和新陈代谢减慢。

每日所需的总热量的50%—55%来自于碳水化合物，也就是我们吃的主食。它在减肥过程中有什么作用呢？举个例子，为了过冬，买了一屋子的煤，结果没有火种，无法将煤引燃，煤得不到消耗，再冷的冬天我们还是要守着一屋子煤挨冻。同样的道理，一个胖朋友要减肥，身上脂肪多，饿着，不摄入了。其实脂肪就好比是煤，而碳水化合物就是火种，没有碳水化合物的参与，脂肪是不消耗的。所以说，饿肚子减肥是非常不划算的。有朋友说饿肚子也瘦了，那瘦下来的不光是水分，还有蛋白质，最直观的表述就是掉肌肉。因为脂肪不代谢就要有其他能量来源，蛋白质的分解在所难免。犹如冬天怕冷，穿着内衣裤、保暖衣裤、毛衣裤、棉衣裤、羽绒衣裤，春天到了，我们当然要从臃肿的棉衣裤开始减衣物，可这种不吃饭去减肥，像是从内衣裤开始减衣。该减掉的脂肪没改变，所以我们应该把减肥就是掉体重的概念改变一下。

碳水化合物给中枢神经系统提供能量。中枢神经系统是异常重要的系统，神经系统出现问题身体就会出现问题。给中枢神经系统提供正常运作所需热量的就是碳水化合物，如果碳水化合物不足以支持身体所需，人就会变得反应迟钝，而且会导致水分的流失和新陈代谢的减慢。身体忽然间不接收食物了，它不会智能化地认为主人在减肥，基于生存安全，没有能量进入了，身体要减少能量的消耗以使生命尽可能长地活下去，所以新陈代谢就要慢下来，也就是消耗的能量就要减少。如果有一天一旦恢复正常饮食，基于身体的自我保护功能，身体会认为，主人下一次摄入能量不知何时，所摄入的能量会被大量储藏起来，以保证机体活下去。所以靠节食来减肥，反弹是不可避免的。

2. 碳水化合物及其代谢

吃饱饭减肥绝对不可以成为不控制饮食的理由。我们要看看吃什么，怎么吃。先要看到碳水化合物，就是糖分，它分为单糖、双糖、复合糖，也就是我们说的多糖。单糖，如葡萄糖、果糖；双糖，如白糖、麦芽糖、乳糖，在果汁和糖果里面通常都是双糖；超过10个单糖组合而成的叫做多糖，如纤维素、淀粉质。在这里我们要了解血糖值数的概念，什么叫血糖的值数呢？血糖值数就是糖分的吸收速度，吸收快的叫做高血糖值数食品，吸收慢的叫做低血糖值数食品。单糖，如葡萄糖，吃进去之后直接就吸收利用了，不用降解。而摄入双糖后身体首先要把双糖转化为单糖，然后吸收。如果吃进去的是多糖，也要把它分解为单糖身体才可以吸收。如此说来自然是单糖直接吸收快。由于碳水化合物的构成不同，每种食物的糖吸收速度是不一样的。双糖和多糖可化成葡萄糖提供能量，葡萄糖还可转化成糖原储存在肝和肌肉内，过多的糖会转化成脂肪储存在皮下。

身体工作就需要能量，单糖进入身体直接被吸收，基本上不消耗什么能量，而多糖则分解成单糖，身体就要不断工作，消耗能量。举个例子，吃了一块白面包和吃了一个窝头，在身体不需要多余热量的情况下，身体需要做的是将这些的碳水化合物以脂肪的形式储存起来。白面包等同于单糖，几乎直接就变成脂肪储存起来了，而窝头就不一样了，它等同于多糖，吸收得慢，身体要不断地将它分解为单糖，然后再转化成脂肪。在将多糖转化成单糖的过程里，身体消耗了需转成脂肪的能量的30%。打个比方说，白面包吃下100克，窝头吃下100克，变成脂肪过程中，那100克白面包的能量就基本上都变成脂肪了，而窝头其中有30克的能量要用来消耗，只储存起来相当于70克的能量。所以我们说减肥最好吃高纤维、低热量的粗粮食品。

现在很多朋友以水果代替主食，或是为了保证糖分摄入燃脂，只吃一点高果糖水果。其实这些也是不好的，因为只吃水果容易引起营养不良，如蛋白质和维生素缺乏。并且长期以水果为主食会引发低血压和酮代谢不良，有的女性出现不规则月经。

3. 胰岛素

胰岛素有什么作用呢？碳水化合物的食物消化为葡萄糖，然后被身体吸收。谁把这些葡萄糖运进细胞、供给人体活动所需要的热能呢？是胰岛素。胰岛素协助葡萄糖进入细胞，它还有个作用是降低血糖，它可以促进血糖储存成肌糖和脂肪，并且可以减少脂肪细胞释放脂肪酸，对于比较胖但是容易发生低血糖的朋友，我们要密切注意他的胰岛素问题，经常让他做一些强化胰腺的动作和加强饮食中铬的摄入，比如多吃肝脏、红糖及豆类。如果我们的练习者中有糖尿病患者，请让他们穿着舒适的厚棉袜练习。因为哪怕微小的伤口对于他们也可能是致命的。如果有人在练习中晕倒，请给以一定的糖分补充，并将其护送至其家人处，以避免发生意外。

因为瑜伽要求空腹练习，很多朋友怕工作一天后无法承受练习，会在练习前给自己加一点糖分小食品。在这里我们提醒大家，如一定在运动前补充能量，请选择低血糖值数食品，如一点能量棒或巧克力。

现在讲个小故事：家里来客人了，为了在他们面前显示显示厨艺惊人，我们把炒锅起得火光闪闪，对面的邻居觉得这家平常不起烟火，怎么火光闪闪的，坏了，着火了，于是来救火，把家里弄得一片汪洋。这个好心的邻居就是我们的胰岛素，这个虚假火灾是怎么造成的呢？犹如空腹状态摄入葡萄糖，血糖快速升高，身体就会大量分泌胰岛素，出来降糖，然而身体内血糖并不是持续这么高，大量的胰岛素分泌反而造成了低血糖，会使人晕倒。低血糖值数的东西未必都是低热量的，所以运动前要保持体力的话，要摄入低血糖值数、高能量的食品。

（二）纤维

在这里我们提到的纤维主要是指膳食纤维。众多的营养学家给出的关于膳食纤维的定义是这样的：膳食纤维是指能被人体小肠消化吸收，而在人体大肠部分能全部发酵的可食用的植物性成分、碳水化合物及其相类似物质的总和，包括多糖、寡糖、木质素以及相关的植物物质。膳食纤维具有润肠通便、调节控制血糖浓度、降血脂等多种生理功能。以上定义明确规定了膳食纤维的主要成分，膳食纤维是一种可以食用的植物性成分，而非动物成分，主要包括纤维素、半纤维素、果胶及亲水胶体物质，如树胶、海藻多糖等；另外，还包括植物细胞壁中所含有的木质素；不被人体消化酶所分解的物质，如抗性淀粉、抗性糊精、抗性低聚糖、动质、寡糖以及少量相关成分，如蜡质、角质、软木脂等。

纤维可分为水溶性纤维、改良中果胶类和非水溶性纤维，如植物根茎类。对于身体，纤维是有诸多好处的，它可以维持良好的大肠蠕动，改善便秘。它的发酵物可改善胃肠功能，增加肠内益生菌。纤维还可增加饱腹感，延缓肚饿的感觉而有利于减肥。纤维尤其是水溶性纤维可减低心血管疾病的患病率，降低血胆固醇含量。还有重要的一点就是纤维的摄入可预防大肠癌的发生。

营养专家推荐的每日纤维摄入量为25～30克。

（三）脂肪

下面我们就讲到人见人恨的脂肪，“全世界的人好像都会跟脂肪过不去”，但脂肪是有作用的。第一，脂肪作为热量储存；第二，它保温并保护器官；第三，帮助吸收脂溶性维生素，如维生素A、维生素D、维生素E、维生素K；第四，避震；第五，它可以帮我们制造激素，维持细胞的结构及运作。它有这么多的用处，不要小看它，很多营养不良的人也会胖，很多看上去很苗条的人，因为肌肉不足，体内的脂肪却未必少。作为生长发育期的十几岁的少年儿童，除了一般肥胖情况，否则不要限制他摄入脂肪，因为像女性来说，每个月的生理周期，需要制造大量的激素，而这些都需要大量脂肪参与运作，所以女性的脂肪含量比男性要高。它首先要维持正常的生理机能，每日所摄取的热量20％～30％来自脂肪，脂肪还可以让人有饱满感，就像有人说，我吃两口肉就会噎住了，在人体里面的脂肪，90％～95％的脂肪是甘油三酯，比较纯净的脂肪。

在身体里，还有一种脂肪属于固醇类，这个固醇类应该属于衍脂，通常

维生素 PP：又称烟酸。是细胞生理生化功能中不可缺少的物质，防治癞皮病。

维生素 M：又称叶酸。抗贫血，维持细胞正常生长和免疫系统功能。

维生素 T：帮助血小板形成和凝血。

维生素 U：治疗溃疡病。

新鲜的蔬菜水果和粗加工谷物中含有大量维生素。对于脂溶性维生素的摄入，最好配合油脂烹调方可确保最佳吸收效果。维生素虽然对人体极为有益，但并不是说多多益善，长期过量摄入维生素身体也会出现中毒反应。

对于长期定量服用复合维生素作为保健品的朋友们，为避免发生不必要的补剂依赖，最好不要像服药一样每日定时服用维生素。

（六）矿物质

原指地壳中天然存在的化合物或天然元素，在营养学中，矿物质一词是指食物或机体组织燃烧后残留在灰分中的化学元素。人体内约有 50 多种矿物质，其中有些元素是身体保持适当生理功能所必需的。因而必须经常不断地从膳食中得到供给，这类对身体有重要功用的矿物质约有 17 种。另一些元素并没有被认为是身体所需要的，但它们却可能从各种渠道进入机体。必需矿物质常被称为“无机”营养素，以便与“有机”或含碳营养素诸如碳水化合物、脂肪、蛋白质和维生素等相区别。

对于人体必需矿物质，一般分为常量矿物质和微量矿物质，这取决于它们在膳食中的需要量。

常量矿物质指包括那些每日需要量在十分之几克到一克或几克的元素，如钙、磷、钠、氯、镁、钾和琉等。

微量矿物质也被称为痕量元素或微量元素，它们的需要量很少，每日需要量从百万分之几克（以微克计）到千分之几克（以毫克计），微量元素并不是作用比常量矿物质小，而是因其需要量很微小，如铁、锌、硒、锗、铬等。

这些矿物质的主要功效是维持生理系统，强化骨骼结构和肌肉、神经系统，辅助酶、激素、维生素和其他元素作用。

（七）水

水分占人总体重约 60%，研究表明，因流失水分造成体重下降 1%时，运动速度减慢 2%。水分提供适当的环境给代谢过程，是调节体温及输送物质给全身的必需品。水可以改善肝脏功能和新陈代谢，降低食欲，为脂肪转化成能量提供帮助。

正常成人每日水摄入量不得少于 2500 毫升。差不多所有食物中都含有水分。一般食物会提供 900 毫升左右水分，而饮水则是每日水分摄入的主要途径。我们每日的饮水量应为1300～1500毫升，也就是人们通常所说的6—8杯水。为了保证人体矿物质的有效摄入，最好不要以纯净水作为日常饮用水。

凉开水是我们所提倡的最好的饮料。在瑜伽练习开始30分钟前饮水为宜。在热瑜伽过程中如有需要可每15分钟饮30毫升左右，90分钟以上的运动可以选择运动饮料。但因为血糖值数的原因，运动饮料中的葡萄糖含量不应高于6%～8%。

因为渗透压等原因，水分会从低浓度方向高浓度方扩散，利用这个原理，我们可以很好地调配瑜伽商卡练习水的配比，以达成最佳的养生目的。

（八）瑜伽饮食

据调查，人体80%的疾病都是由于人们的不良生活和饮食习惯所造成的，如胃病、肥胖症、心脑血管疾病等。这些症状已成为现代人亚健康的最明显表现。

在生活中我们常常会因工作忙而顾不上吃饭，当我们发现肚子在唱“空城计”时，也许已过了进餐的时间，只能随便匆忙应付几口或者根本就不吃；有些时候我们会因为很喜欢某种食物而暴饮暴食。这些不好的饮食习惯在不知不觉中已给我们的身体增加了严重的负担，加上我们现在所食用的大多数食物都是经过了精加工的，其中含有大量的防腐剂、色素、香料等化学物品，如此日积月累，使我们的身体一直处在不健康的状况下，各种各样的疾病也随之而来。

我们吃是为了生存，而生存并不是为了吃，人们需要的是健康的身体，健康的心态。而瑜伽的最终目的就是要使我们的身体和心灵都很健康，让人们都健康快乐地生活。

古老的瑜伽师们在远古时代起就开始注重饮食的健康，并形成了一套健康的饮食方法，他们把食物分为三类：

第一类：悦性食物。指一切新鲜干净的水果蔬菜及豆类、乳制品和所有五谷杂粮。这些食物使身心纯净轻松，性情柔和。让身体精力充沛，时刻保持健康的状态。

第二类：惰性食物。包括各类肉食、大蒜、烟草、酒以及不新鲜、陈腐的食物。这类食物容易引起肥胖、懒惰及心灵迟钝，使人变得性情忧郁，破坏我们的身体和精神状态的平衡。

第三类：变性食物。指用各种刺激性强烈的调味品烹制的食物。无论是悦性食物或惰性食物。只要经过加工烹制后都会变成变性食物，比如：给各种蔬菜加上过量的辣椒、味精等。常食用变性食物的人会性情暴躁，缺乏耐心，身心遭受极大的压力。

健康饮食是人们生活方式的重要一部分，而人的生活习惯会直接改变饮食习惯，同样饮食习惯也影响着我们的生活。瑜伽中提倡素食主义，但不勉强，你可根据自身的生活习惯慢慢来调节。

瑜伽的饮食时间：

瑜伽的饮食时间有两种，可根据自己的情况来选择。

(1) 印度瑜伽师提议，每天只能吃两餐：

上午 9:00 吃早餐　　晚上 18:00 吃晚餐

在正餐外可适量吃一些水果及果汁。(这样的饮食习惯可尝试着进行)

(2)对于大多数现代人来说，每天有规律的饮食四次可能更容易做到，饮食的时间分别是：

早上 6:00～ 8:00　　中午 11:00～12:00

下午 16:00～17:00　　晚上 18:00～19:00

其中早上、中午和晚上是主食正餐时间，下午是点心时间。

(九)瑜伽素食者的营养要点

素食虽给人们的健康带来相当多的益处，但也有其自身的局限性。长时间进行严格素食纳入不但蛋白质与脂肪的摄入量偏低，而且容易引起营养不良，出现贫血、脚气病、夜盲症、牙龈流血等现象。因此，从营养均衡的角度看，接受蛋类、奶类的不严格素食要比严格素食好。因为蛋类和奶类可以补充人体所需的优质动物蛋白、动物脂肪，完善人体的营养成分。特别是儿童、孕妇、哺乳期妇女、体弱者不要坚持严格素食。

此外，素食者还要经常运动，多喝水，多晒太阳，这样能帮助身体更有效地利用素食的营养成分。

第二节　瑜伽食谱推荐

练习瑜伽成效的高低自然与瑜伽的饮食密不可分。瑜伽饮食主张在烹调上以最大限度来强调素食效用，少油调配。但并不是说. 只要吃素就可以维持健康。习瑜伽者应该知道，如果完全不吃动物性食品(牛奶、蛋类等)，是对健康有损的一件事情。在饮食方面，应时刻注意保持营养素的均衡。尽量减少煎、炸、过酸、过咸、刺激性食物的摄取。

瑜伽食谱的基本材料分为五大类，第一类为一切谷物及其副产品，如大米、小米、小麦、燕麦等；第二类为豆类、果仁的种籽，如大豆、腰果、芝麻、豆制品等；第三类为各种蔬菜，如土豆、西红柿、蘑菇、木耳等；第四类为各种奶制品，如牛奶、酸奶、奶酪、奶油等；第五类为各种油类和作料，如花生油、(芝)麻油、盐、咖喱粉等。在每天摄取食物时，如果第一天某类食物没有摄取，那么在第二天就应该多摄取些来均衡。

瑜伽并不是要求练习者一定达到某种程度才来练习，而是在体会以所能感觉到的舒服的最大限度去慢慢去适应。瑜伽饮食也是遵循着这一原则。

一、瑜伽的一周配餐

(一)早餐

早餐应包括主食和副食。主食最好以蒸、煮的食物为主。副食有肉、菜、蛋以及牛奶或者果汁。尽量少吃油炸的食物。如果早上不吃主食，光吃鸡蛋或者牛奶的话，可能会影响这些食物里蛋白质的吸收，所以早餐中必须要有主食。要拿出充裕的时间来吃好早餐，并且应该注意提高饮食质量，多吃一些高蛋白食物，如鱼肉、鸡肉、瘦猪肉、牛肉、羊肉以及水产品和豆制品，因为这类食物中的优质高蛋白可使血液中酪氨酸增加，使头脑保持敏锐，对增强理解力和记忆力有重要作用。

表 9-1　一周早餐配餐

时　　间	食　　谱
周一早餐	牛奶 1 瓶(227 毫升)加谷物 90 克，面包夹草莓酱奶酪(面包 200 克，草莓酱 50 克。奶酪 3 片 30 克)。
周二早餐	牛奶 1 瓶，花卷 1 个(50 克)，蛋糕 1 块(25 克)，梨 1 个(150 克)。
周三早餐	酸奶 1 瓶(600 克)，蛋饼 1 个(含鸡蛋 25 克、小麦粉 75 克)，苹果 1 个(150 克)
周四早餐	牛奶 1 瓶(227 毫升)加谷物 90 克，肉包子 1 个(50 克)，香蕉 1 根(300 克)
周五早餐	牛奶 1 瓶，三明治面包 1 个(含面包片两片 50 克，生菜两片 50 克，鸡胸脯肉 20 克)，煎饼 1 个(50 克)，橘子 1 个(150 克)
周六早餐	大米粥(粳米 100 克)，煎蛋 1 个(120 克)，烧卖 1 个(75 克)，菜包 1 个(150 克)，酸奶 1 瓶(600 克)
周日早餐	牛奶 1 瓶(227 毫升)加谷物 90 克，火腿肠 75 克。早餐面包 1 个(50 克)，香蕉 1 根(300 克)

早餐营养分析：

奶+菜包/肉包+蔬菜。酸奶含丰富的乳酸菌，对人体的贡献量大于牛奶，但是酸奶不能早上空腹喝，最好和包子、馒头等搭配。如果是素包，如香菇菜包等，营养就比较齐全了；但如果喜欢吃肉包，则必须再补充些蔬菜、水果，或者用蔬菜汁、水果汁代替，最好是鲜榨的。

(二)午餐

午餐摄取的食物应该占一天饮食的 4～5 成。习惯中午 12 点左右练习瑜伽的人，可以在下午 2 点左右再进餐，以免之前进食影响正常锻炼。一顿高质量的瑜伽午餐，甚至可以让你省略晚餐或晚上只需补充一些奶制品和水果，还将保证晚上更好的睡眠。健康的食物搭配也能使练习者的身体变得更柔软，能更好地完成体位动作，拥有平和心境。

表 9－2　一周午餐配餐

时　间	食　谱
周一午餐	米饭(一小碗)，炒土豆青椒丝，生黄瓜一根，紫菜汤
周二午餐	主食米饭或面食，鲫鱼萝卜豆腐汤，煮鸡蛋(1 个)，蔬菜沙拉
周三午餐	烧竹笋，凉拌西兰花，煮鸡蛋(1 个)
周四午餐	烧牛肉，蔬菜沙拉，冬瓜汤，生西红柿一个
周五午餐	米饭(一小碗)，素焖扁豆，炒青菜，冬瓜汤
周六午餐	煮鸡蛋一个，烧海鱼，蘑菇炒青菜
周日午餐	胡萝卜，芹菜炒猪肝，煮鸡蛋(1 个)，西红柿汤

(三)下午茶

午餐过后，经过了瑜伽体位的锻炼是否觉得肚子打鼓呢？下面让我们一起来饮用下午茶吧！介绍几种茶类供大家依个人喜好来选择！还有几款可以供女士们养颜的哦！保持健康的同时让我们更加美丽！

1. 双乌茶

原料：乌龙茶 5 克，何首乌 50 克，干山楂 20 克，冬瓜皮 20 克。

制法：将何首乌、冬瓜皮、山楂同时入锅煮至山楂烂熟，滤渣取液，以汤液冲泡乌龙茶，即可饮用。

2. 玉盘葫芦茶

原料：乌龙茶 25 克，干荷叶 25 克，陈葫芦 10 克，橘皮 5 克。

制法：将干荷叶、陈葫芦、橘皮共研为细末，混入茶叶中。欲炊时，取少量冲泡，反复冲泡至茶水清淡为止。

3. 清络饮

原料：干荷叶 50 克，乌龙茶 5 克，丝瓜皮 6 克，西瓜翠衣 5 克。

制法：第一，用纱布将干荷叶、丝瓜皮、西瓜翠衣、乌龙茶包好，放清水中浸泡清洗后备用。第二，砂锅中放水 5 杯，放入纱布包，以水熬煮至水沸，代茶饮之。

(四)晚餐

晚餐吃多吃少因人而异，如面条、面包、米饭和甜食等都不错。瑜伽修行者格外强调慢慢吃，甚至认为这比选择正确食物还重要。他们表示，如果吃得太快。即使有营养的食物也无法好好消化。也就是说，吃得太快，除了得不到全部营养以外，还会为体内创造毒素。若用缓慢进食法，即使你吃下不是很有营养的食物，只要慢慢吃而且你的消化系统又因瑜伽修习而健康，那么身体仍能吸收食物中每一滴养分，除去所有的毒素。当然，最聪明的方法还是慢慢咀嚼有营养食物。

二、简单瑜伽饮食做法推荐

（一）养生粥

【材料】糙米120克，荞麦40克，毛豆仁30克，盐1/2小匙。

【做法】

（1）将糙米、荞麦洗净，用水浸泡30分钟后用高汤熬成粥。

（2）毛豆仁洗净后煮熟备用。

（3）待粥熬好时放入毛豆仁，加盐调味后熄火。

【提示】荞麦、糙米含有丰富的B族维生素，是很好的抗压食品。

（二）扁豆粥

【材料】扁豆30克，粳米50克，荷叶1张，白糖适量。

【做法】

（1）先将扁豆用水浸涨，粳米淘洗干净，荷叶整张洗净。

（2）粳米与扁豆一起放入锅内，加水1000毫升，先用武火煮沸，后文火煮至粥将熟时，把新鲜荷叶盖在粥上，再煮片刻后停火，焖3分钟。

（3）将荷叶去掉，加白糖调和即成。

（三）燕麦饼

【材料】低筋面粉150克，燕麦20克，核桃、杏仁、蔓越莓（果干）各10克，无盐奶油1/2大匙，糖10克。

【做法】

（1）先将蔓越莓用温开水泡软后再沥干水分备用。

（2）将面粉过筛，核桃、杏仁拍碎备用。

（3）将1及2混合拌匀成团状，再分成4等份并压成扁平状，置于烤盘上。

（4）烤箱先预热至180℃，即可放入烘烤15分钟，待冷却后即可食用。

（四）黑豆浆

【材料】黑豆50克，糖25克。

【做法】

（1）黑豆事先浸泡一夜，再加入3倍的开水。用豆浆机搅打15分钟。

（2）将生黑豆浆放入锅中以中火煮滚后，转小火再煮约10分钟即可熄火。

（3）依个人喜好添加糖或蜂蜜调味即可。

【提示】黑豆含有丰富的蛋白质，所含铁质也比一般黄豆高，是一种高营养价值的食品。

（五）葡萄干果粽

【材料】粽叶2片，糯米粉150克，澄粉25克，沸水1/2杯，葡萄干（或芒果干）60克，植物油1小匙。

【做法】

（1）将糯米粉与澄粉拌匀，徐徐加入沸水，同时以筷子搅拌均匀，至形成粉团，即可取出置于台面上搓揉至粉团光滑，分成2等份。

（2）将葡萄干切细丁，揉入糯米粉团之中。

（3）将粉团抹一层薄油再包入粽叶之中，以粽绳系好，入蒸笼以大火蒸25分钟即可。

（4）冷却后放入冰箱冷藏半小时，口感更佳。

【提示】澄粉又称小麦澄面，是用面粉加工洗去面筋，再经过沉淀，滤干水分，晒干后研细的粉料，一般超市有售。

（六）绿豆南瓜羹

【材料】绿豆100克，老南瓜50克，盐少许。

【做法】

（1）绿豆洗净，加盐腌片刻，然后用清水冲洗。

（2）南瓜去皮去瓤，切成约2厘米见方的块状待用。

（3）锅内加清水500毫升，烧沸后，先下绿豆煮3～5分钟，待煮沸，下南瓜块，盖锅盖，再用文火煮20分钟，至绿豆、南瓜烂熟，食时加盐调味即可。

【提示】此羹能清热解暑，夏日食之，可起到预防中暑作用。

（七）雪梨黄瓜粥

【材料】糯米100克，雪梨1个，黄瓜1根，山楂糕1块，冰糖适量。

【做法】

（1）糯米洗净，用冷水浸泡3小时，捞出，沥干水分。

（2）雪梨去皮、核，洗净切块；黄瓜洗净，切条；山楂糕切条备用。

（3）锅中加入约1200毫升冷水，将糯米放入，先用旺火烧沸，转小火熬煮成稀粥。

（4）稀粥烧沸后，下入雪梨块、黄瓜条、山楂糕及冰糖，拌匀，用中火烧沸，即可盛起食用。

【提示】梨能清心润肺，对肺结核、气管炎痒痛、咽哑、痰稠等症有疗效。

（八）玉竹冰糖粥

【材料】粳米100克，鲜玉竹60克，冰糖50克。

【做法】

(1)鲜玉竹洗净，去掉根须后切碎。将处理好的玉竹加水煎煮，取浓汁，滤去竹渣。

(2)粳米洗净，用冷水浸泡半小时，捞出，沥干水分。

(3)粳米与玉竹汁一同入锅，先用旺火烧沸，搅拌几下，再改用小火熬煮成粥。

(4)在锅中放入冰糖，再稍煮片刻，即可盛起食用。

【提示】玉竹属百合科植物，能够调节时疾寒热、内补不足、止消渴、润心肺；冰糖能养阴生津、润肺止咳。

(九)豌豆苗炒菇

【材料】豌豆苗100克，干香菇20克，植物油1/2小匙，盐少许。

【做法】

(1)先将香菇泡软后切丝备用，豌豆苗洗净备用。

(2)热锅后放油，待油热后爆香香菇，再加入豌豆苗一起拌炒至熟，最后加盐调味即可。

【提示】香菇含丰富B族维生素以及维生素D前趋体，干香菇因经过日照暴晒，维生素D前趋体已转为维生素D。

(十)拌双色

【材料】小黄瓜100克，苹果80克，原味酸奶60克，柳橙皮屑少许。

【做法】

(1)将小黄瓜及苹果洗净后切条，置于盘中备用。

(2)在小黄瓜及苹果条上淋上酸奶，撒上柳橙皮屑即可。

【提示】酸奶取代常用的沙拉酱，热量和油脂即可减半。酸奶若为自制，其营养价值更高。

(十一)豆豉苦瓜

【材料】苦瓜120克，香菇(或笋片)数朵，豆豉1/2小匙，植物油1/2小匙，盐少许。

【做法】

(1)苦瓜洗净后去籽切块，香菇泡软后切丝备用。

(2)热锅后放油，将豆豉和香菇入锅爆香，入苦瓜继续拌炒。

(3)最后加入半碗水和盐焖煮至熟即可。

【提示】苦瓜味重，加豆豉可减少苦味，夏日食用，清凉败火。

(十二)卷心菜饭

【材料】卷心菜120克，虾米10克，白饭400克，油1/2大匙，盐适量。

【做法】

(1)卷心菜洗净后切成细丝备用。

(2)热锅后加油，将虾米爆香后加入卷心菜丝一起拌炒，再加入白饭与盐炒至均匀。

(3)将炒好的饭盛入碗中再倒扣于盘中，食用前可依个人喜好撒上黑胡椒或芝麻。

(十三)清炒豌豆尖

【材料】豌豆尖150克，油1/2大匙，碎蒜瓣1/2大匙，盐少许。

【做法】

(1)先将豌豆尖洗净切好备用。

(2)热锅后加油，待油热后将蒜爆香，再加入豌豆尖大火快炒，最后加盐调味即可。

【提示】豌豆尖含丰富的B族维生素和维生素C。

(十四)菠菜炒蛋

【材料】菠菜300克，鸡蛋2个，植物油1大匙，盐少许。

【做法】

(1)将蛋打成蛋液，菠菜洗净后切段备用。

(2)油放入锅中，热锅后加入蛋液炒熟。

(3)另起油锅，将菠菜放入锅中大火快炒。

(4)最后将蛋拌入菠菜中，快炒30秒即可。

【提示】菠菜含有丰富的叶酸，而蛋黄中含有铁质及B族维生素，所以，菠菜炒蛋是一道补血的佳肴。

(十五)菱角薏米粥

【材料】粳米100克，菱角100克，薏米50克，红糖15克适量。

【做法】

(1)薏米、粳米分别洗净，薏米用冷水浸泡3小时，粳米浸泡半小时，捞出，沥干水分。

(2)菱角煮熟去壳，切成米粒大小。

(3)锅中加入约1500毫升冷水，将薏米、粳米放入，先用旺火烧沸，再改用小火熬煮，然后加入薏米，继续熬至粥成。

(4)粥内下入红糖拌匀，再稍焖片刻，即可盛起食用。

(十六)木瓜汤

【材料】木瓜800克，海带40克，绿豆60克，百合30克，陈皮1小块，盐适量。

【做法】

(1)海带用清水浸泡半天，洗净，切成丝。

(2)绿豆、百合分别洗净，用清水浸泡发软，捞出，沥干水分。

(3)木瓜去皮、去籽，洗净切块；陈皮浸软，去瓤。

(4)锅内注入适量清水烧开，放入海带、绿豆、木瓜、百合和陈皮，水滚后改小火煲约2小时，下盐调味即成。

练习与思考

1. 简述瑜伽练习的组成部分。
2. 简述水溶性维生素包括哪些及其作用。

第十章　常见病症的瑜伽疗法

本章概要

本章共两节，内容包括常见病症的瑜伽分析以及常见病症的瑜伽疗法等。

第一节　常见病症的瑜伽分析

瑜伽疗法，从根本上说，是一种自我治疗的方法。根据瑜伽的观点，病痛、疾症、功能失调，大多是由于某种生活方式不当、习惯不良、对生活常识缺乏了解、饮食不周等因素而引起的。人体短期或长久的功能失调可诱发疾病。这种失调又是由于某些偏差，使人体内部正常状态失去了应有的平衡。

既然产生疾病的根本原因在于患者自身的偏差．那么治疗的办法只能是由患者本人来纠正自身的偏差。由此，对于患者来说，他应同时负有双重责任，既要对病因负责，又要对治疗疾病负责。

基于瑜伽体系对于疾病的这一基本观点，如何防病和治病，就完全取决于患者本人的努力。至于瑜伽专家，只能为病人指点门径，起到参谋和顾问的作用。

瑜伽疗法的程序主要包括三个步骤：(1)饮食得当；(2)瑜伽训练；(3)了解必要的生活常识。患者如能遵照这些要求身体力行，疾病是可以得到治疗的。现将有关这三个方面的基本内容简介如下：

饮食得当：饮食要根据疾病的特征和患者的身体条件而定。最为重要的是要保持饮食的均衡，不要吃那些对医治疾病有害的食品。患者的早餐、午餐、午后茶点和晚餐的食谱，要根据身体条件和疾病的特点来配制，不能硬性规定。

采用瑜伽疗法治病的绝大多数患者，其最通常的食品应是水果、沙拉、多叶蔬菜、青菜、小麦面包及豆类(应有所选择)等等。在某些情况下，肉食患者可食用鱼和肝脏，但要禁忌肉类和鸡。患者的食谱可酌情变化，但必须遵循下列原则：细嚼慢咽；饭吃八成饱；晚间就寝前两小时不得进食；吃饭时不要喝水；不吃油炸、烘烤、灼烫和过分刺激的食品；不要吸烟和喝酒；每天饮茶或咖啡不要超过1～2杯，如有可能，则应完全不喝。

瑜伽练习：瑜伽练习要求患者视自己的病情和身体状况量力而行。只要能够按照规定练习几种瑜伽体式(Asaan)，大多数疾病都可以获得痊愈。对于某些病症，为取得良好疗效，在练习一些体式的同时，兼练习制气法(Prampma)是必要的。在另外一些情况下，还可以结合练习部分专门的克里亚(Kriya)、般达(Bandha)、木德拉(Mudra)以及其他一些瑜伽术式。这些练习均可使患者取得预期的效果。此外，进行集中(Connentration)和静默法(Meditation)训练，对某些病症也是十分必要的。

根据巴持那印度瑜伽研究所的研究成果表明，多数疾病在进行两个月的瑜伽训练之后即可痊愈，有些疾病则需要四个月或稍长一段时间。当然，还有一些疾病，如青春期糖尿病、小儿麻痹症、瘫痪、震颤性麻痹、肥胖症、溃疡、神经衰弱等，尚需要更长的时间。

值得注意的是，某些用于养生、健身和防病的瑜伽体式、制气法、放达、木德拉及其他一些克里亚，同样具有治病的功效。当然，疾病患者所采用的练习方法，与一般瑜伽练习者相比，还有所不同。因此建议那些特殊疾病患者在修习瑜伽时能因病而异，在开始时只选择某些适合自己病情的瑜伽体式进行练习。

通过力所能及的瑜伽练习，随着瑜伽净化作用开始在体内产生效能，疾病的症状便会逐步减轻，患者的体质也就日渐强健。一候病体痊愈，体力自然得到恢复，最初尚不能练习的那些瑜伽体式，此时也就能够自如修习了。

瑜伽疗法是瑜伽运动的一种特殊形式。印度的许多瑜伽中心，依据各自的经验和研究成果、发展形成了自己的一套瑜伽体系。由于没有一个统一的标准，所以印度和国外的一些瑜伽中心，采用瑜伽治疗疾病的方法也不尽相同。

了解必要的生活常识：尽管大多数病人只要通过注意饮食和进行瑜伽训练，就能够恢复健康。但是，还有许多疾病还是相当复杂的。有些患者病情恶化的原因，主要是由于他们还存在着错误的认识、有害的习惯以及对生活、自然和社会缺乏应有的了解。

在这种情况下，许多有关知识、概念、理论及哲学方面的道理，有必要向病人讲解清楚。这是一项十分耗费时间的工作。在这方面瑜伽学的内容极为浩瀚，大致可分为两大类：(1)瑜伽宗教理论；(2)瑜伽科学理论。当然，瑜伽学在宗教方面的理论较之后者更有用很多。但是，我们仍建议读者，在阅读瑜伽的书籍时，最好还是进行科学理论方面的探讨。因为疾病本身的性质要求患者还应更多地了解与个人生活有关的各种详尽的知识。

第二节　常见病症的瑜伽疗法

对于各种疾病的患者来说，这里推荐的各种瑜伽功法和饮食疗法，并不能取代常规治疗作用，读者应把它作为一种辅助治疗的手段来看待。

一、便秘

便秘是一种多科疾病，饮食、疾病、药物、精神等诸多因素都可能导致便秘，主要可归结为两种：一种是由于脏器的器质性病变引起的便秘，如肿瘤、炎症、结核、息肉、中毒等；一种是由于生活起居、饮食、情绪、排便习惯不良等引起的便秘，也称为功能性便秘。造成功能性便秘的主要因素有排便动力不足、饮食因素、水分损失过多、大量出汗等。

瑜伽功疗法：

(1)霹雳坐；

(2)仰卧放松功；

(3)鱼扑式；

(4)旋腿式；

(5)擎天式；

(6)向太阳致敬式；

(7)兔子式；

(8)骆驼式；

(9)船式；

(10)眼镜蛇式；

(11)蝗虫式；

(12)弓式；

(13)肩倒立式；

(14)犁式。

风箱调息法和大契合法。

二、低血压

成人血压低于 12/8 千帕(90/60 毫米汞拄)，老年人低于 13.3/9.3 千帕(100/70 毫米汞拄)，称为低血压。低血压可分为急性和慢性两种。平时我们讨论的低血压多为慢性低血压，即血压长期偏低，并伴有头晕、头昏、乏力、易疲劳等症状。据统计，低血压发病率为4%左右，老年人群中可达10%。

瑜伽功疗法：

(1)向太阳致敬式；

(2)前屈式；

(3)肩倒立式；

(4)犁式；

(5)头倒立式。

完全瑜伽呼吸和风箱调息法。

三、癫痫

癫痫，俗称羊癫风，是一种时发时愈的神经疾病。病发时。患者突然昏倒、不省人事、肢体抽搐、口吐白沫，醒后如常人，反复发作。本病一般分为原发性和继发性。原发性多见于青少年起病者，发病找不到明确病因。继发性多继发于脑肿瘤、脑炎、脑寄生虫、脑外伤、低血糖、尿毒症、药物中毒等。

瑜伽功疗法：

(1)仰卧放松功；

(2)向太阳致敬式；

(3)前屈式；

(4)眼镜蛇式；

(5)蝗虫式；

(6)犁式；

(7)肩倒立式。

颈部运动、风箱调息法和大契合法。

四、烦躁

烦躁可由多种生理与心理原因引起，一般的烦燥与亚健康状态有很大关系。烦躁的人敏感易怒、不冷静、急躁、攻击欲强，经常表现出歇斯底里的状态，此外还常伴有失眠和神经衰弱等症状。

瑜伽功疗法：

(1)向太阳致敬式；

(2)肩倒立式；

(3)头倒立式。

完全瑜伽呼吸和心灵呼吸法。

附　录

一、人体上下内外疾病的分布与脊柱错位的关系

脊椎	脊神经调控对象	脊神经受压后果
颈 1	头部血管、大脑垂体、面部、头部、中耳、内耳、交感神经系统	头痛、神经过敏、失眠、高血压、神经病、精神崩溃、眩晕、周期性头痛、健忘症
颈 2	眼、眼神经、耳神经、舌、额头	鼻炎、耳聋、丹毒、耳痛、眼病、昏厥
颈 3	腭部、外耳、面骨、牙、三叉神经	神经痛、神经炎、痤疮、粉刺、湿疹
颈 4	鼻、唇、口耳咽管	卡他性中耳炎、耳聋、胸腺萎缩
颈 5	声带、颈部腺、咽	喉炎、咽炎、嗓音嘶哑
颈 6	颈部肌肉、肩部、扁桃腺	落枕、肩痛、扁桃体炎、百日咳、哮喘
颈 7	甲状腺、肩部和肘部黏液囊	黏液囊炎、伤风、甲状腺病
胸 1	食管、气管、手、手指、手腕	支气管哮喘、咳嗽、呼吸不正常、气喘
胸 2	心脏、冠状动脉	各种心脏病、胸口痛
胸 3	肺、胸部、乳房	支气管炎、胸膜炎、肺炎、流行性感冒
胸 4	胆囊、胆管	各种胆囊病、黄疸病、带状疱疹
胸 5	肝、血液	肝病、发热、低血压、贫血、关节炎
胸 6	胃	胃溃疡、胃炎、消化不良、胃灼热
胸 7	胰腺、胰岛、十二指肠	糖尿病、胃溃疡、胃炎
胸 8	脾、横膈	呃逆、身体抵抗力减弱
胸 9	肾上腺	过敏症、麻疹
胸 10	肾	肾炎、肾盂肾炎、血管硬化
胸 11	肾、输尿管	皮肤病、痔疮、小粒疹、湿疹
胸 12	小肠、输卵管、淋巴循环	风湿病、腹胀气
腰 1	大肠、结肠、腹股沟	便秘、结肠炎、痢疾、腹泻
腰 2	腹部、盲肠、大肠	盲肠炎、肠痉挛、呼吸困难、静脉曲张
腰 3	生殖器官、卵巢、睾丸、子宫、膀胱	膀胱痛、月经不调、小产、膝痛
腰 4	前列腺、腰部肌肉、坐骨神经	坐骨神经痛、排尿痛楚、月经不调
腰 5	小腿、脚、脚趾	腿部血液循环不良、足踝关节炎
尾 1	骨盆、肾	骶骼关节炎、脊柱角形弯曲
尾 2	盲肠、肛门	痔疮、尾骨痛

二、人体骨骼肌肉图

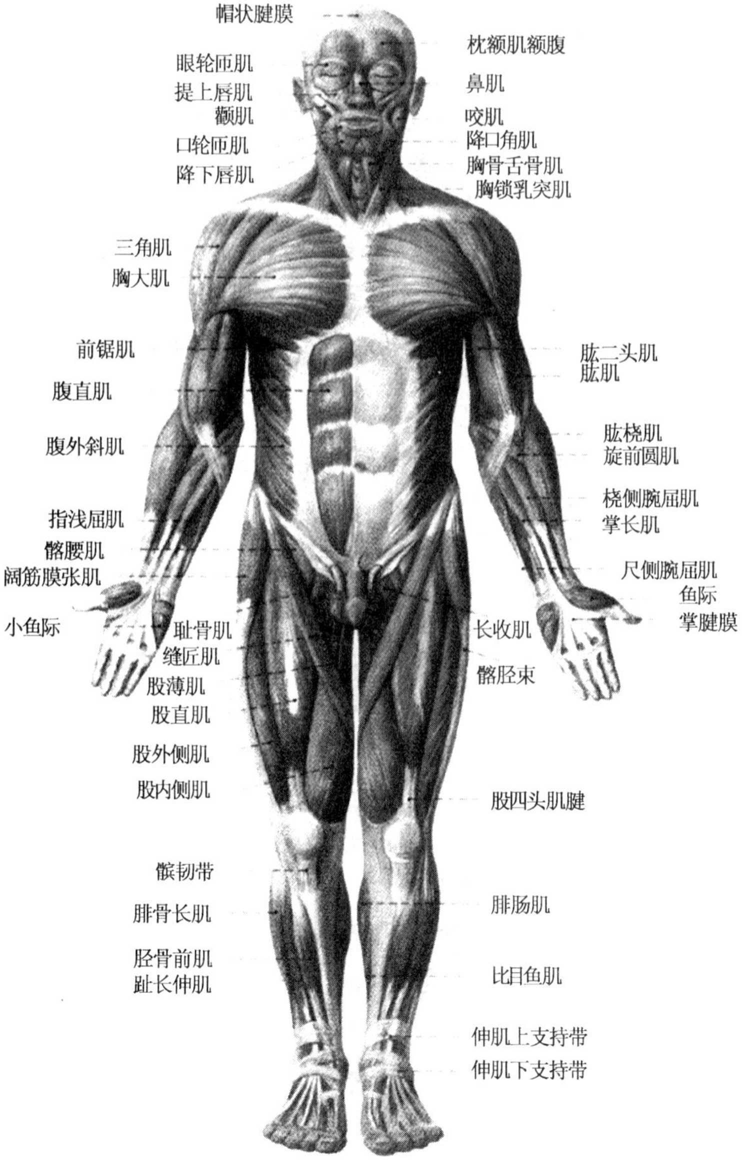
帽状腱膜
枕额肌额腹
眼轮匝肌
提上唇肌
颧肌
口轮匝肌
降下唇肌
鼻肌
咬肌
降口角肌
胸骨舌骨肌
胸锁乳突肌
三角肌
胸大肌
前锯肌
腹直肌
腹外斜肌
指浅屈肌
髂腰肌
阔筋膜张肌
小鱼际
耻骨肌
缝匠肌
股薄肌
股直肌
股外侧肌
股内侧肌
髌韧带
腓骨长肌
胫骨前肌
趾长伸肌
肱二头肌
肱肌
肱桡肌
旋前圆肌
桡侧腕屈肌
掌长肌
尺侧腕屈肌
鱼际
掌腱膜
长收肌
髂胫束
股四头肌腱
腓肠肌
比目鱼肌
伸肌上支持带
伸肌下支持带

(3)颈功、坐姿腰转动、单腿背部伸展及单腿扭背伸展热身。
(4)展臀功(喉轮)。
(5)幻椅式(心轮)。
(6)鸵鸟式(脐轮)。
(7)半月式(脐轮，左右能量均衡)。
(8)战士三式(中脉下三轮，平衡)。
(9)举臂拱背功与动态腰功组合(脐轮、心轮、喉轮)。
(10)叩首功(顶轮)。
(11)骆驼功(喉轮、心轮)。
(12)追随者(半龟式)接眼镜蛇式(中脉下三轮能量上冲、脐轮、力源轮)。
(13)蝗虫式(利于中下三轮上冲能量上行，心轮)。
(14)犁式(喉轮)。
(15)下轮式(喉轮、顶轮)。
(16)仰卧放松(身体能量分配)。
(17)瑜伽自我认知练习。
(18)完全呼吸练习。

本课程时长75—90分钟，请注意学员动作的要点把握程度，在学员身体状况许可的前提下帮助学员达成动作。

中级瑜伽课程

(适合有长期瑜伽练习习惯的学员和教练个人练功修习)

---

(1)课前理论：瑜伽理论中自我认知的重要性。
(2)中脉七轮的原理及声音呼应。
(3)向太阳致敬(热身、调理全身气血能量)。
(4)三角式(平衡身体左右能量)。
(5)站姿单腿背部伸展组合，站姿单腿扭背伸展(平衡，中脉下三轮)。
(6)站姿半莲花单腿背部伸展(脐轮并促进能量上行)。
(7)舞姿(心轮)或舞王(心轮、喉轮、顶轮)。
(8)大收束法(封锁并向上提升各脉轮能量)。
(9)瑜伽身印组合(引领体内能量有序流动)。
(10)神猴式及神猴变体(脊根轮、力源轮)。
(11)鱼王或半鱼王式(脐轮)。
(12)骆驼或反转骆驼(心轮)接卧英雄式。
(13)肩立式——单腿肩立——无手肩立——犁式——单腿结合式——莲花肩立式(喉轮)。
(14)鱼式(喉轮、顶轮)。
(15)下轮式(顶轮)。

(16)仰卧放松功(调整全身能量)。

(17)清理经络调息功。

本课程时长75—90分钟。请教练注意对学员正确引导，在极限边缘动作，注意对学员的协助和提示。

参考文献

[1]张蕙兰，柏忠言．瑜伽[M]．北京：人民体育出版社，1986.

[2]柏忠言，张蕙兰编．瑜伽 气功与冥想[M]．北京：人民体育出版社，1986.

[3]张蕙兰编著．瑜伽 自我身心锻炼方法[M]．北京：人民体育出版社，1988.

[4]汤用彤．印度哲学史略[M]．北京：中华书局，1988.

[5][印度]斯里·阿纳达著．石建农译．瑜伽大全[M]．北京：中国妇女出版社，1988.

[6]体育保健学编写组．体育保健学[M]．北京：高等教育出版社，1998.

[7]李建欣．印度古典瑜伽哲学思想研究[M]．北京：北京大学出版社，2000.

[8]B. K. S. Iyengar 著．王晋燕译．瑜伽之光[M]．北京：世界图书出版公司北京公司，2005.

[9][印度]室利·阿罗频多著．徐梵澄译．瑜伽的基础[M]．上海：华东师范大学出版社，2005.

[10]林晓海编著．瑜伽经典教程[M]．北京：中国纺织出版社，2007.

[11]陈争编著．瑜伽饮食[M]．上海：上海科学技术出版社，2007.

[12]贾文红，赵俊瑞编著．瑜伽 90：初级教程[M]．兰州：兰州大学出版社，2008.

[13]雷子，张家林编著．图解瑜伽大全[M]．北京：中医古籍出版社，2008.

[14][美]Susi Hately Aldous 著．马海燕主译．解剖与瑜伽体式：预防瑜伽损伤[M]．北京：人民卫生出版社，2009.

[15][美]MartinKirk，Brooke Boon．哈他瑜伽[M]．哈尔滨：黑龙江科学技术出版社，2009.

[16]林晓海编著．瑜伽标准体式分步图解全书[M]．北京：中国纺织出版社，2009.

[17][印度]库瓦雷阳南达．常虹译．瑜伽体位法[M]．长春：北方妇女儿童出版社，2009.